“南方传媒蓝皮书”编委会

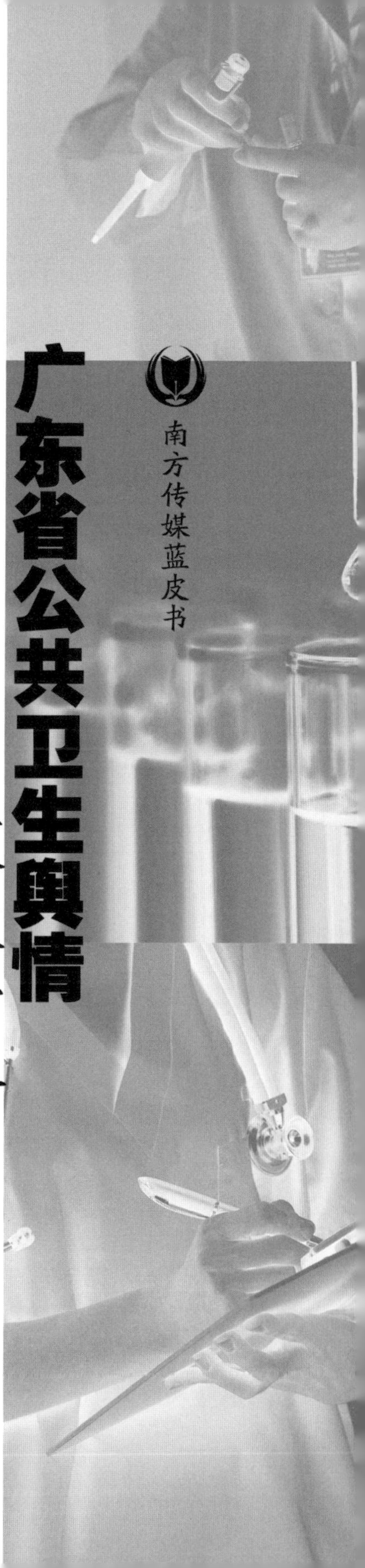

南方传媒蓝皮书

广东省公共卫生舆情与健康传播（2015）

Annual Report on Health Communication and Public Opinion of Health in Guangdong (2015)

李 洁 编著

暨南大学出版社
JINAN UNIVERSITY PRESS

中国·广州

图书在版编目（CIP）数据

广东省公共卫生舆情与健康传播. 2015/李洁编著. —广州：暨南大学出版社，2016. 12
（南方传媒蓝皮书）
ISBN 978-7-5668-2006-8

Ⅰ. ①广…　Ⅱ. ①李…　Ⅲ. ①公共卫生—研究报告—广东—2015②健康教育—传播学—研究报告—广东—2015　Ⅳ. ①R199. 2②R193

中国版本图书馆 CIP 数据核字（2016）第 290189 号

广东省公共卫生舆情与健康传播（2015）
GUANGDONGSHENG GONGGONG WEISHENG YUQING YU JIANKANG CHUANBO（2015）
编著者：李　洁

出 版 人： 徐义雄
责任编辑： 黄圣英　郑晓玲　黄　球
责任校对： 林冬丽
责任印制： 汤慧君　周一丹

出版发行： 暨南大学出版社（510630）
电　　话： 总编室（8620）85221601
营销部（8620）85225284　85228291　85228292（邮购）
传　　真：（8620）85221583（办公室）　85223774（营销部）
网　　址： http：//www. jnupress. com　http：//press. jnu. edu. cn
排　　版： 广州市天河星辰文化发展部照排中心
印　　刷： 佛山市浩文彩色印刷有限公司
开　　本： 787mm×960mm　1/16
印　　张： 14. 5
字　　数： 258 千
版　　次： 2016 年 12 月第 1 版
印　　次： 2016 年 12 月第 1 次
定　　价： 42. 80 元

前 言

健康传播，是一种将医学研究成果转化为大众的健康知识，并通过态度和行为的改变，以降低疾病的患病率和死亡率、有效提高一个社区或国家生活质量和健康水准为目的的行为。（Rogers Everett M.，1994）

在当下中国，社会转型期的阵痛中，医疗健康问题成为社会矛盾激化的焦点：医疗改革、医患冲突、电子医疗、重大传染病、公共卫生危机事件、癌症高发、慢性病、精神健康……这一切，仅仅依靠医学和社会医疗健康服务并不能得到有效改善，需要相关社会分支的合作，其中，信息沟通与传播的意义普遍被低估。

正像美国健康传播学界的共识那样，健康传播以传播为主轴，借由自我个体传播、人际传播、组织传播和大众传播四个不同的层次，提升社会医疗服务绩效，促进公众健康福利。

概言之，健康传播是一个跨学科的新兴领域，在欧美主要是传播学和公共卫生学两个学科的学者和实务工作者参与。

健康传播也是2008年国际传播学会划定的18个传播学研究分支之一，在欧美和中国台湾、香港地区都已经成为非常重要和热门的研究领域，也是社会管理的重要部分。中国大陆相关研究则刚刚起步，然而，在广东发展健康传播具备独特的天时地利：

第一，作为中国的南大门，广东的人员和物资的对外交流与国内流动最为频繁，再加上气候原因，自“非典”以来，国内每年各种公共卫生危机事件和大规模流行病都是爆发于广东，风险系数最大，因此公共卫生与健康问题是广东省的重大常规性议程，发展健康传播具备现实迫切性；

第二，作为二次改革开放的前沿阵地，广东无论在舆情管理与社会治理的探索方面，还是在地方政务制度建设的实践应用方面，都走在全国前列，为发展健康传播提供了强大的协同支持土壤；

第三，作为国内传媒业和信息业最发达的地区之一，广东新闻媒体的专业性与监督力度、新媒体的普及度与使用率，均在国内首屈一指，具备国内最复杂而又最开放的传播生态环境；

第四，广东经济整体水平高，居民消费能力强，因此广东省居民对于健康的需求极为强烈，具备深厚的公众需求土壤，这一情况与二十世纪七八十年代健康传播在美国应运而生相似。

作为广东新闻与传播教学研究重镇的暨南大学新闻与传播学院，亦有志于这一领域。这本蓝皮书，是笔者带领暨南大学新闻与传播学院一批2015级硕士研究生，通过资料搜集检索、内容分析、问卷调查、深度访谈等方法，汇聚而成的研究成果。不足之处显而易见，难能可贵的是对于健康传播领域和公众健康权益的关切之心，以及自觉的研究尝试与意识。

李　洁

2016年6月

目　录

第一章　2015 年广东公共卫生与健康议题的媒体报道研究

第一节　研究设计

本研究以“广东” + “疾病”“卫生”“健康”“医疗”“疫情”“疾控”为关键词，对《深圳特区报》《深圳晚报》《晶报》《深圳商报》《羊城晚报》《广州日报》《新快报》《信息时报》《南方日报》《南方都市报》《人民日报》/人民网、新华社/新华网、《健康报》《健康时报》《家庭医生》等15 家媒体①的 2015 年度内容进行数据采集，共获得报道样本 1 420 篇。

根据研究目的，进行内容分析所需的类目建构如下：

一、报道媒体

本研究将报道媒体分为“地市媒体”“省级媒体”“全国媒体”“专业媒体”，地市媒体是隶属于广州市委、深圳市委、市级媒体集团的几大媒体，包括《深圳特区报》《深圳晚报》《晶报》《深圳商报》《羊城晚报》《广州日报》《新快报》《信息时报》。省级媒体则是隶属（直属）于中共广东省委、省级媒体集团的媒体，包括《南方日报》《南方都市报》等。

二、报道呈现方式

本研究将报道呈现方式分为具体的四个小类目，分别为报道篇幅、视

---

① 由于本研究是将广东地区作为唯一的研究地，所以在媒体选取上，主要考虑了广东本地的几大媒体，包括《南方日报》《南方都市报》《深圳特区报》《深圳晚报》《晶报》《深圳商报》《羊城晚报》《广州日报》《新快报》《信息时报》；另外全国媒体和专业媒体（《人民日报》/人民网、新华社/新华网、《健康报》《健康时报》《家庭医生》）的有关报道也在文本分析范围内。

觉呈现、版面位置和报道体裁。

（一）报道篇幅

参照徐美苓《艾滋病与媒体》对报道篇幅的编码方式，可以将报道篇幅分为以下五类：

（1）500 字以内（A4 纸的 1/4）；

（2）500～1 000 字（A4 纸的 1/2）；

（3）1 000～2 000 字（A4 纸张）；

（4）2 000～4 000 字（半个/大半个版面）；

（5）4 000 字以上（整版或通版）。

（二）视觉呈现

本研究所说的视觉呈现主要是根据文章是否包含图片、图片所占比例大小而界定划分的，由此可简要分为以下三类：

（1）图片报道；

（2）纯文字报道；

（3）图文结合报道。

（三）版面位置

（1）头版/封面/主页；

（2）要闻/看点/聚焦/特别报道/重点/今关注/深晚关注/大事件/非常新闻等；

（3）综合新闻/社会/社情/民生/都市/城区/搜城市/城事/提个醒/迷你新闻等；

（4）地方/本埠/万象/深圳观察/广东/深事/深新闻/深耕新闻等；

（5）疾病/医药/保健/养生/健康等专版；

（6）娱乐/综艺等；

（7）副刊/生活/人文/教育/艺文等；

（8）国际/寰宇等；

（9）社论/评论/视点/论坛等；

（10）其他；

（11）未知。

（四）报道体裁

本研究将报道体裁分为消息、特稿/专题介绍、评论/专栏/社论及其他。类目定义如下：

（1）消息——报道事情的概貌而不讲述详细的经过和细节，以简要的语言迅速传播新近事实的新闻体裁。

（2）特稿/专题介绍——是一种有深度的新闻报道，运用解释、分析、预测等方法，从多方面报道新闻。消息与特稿/专题介绍的区别除文章长度外，主要在于消息往往报道单一新闻事实，如召开会议、启动活动、发生疫情等；而特稿/专题介绍倾向于在一篇文章中传递多个角度的新闻事实，叙述较为细腻，内容更加多元。

（3）评论/专栏/社论——对最新发生的新闻提出一定看法和意见的文章，就当前具有普遍意义的新闻事件和重大问题发表评论，是有着鲜明的针对性和指导性的一种政论文体，是新闻媒介中各种形式评论的总称。

（4）其他——除消息、特稿/专题介绍、评论/专栏/社论之外的报道体裁。

三、报道态度

报道态度也可以称为报道倾向，本研究将媒体报道态度分为最简单的三类：正面、中立、负面。正面即是对疾控中心、医院等医疗机构进行赞扬、维护等正面宣传，报道内容积极；中立是指报道以叙述事件为主，不显示作者的主观色彩；当文章对疾控中心进行贬低、质疑或抨击并带来负面影响，则归为负面倾向的报道。

四、报道主题

中国疾病预防控制中心将报道主题分为12类——传染病、突发公共卫生事件、慢性非传染性疾病和伤害、营养和食品安全、环境卫生、职业卫生与中毒控制、辐射卫生、妇幼保健、疫苗和接种、健康促进、生物安全、少儿与学校卫生。本研究根据本地化特点，将报道主题分为传染病、突发公共卫生事件、慢性非传染性疾病和伤害、营养和食品安全、环境卫生、职业卫生与中毒控制、妇幼保健、疫苗和接种、健康促进、生物安全、少儿与学校卫生、政策法规、医疗纠纷、移动医疗、辐射卫生、健康产业、医学科研和其他18个主题。

五、报道信源

本研究将报道信源分为五个具体的小类目，包括信源个数、信源首次出现位置、信源类别、信源地位和信源功能。由于一篇报道里可以出现多个信源，对于信源个数为三个及以内的报道，本研究将进行统计；对于信源超过三个的报道，按照重要性依次录入前三个。重要性判别标准为：出现在标题、导语或首段者；报道中首先出现者；报道中所占比例最多者；报道中提及次数最多者。

（一）信源个数

分为1个、2个、3个、4个、5个、6个、7个、8个、9个、10个及以上10类。

（二）信源首次出现位置

信源首次出现位置即消息来源在报道中首次以消息来源身份出现的位置，分为以下三类：

（1）标题——首次出现的位置为主标题、引题或副标题等；

（2）导语或首段——首次出现的位置为导语或首段；

（3）其他——首次出现的位置为标题、导语或首段以外（包含文中的小标题）。

（三）信源类别

信源指报道中出现的明确引语（包含直接引语和间接引语）对象，具体分为以下19类：

（1）国家级医疗卫生政府部门/机构（及官员）：中国疾控中心、国家卫生计生委（卫计委）、国家食品药品监督管理局（食药监总局）、卫生部、国家中医药局、国家质检总局，世界卫生组织算入其中；

（2）省级医疗卫生政府部门/机构（及官员）：广东省疾控中心、广东省卫生计生委、广东省检验检疫技术中心、广东省医调委，包含香港地区；

（3）市级及地区医疗卫生政府部门/机构（及官员）：广州市卫生计生委、深圳市卫生计生委、广州市（××区）卫生监督所、深圳市（××区）卫生监督所、广州市食药监局、深圳市食药监局、广州市检验检疫局、深圳市检验检疫局、广州市慢性病防治中心、深圳市慢性病防治中心等；

（4）国家级非医疗卫生政府部门（及官员）：中央社会治安综合治理委员会办公室、公安部、民政部、最高法院、最高检察院、国家工商总局、教育部、中共中央宣传部等；

（5）省级非医疗卫生政府部门（及官员）：省级法院、省级检察院、省教育局等；

（6）市级及地区非医疗卫生政府部门/单位（及官员）：市公安局、市检察院、市教育局、市新闻办等；

（7）其他政府部门（及官员）：包括省政府、市政府、省长、市长、市秘书长等以及他们组织召开的会议；

（8）官方资料：比如《××报告》《××通知》《××意见》等；

（9）基层医疗卫生机构：社区健康服务中心、乡镇卫生室、诊所等；

（10）医院及医护人员：包括省市级医院、医院普通医生和护士等；

（11）专家、学者或研究机构：教授、学者、卫生领域相关研究协会及专家等；

（12）医疗企业（个体）及负责人：包括企业家、负责人以及该企业的相关条例等；

（13）防治药（用）品店：售卖防治药（用）品的单位；

（14）患者及患者家属：相关医疗事件或医疗纠纷等的当事人、事件受害者；

（15）记者媒体：包括记者的观点、其他媒体的报道，以及新闻发布会等；

（16）外电报道：境外媒体的报道；

（17）官方网络来源：官方的网络资料、信息等；

（18）民间网络来源：非官方、非媒体的网络舆论，如网络话题、微博等；

（19）其他：上述18种来源以外的其他来源。

补充说明：

由国家、省级、市级医疗卫生单位在其官方网站、微博上公布的消息，归类于各级医疗卫生单位。此外，将世界卫生组织归于国家级医疗卫生单位，将香港有关组织归于省级医疗卫生单位。

（四）信源地位

信源地位即消息来源中所提供的信息对该篇报道的重要程度，分为以下两类：

（1）原始或主要信息来源——提供主要事实信息者，提供信息量较大者；

（2）次要或补充性信息来源——提供次要或补充性信息者，提供信息量较少或相对次要者。

（五）信源功能

（1）提供事实信息：对新闻的报道提供事实性信息者；

（2）提供评论、阐述观点：以专业知识或技术为基础提供建议或观点者；

（3）提供个人体验、情感表达：以个人感性经验为基础提供观点者；

（4）既提供事实信息，又作观点评论：包含功能（1）和功能（2）；

（5）既提供事实信息，又作个人体验表达：包含功能（1）和功能（3）。

所有样本的编码工作由三位编码员完成。为保证编码员间信度（Intercoder Reliability），10%的样本被随机选出，由三位编码员分别独立完成编码。根据克朗巴哈指数计算出的编码员间信度为：①报道媒体，$a=1.00$；②报道篇幅，$a=1.00$；③视觉呈现，$a=1.00$；④版面位置，$a=0.94$；⑤报道体裁，$a=0.96$；⑥报道态度，$a=0.97$；⑦报道主题，$a=0.92$；⑧信源个数，$a=0.93$；⑨信源首次出现位置，$a=0.91$；⑩信源类别，$a=0.92$；⑪信源地位，$a=0.97$；⑫信源功能，$a=0.94$。

第二节　内容分析统计结果

一、报道概况

广东2015年公共卫生与健康议题媒体报道趋势如图1－1和图1－2所示。从时间趋势看，1月、4月和9月为报道高峰期，分别有报道174篇、132篇和132篇；2月、7月、8月、10月为报道淡季，分别只有93篇、99篇、93篇和86篇。

从报道主题看，2015年全年，关于传染病的报道占了很大部分，也由于地理和气候的特殊性，H5N6、诺如病毒、登革热、中东呼吸综合征病毒等疫情接踵而至，这些疫情在广东地区表现尤为明显。而广东地区人流量大，是进出口的要塞，这些带有传染性的疫情在广东地区又极具影响力，报道传染病的高峰期同时也是疫情高峰期，1月临近春节，人流量大，H5N6禽流感疫情传播迅速；6月正值夏季，气候炎热潮湿，蚊虫较多，登革热疫情突显；中东呼吸综合征是外来传染病，在全世界尤其是亚洲地区引起很大波动，对中国的广东地区影响较大。

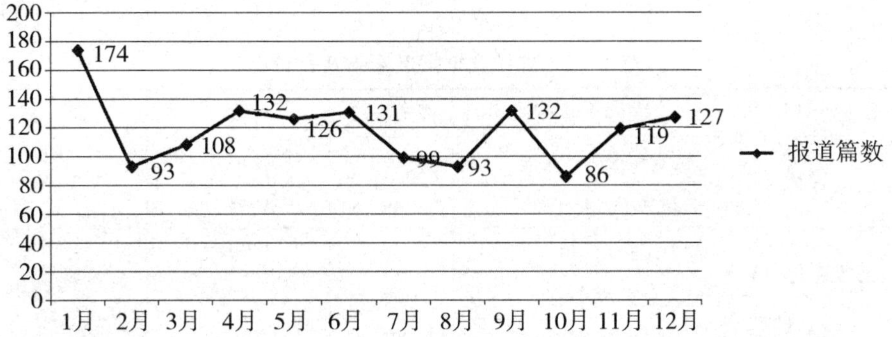

图 1－1　2015 年媒体报道趋势

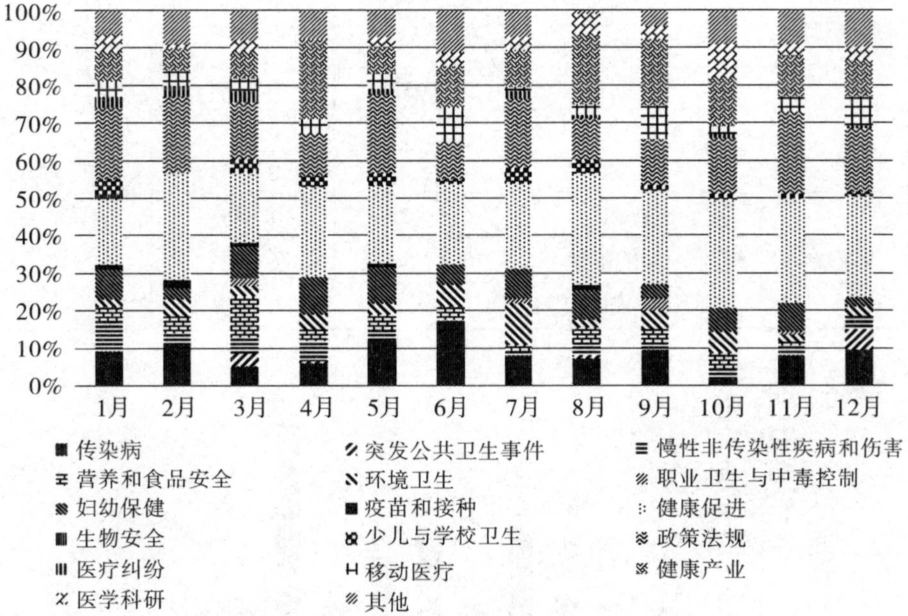

图 1－2　不同报道主题随月度变化趋势①

从媒体来源看，地方性媒体更容易获得地方新闻的资料，与广东省卫生计生委、广东省疾控中心的沟通也较为便捷。因此，本地报道往往在数量上

① “辐射卫生”数据为 0，全书下同。

具有绝佳优势。从媒体级别来看，省级媒体《南方日报》和《南方都市报》报道量较均衡，地市媒体中《深圳特区报》《深圳晚报》《广州日报》报道量较多，《晶报》《新快报》《信息时报》和《羊城晚报》报道量则较少。

表 1－1　媒体全年报道频率及百分比

媒体类型	媒体名称	报道频率	百分比	合计
全国媒体	《人民日报》/人民网	2	0.14%	3.59%
	新华社/新华网	49	3.45%	
省级媒体	《南方日报》	56	3.94%	8.80%
	《南方都市报》	69	4.86%	
地市媒体	《深圳特区报》	216	15.21%	79.29%
	《晶报》	59	4.15%	
	《深圳晚报》	198	13.94%	
	《深圳商报》	137	9.65%	
	《羊城晚报》	50	3.52%	
	《广州日报》	377	26.55%	
	《新快报》	44	3.10%	
	《信息时报》	45	3.17%	
专业媒体	《家庭医生》	20	1.41%	8.31%
	《健康报》	96	6.76%	
	《健康时报》	2	0.14%	

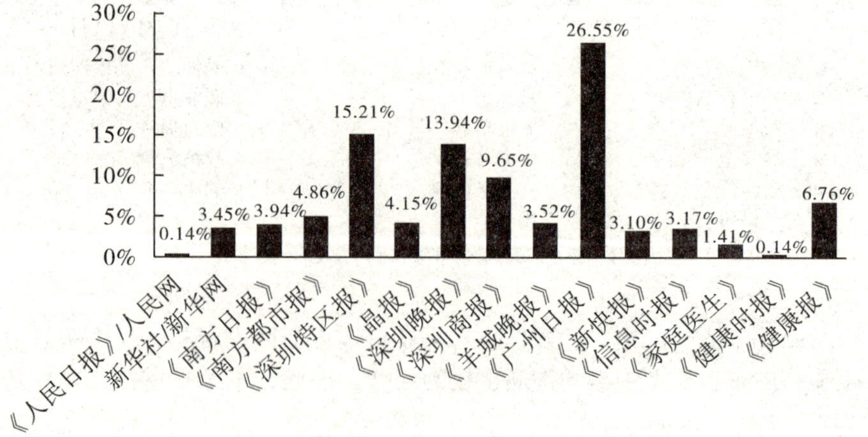

图 1－3　媒体报道分布

二、报道形态分析

（一）报道篇幅

经统计，本研究所分析的 1 420 篇报道中，500 字以内报道有 645 篇，500～1 000 字报道共 401 篇，1 000～2 000 字报道共 224 篇，2 000～4 000 字报道共 125 篇，4 000 字以上的长篇报道仅有 25 篇；1 000 字以内报道共 1 046 篇，占比 74%，可见当前卫生疾控类的新闻报道趋于简短易读。

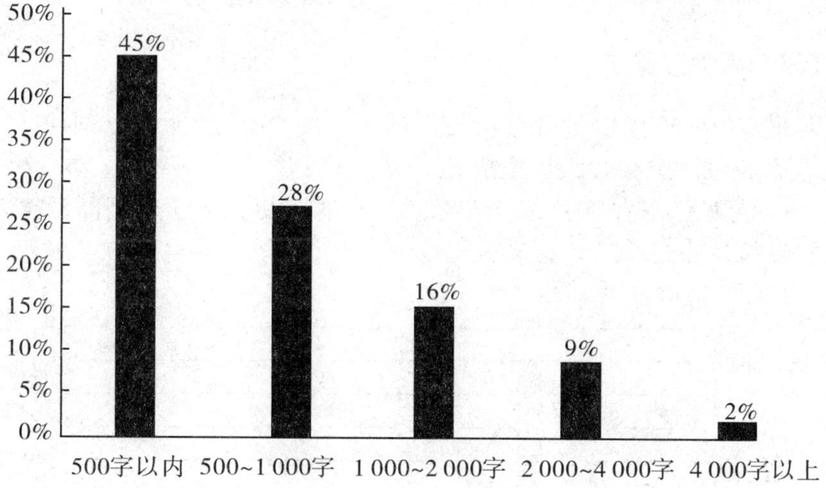

图 1－4　报道篇幅分布

（二）视觉呈现

在所有报道样本中，纯文字报道为 998 篇，占比 70%，占绝对主导地位；图文结合报道有 413 篇，占比 29%；图片报道仅有 9 篇，占比 1%。

图文结合报道里，图片主要有人物图片、事故或采访现场拍摄资料，以及易读性高的数据图表、数据图像等，这是近年来纸媒改革的一部分体现。在大数据时代，数据可视化不仅能够直观表现出新闻事实的一部分，同时也增加了报道的趣味性和可读性。

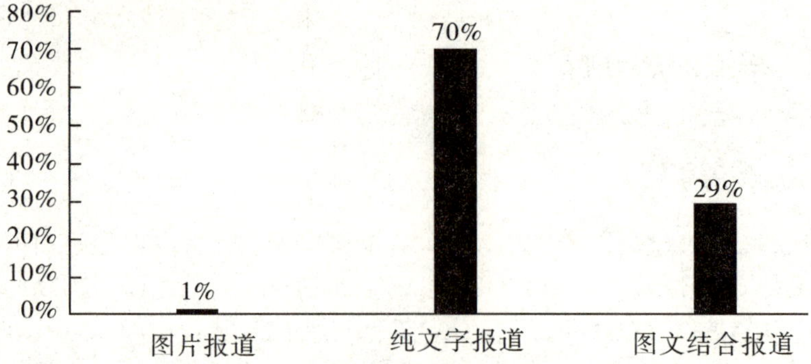

图 1－5　报道视觉呈现形式分布

（三）版面位置

对报道版面位置做统计分析，得图 1－6，容易发现地方/本埠/万象类、综合新闻/社会/社情类报道排在前两位，分别占比 26.97% 和 16.97%，可见广东省 2015 年卫生疾控类的报道更偏向于硬新闻，软新闻类的报道仅为补充。

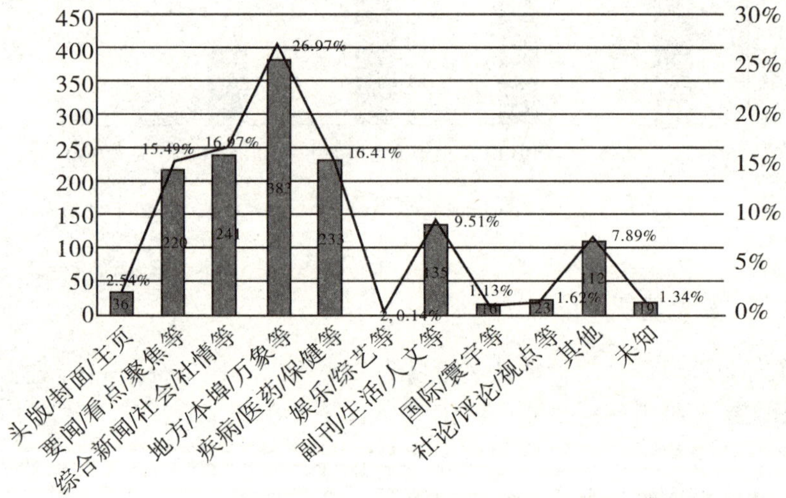

图 1－6　报道版面位置分布

（四）报道体裁

对报道体裁和报道主题进行分析，能够分析出每类主题常用的报道形式。如图 1－7，除却营养和食品安全、疫苗和接种以及医疗纠纷，消息体裁占比都是最大，其次是特稿/专题介绍，相较于其他报道主题而言，营养和食品安全与医疗纠纷更倾向于用特稿，这些报道用特稿的形式呈现出来，更加生动形象，也体现出新闻专业主义。

在传染病和突发公共卫生事件主题中，消息占比很大，接近 80%，当疫情爆发并不断延伸时，滚动式更新一系列消息，能简明扼要地传递关键信息；特稿则为疫情控制及疏导、疫情分析等常用的体裁，可以补充事实背后的缘由，并起到安定人心、控制舆论的作用。疾控中心与媒体记者一对一建立联系时，可以增加与专刊和专版记者的联系，增强报道体裁多样性，以达到最好的报道效果。

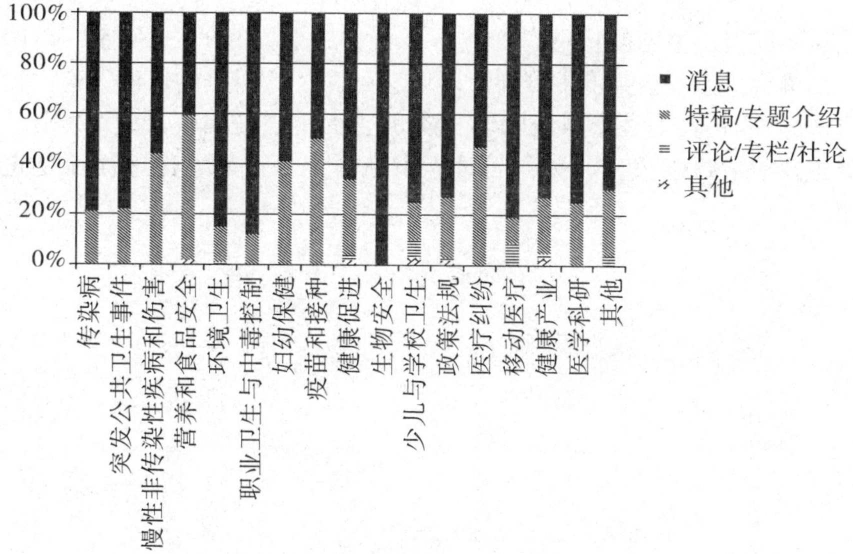

图 1－7　不同报道主题的报道体裁构成比

三、报道态度分析

本研究中，将报道态度分为正面、中立、负面三个倾向。正面报道一般是指日常成就或人物表彰，同时也包括疫情转好、控制措施得当等内容；负面报道则多为公共安全事故（如食品安全问题、中毒等），同时还包括疫情恶化或风险增加等内容。2015 年全年，正面和负面报道均占有一定比例，正面报道多于负面报道，在一定程度上体现出 2015 年是公共卫生事件频发的一年，2015 年 H5N6 禽流感、H7N9 型禽流感、中东呼吸综合征、登革热等疫情接踵而至。

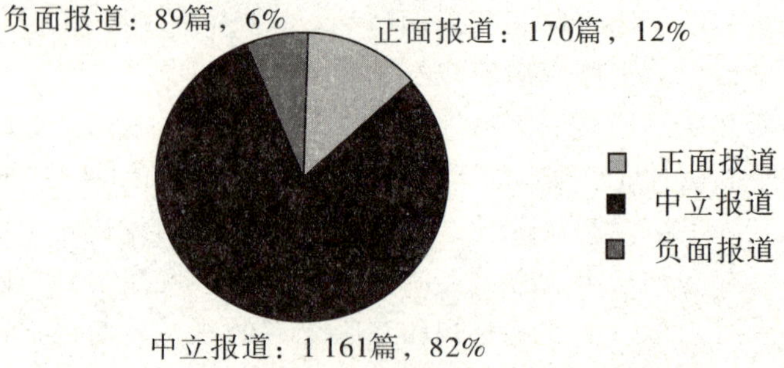

图1－8　报道态度分布

对不同报道主题的报道态度进行分析，结果如图1－9所示，由图可知，传染病、突发公共卫生事件、环境卫生和医疗纠纷的负面报道占比较大（20%左右），而医学科研和其他类的正面报道较多（超过20%）。其他类主要包括健康教育、义务问诊、家庭医生等话题，这些往往是正面报道。

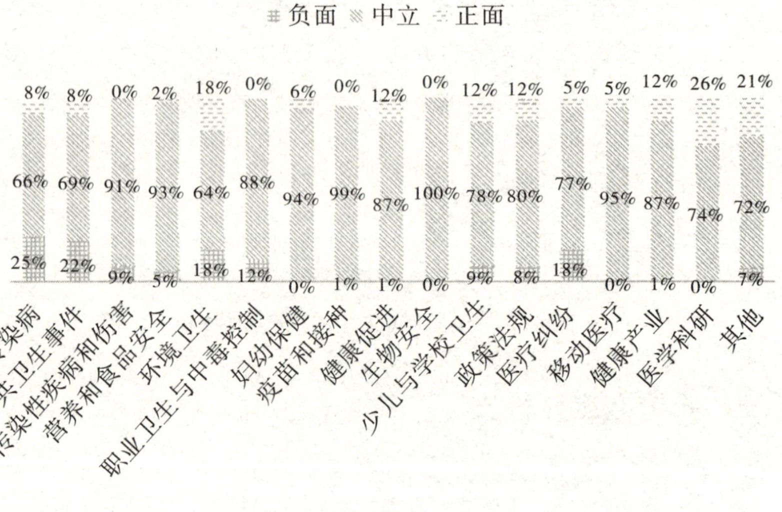

图1－9　不同报道主题的报道态度构成比

四、报道主题分析

本研究就报道主题而言，设立了两种分类标准：一种是根据报道主题的性质，分为突发性报道和日常报道两类；另一种是根据报道主题内容，分为 18 类：①传染病；②突发公共卫生事件；③慢性非传染性疾病和伤害；④营养和食品安全；⑤环境卫生；⑥职业卫生与中毒控制；⑦妇幼保健；⑧疫苗和接种；⑨健康促进；⑩生物安全；⑪少儿与学校卫生；⑫政策法规；⑬医疗纠纷；⑭移动医疗；⑮辐射卫生；⑯健康产业；⑰医学科研；⑱其他。

（一）依据主题性质划分的主题分布

突发性报道主要包括疫情突发、病例增加、疫情防控以及病毒、风险来袭等内容；日常报道包括会议新闻、活动新闻、健康科普、科研进展等。

由图 1－10 可知，对于日常状态下的疾控报道共计 1 342 篇，占到了 95%；而突发性报道共计 78 篇，仅占 5%。这在一定程度上说明，2015 年突发性医疗卫生事件发生较少。

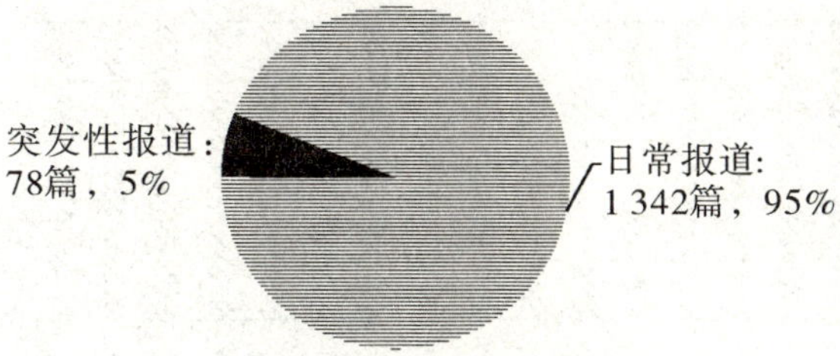

图 1－10　不同主题性质分布

（二）依据主题内容划分的主题分布

在总共 1 420 篇报道中，健康促进类的报道最多，共计 341 篇，占比 24. 01%。其后依次是政策法规类（共计 229 篇，占比 16. 13%）、健康产业类（共计 159 篇，占比 11. 20%）、传染病类（共计 122 篇，占比 8. 59%）等。

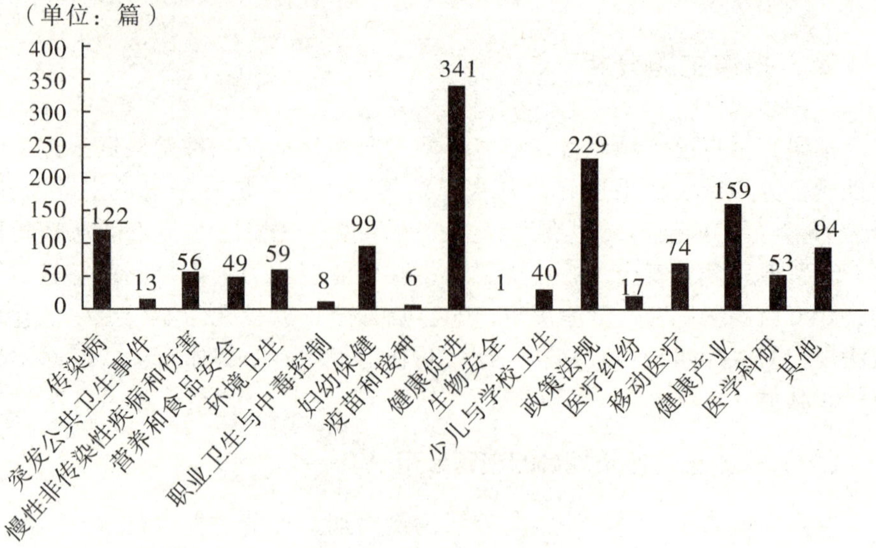

图 1－11　不同主题内容分布

将主题性质与主题内容进行交叉分析，结果显示，除了在传染病、突发公共卫生事件、职业卫生与中毒控制以及少儿与学校卫生这几类报道主题中，突发性报道有一定占比外，其他报道主题中，几乎全是日常报道。

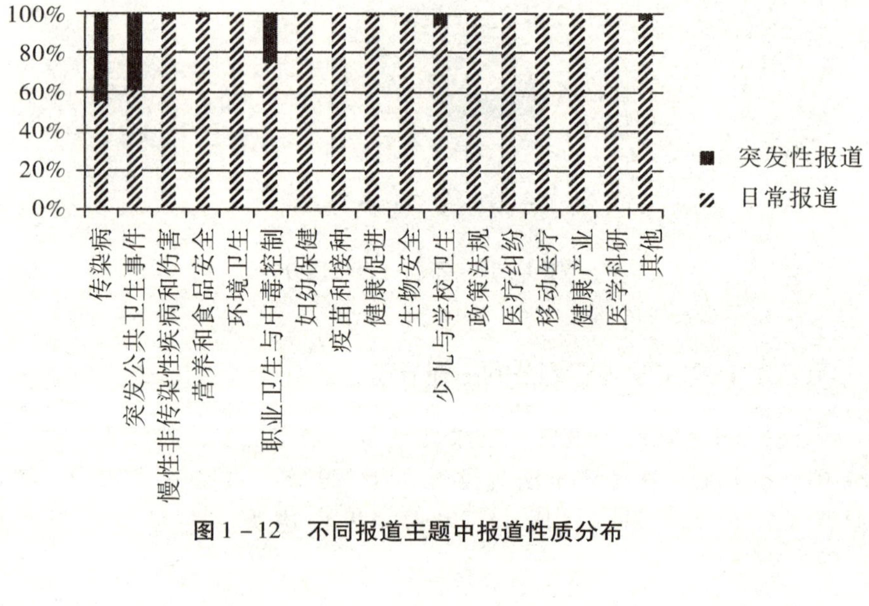

图 1－12　不同报道主题中报道性质分布

五、报道信源分析

信源为消息的来源。本研究选取拥有明确主体来源说明的表达作为信源，比如据介绍、据报道等，找不到对应主体的不算作有效信源。

为了研究方便，本研究对每篇报道进行逐一解读，统计每篇报道的信源总数，同时挑选出了每篇报道文本中最先出现的三个信源（若整篇报道只有一个信源，则只统计一个；若整篇报道只有两个信源，则只统计两个），分别进行详细分析。

在所有1 420篇报道中，752篇报道仅有一个有效信源，占比过半(53%)；有356篇报道有两个有效信源，占25%；有三个和四个有效信源的报道各有178篇和75篇，分别占13%和5%；其余报道有五个及以上信源。

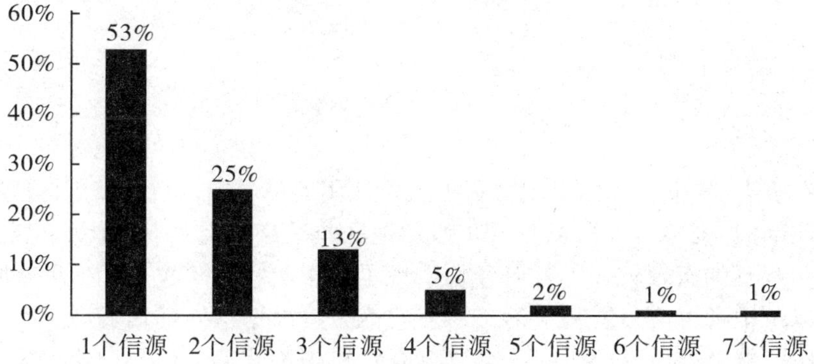

图1－13 信源个数分布

（一）信源类别分析

本研究将信源共归纳为19个小类，由统计分析得图1－14，其中医院及医护人员作为信源占比最大，共在所有报道最早出现的三个信源中出现了353次，占比15%；其次为市级及地区医疗卫生政府部门/机构（及官员）①，共在所有报道最早出现的三个信源中出现了340次，占比14%；其余信源中，专家、学者或研究机构和记者媒体等出现次数也较多。这一方面说明媒体在医疗健康类报道中，多信赖于在该领域相对权威的信源；另一方面也体

① 因篇幅问题，图中简称“地市级卫生机构”，其他如“国家级卫生机构”“省级卫生机构”等同理，下同。

现出市级及地区医疗卫生政府部门/机构在该类信息生产中的优势地位。

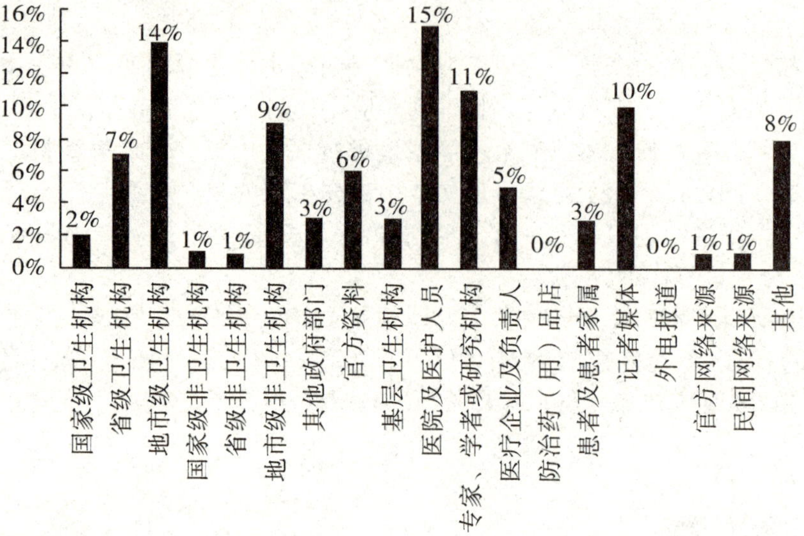

图 1-14 信源类别分布

在表 1-2 中，我们发现，在报道所使用的信源中，市级及地区医疗卫生政府部门/机构（及官员）和市级及地区非医疗卫生政府部门/单位（及官员）出现的次数较多，各自分别出现了 244 次和 149 次；而医院及医护人员以及记者媒体分别属于第二、三位信源。根据这样的信源分布，得出一个医疗健康类报道规律：地市级政府发布相关政策文件，医学专家等业内机构人士对其进行专业性的解读分析。

表 1-2 不同信源类别分布

	信源一	信源二	信源三
国家级医疗卫生政府部门/机构（及官员）	29	7	8
省级医疗卫生政府部门/机构（及官员）	134	16	7
市级及地区医疗卫生政府部门/机构（及官员）	244	70	26
国家级非医疗卫生政府部门（及官员）	25	6	5
省级非医疗卫生政府部门（及官员）	28	5	1
市级及地区非医疗卫生政府部门/单位（及官员）	149	47	16
其他政府部门（及官员）	31	26	18
官方资料	64	51	20

（续上表）

	信源一	信源二	信源三
基层医疗卫生机构	36	17	9
医院及医护人员	192	105	56
专家、学者或研究机构	105	103	52
医疗企业（个体）及负责人	57	42	19
防治药（用）品店	4	5	4
患者及患者家属	37	20	17
记者媒体	151	65	19
外电报道	9	3	1
官方网络来源	12	7	4
民间网络来源	14	12	2
其他	99	57	26

（二）信源首次出现位置分析

根据对所有报道进行分析，在最先出现的三个信源当中，出现在导语或首段位置的有 1 213 个，占到总信源的一半左右，达到 51%；在标题中出现的信源共 179 个，占到 7%；在文本其他部分出现的占 42%。这体现出媒体在进行医疗健康类报道时，比较重视信源的地位，强调消息来源的准确性。

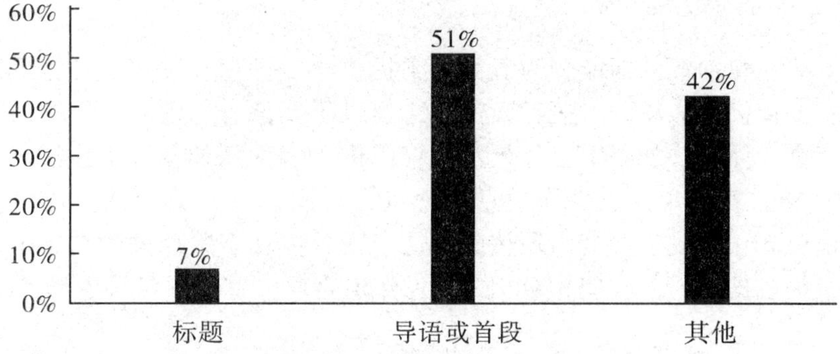

图 1－15　信源首次出现位置分布

如图 1－16 所示，在所有信源类别之中，市级及地区医疗卫生政府部门/机构（及官员），医院及医护人员，专家、学者或研究机构，省级医疗卫生政府部门/机构（及官员）等信源，无论在标题、导语或首段中，还是其他位置，出现的次数都相对较多。这体现出媒体在进行医疗健康类报道采写时，更加信赖相对权威的各级医疗政府部门以及医学专家或专业机构。

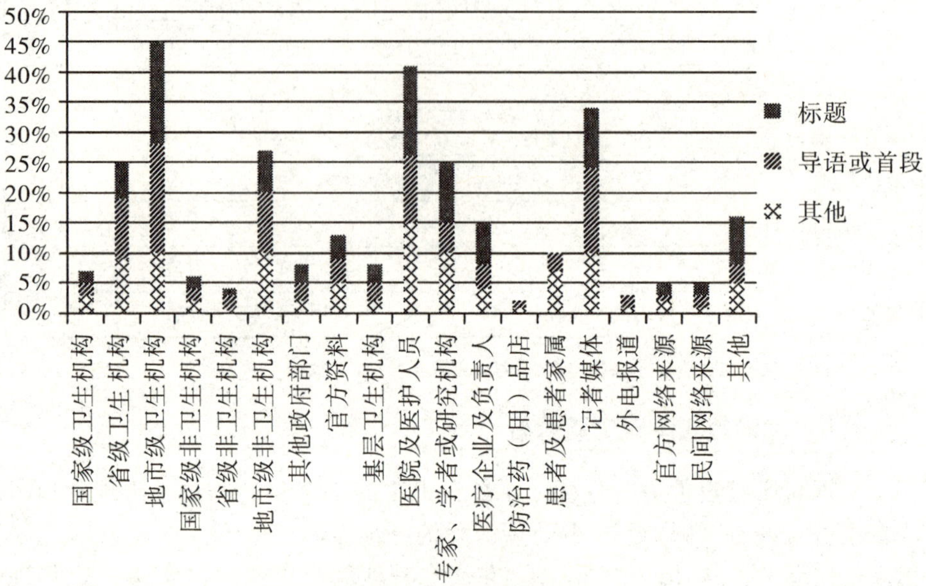

图1－16　信源首次出现位置和类别分布

（三）信源功能分析

本研究将信源的功能分为五类：①提供事实信息；②提供评论、阐述观点；③提供个人体验、情感表达；④提供事实信息与观点；⑤提供事实信息与个人体验。如图1－17所示，仅提供事实信息的信源占比过半，达到了56%；其次为提供事实信息与观点，占比32%，其余三类以个人体验、情感表达为主的功能出现较少。这一现象体现了医疗健康类报道信源以事实信息提供为主，偶尔对相关事件作出点评，整体倾向于客观。

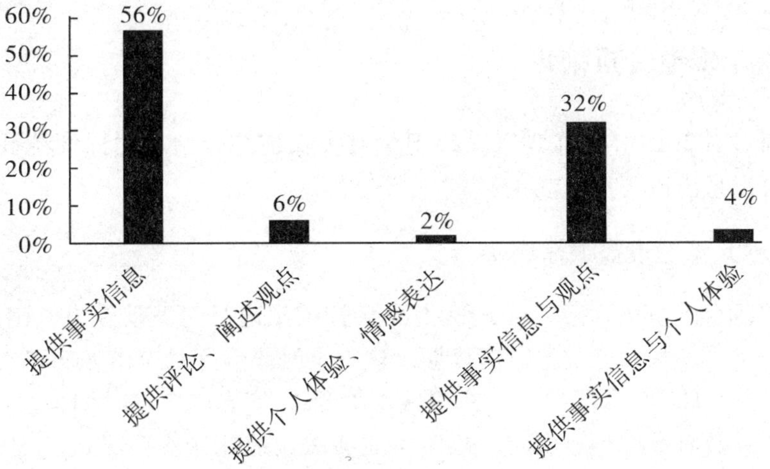

图1－17 信源功能构成分布

研究分析了不同类别的信源在报道中发挥功能的情况，如图1－18所示，各级医疗与非医疗政府部门和机构、官方与民间网络资源等信源以发布政策法规、提供事实信息为主，而医院及医护人员、专家、学者与患者等信源则多作观点与评论阐述，与其提供的信息事实相结合并进行表达。

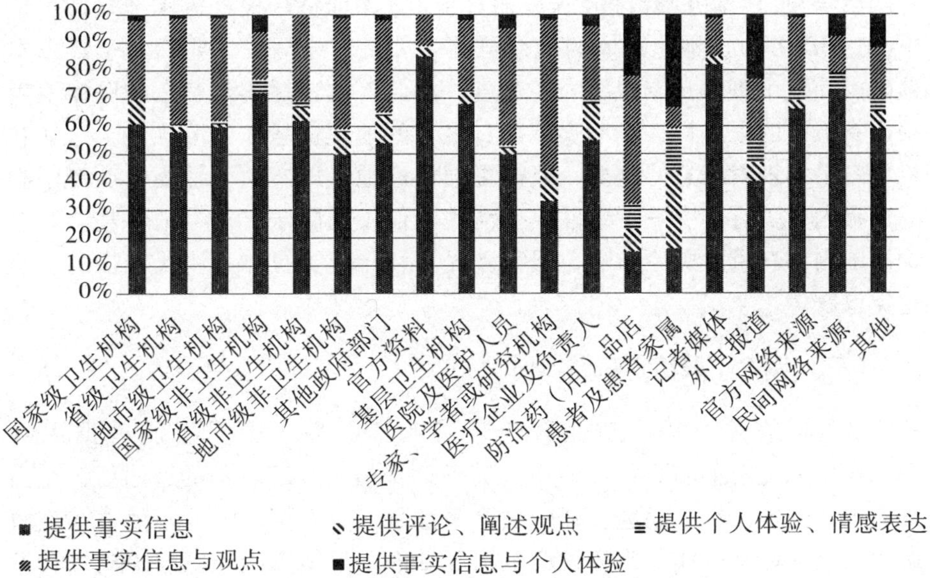

图1－18 不同信源类别功能构成分布

六、报道分析结论

通过对2015年广东地区医疗卫生有关报道综合情况的详细统计分析，至少可以得出以下五个结论：

（一）议题设置跟踪热点

2015年全年，关于广东地区卫生疾控的报道月份波动较大，出现了1月、4—6月、9月三个报道高峰期，这三个时段恰好对应诺如病毒、H7N9型禽流感、H5N6禽流感、中东呼吸综合征、登革热爆发时期，说明有关部门能够及时掌握热点议题，媒体也能够敏锐地抓住疾控热点，快速展开报道跟进事件动态，让受众能够及时了解相关情况。峰值过后，报道热度迅速降温，这一方面与疫情的季节性和事件的突发性有关，另一方面是因为媒体往往关注最时新最有看点的议题，因此，对社会焦点的报道幅度起伏较大。

（二）本地媒体为主力军

作为对广东地区的医疗卫生议题的报道，广东本地主流媒体体现出强势的话语权，《南方都市报》《广州日报》《深圳特区报》等本地媒体报道量高达88.09%。本地媒体的受众群体主要是广东居民，他们对于广东本地的医疗卫生事件具有很高的关注度，因此，本地媒体与广东的医疗卫生报道有天然的联系性。本地媒体具有绝对的地理优势和资源优势，这让它们更容易实现对信息的挖掘，能够更加快速地获取本地卫计委、疾控中心的通报内容。有些突发性事件或疫情并不仅仅局限于广东本地，甚至在全国范围内都有重大舆论影响，国家级媒体和行业类媒体关注比较多的也是这类议题。

（三）舆论引导稳定有力

从报道态度来看，整体舆论环境趋于平稳。中立报道占据主导（81.76%），正面报道（11.97%）是负面报道（6.27%）的近两倍，正面报道主要是关于健康促进、利民政策等方面，负面报道则主要集中在疫情恶化、公共环境破坏、非法医疗机构等方面。整体舆论环境稳中向好，说明各级医疗卫生部门在面对疫情等突发事件时，能够与媒体积极沟通，及时通报相关情况，不回避隐瞒事实真相，做到公开、透明，有利于改善舆论环境，提升群众对于医疗卫生环境的信心。

（四）报道主题亮点频出

报道主题上，健康促进、政策法规和健康产业类主题报道量位居前三，说明广东地区的各级医疗卫生部门以及医院、医疗机构在 2015 年采取了很多积极举措来提升医疗卫生体验，改善医疗卫生环境，并充分利用媒体资源进行报道和宣传，如深圳市出台重特大疾病补充医保政策、康美药业投资医药健康产业项目等都得到了媒体持续的关注和报道，扩大了政策影响力，有利于提升政府、医院形象。

移动医疗作为 2015 年的新亮点开始出现在媒体的报道中，这与 2015 年两会政府工作报告中明确提出的“互联网 +”政策有关，越来越多的医院、医疗企业开始发展移动医疗，通过医疗 APP、微信公众号等推出在线挂号、问诊等便民服务，这将成为近两年医疗卫生行业的新趋势。

（五）官方信源占据主导

在 2015 年度的广东医疗卫生议题报道中，官方信源作为权威声音占据绝对主导地位，达到 44% 左右，作为媒体最主要的原始消息来源，除了提供事实信息以外，还起到评论、建议的作用。其中各级医疗卫生部门充分发挥其相关职能，在出台政策法规、通报疫情动态等方面具有不可替代的重要作用。相关部门的官员及专家，对于新闻事件积极阐述观点、解读政策、提供建议，既丰富了报道内容，又增加了报道的可读性和科学性，为受众更好地知晓并理解相关事件动态、医学常识和政策法规提供了非常大的帮助，使医疗卫生报道发挥了应有的作用。

第三节　广东省大众传播健康报道从业者调查

如今，公众对于健康相关的议题关注度越来越高，媒体对于医疗、卫生、疾病等与健康相关的报道也越来越多。媒体作为社会公共领域中不可或缺的一部分，在信息沟通、传达事实、引导舆论、致力于公共责任方面发挥着重要作用，媒体的健康报道也愈加受人瞩目。而作为健康报道的生产者，健康报道从业者的职业素养、新闻价值取向、专业性等因素，是影响一篇健康报道质量的直接因素。

本节通过问卷调查和访谈两种形式，对广州、深圳两地新闻媒体、报刊、广播电视、互联网等大众媒体医疗卫生线和健康栏目的记者、编辑进行调查，试图从报道者的角度来探讨关于健康传播领域下的报道价值取向、行业现状以及未来发展等问题。

此次对广州和深圳两地新闻媒体从事医疗卫生报道的相关记者、编辑进行的问卷调查和访谈，共获取问卷24份，以及对4位健康报道的从业者的深度访谈资料。涵盖了报纸和网站，包括《南方日报》《南方都市报》《深圳商报》和腾讯大粤网等媒体。

问卷主要包括以下几个方面的问题：第一，媒体从业者的个人工作现状，了解记者和编辑的实际工作情况及从业现状，如从业年限、教育背景、职业满意度、离职倾向等。第二，健康传播报道目前所存在的问题，从记者的角度探讨目前在健康传播领域内新闻生产及效果方面所出现的问题，如报道中存在的问题、医疗纠纷事件中媒体报道是否存在误区、媒体在医疗纠纷及突发性公共卫生事件中所承担的角色等。第三，媒体从业者对新媒体上非专业生产的健康报道的接触情况及态度和看法等。

一、健康报道从业者教育背景

与其他领域的新闻报道不同，从事健康报道的记者、编辑严格来说必须具备较强的医学专业素养或相关的医学专业知识，以避免在报道中出现低级的健康知识错误而造成相关报道的失实。早年发生的“缝肛门”事件、“烤死婴儿”事件等就暴露了因媒体记者医学专业知识的缺乏，引起了不必要的医患纠纷。

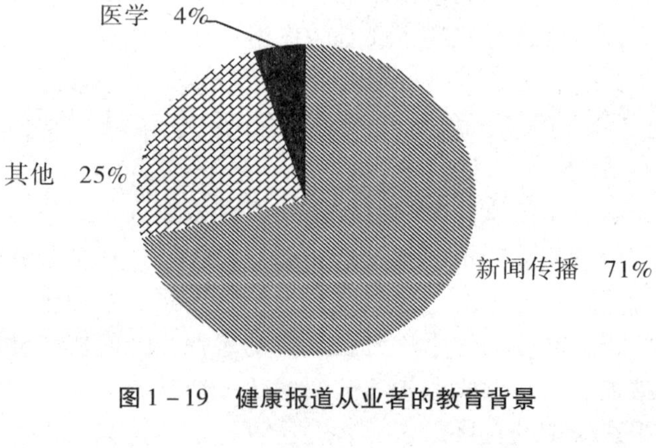

图1－19 健康报道从业者的教育背景

通过此次调查我们发现，有超过七成健康报道的记者和编辑的教育背景为新闻传播类，共17人；而仅有1名记者具备医学相关的教育背景，占比 4%；另外有 1/4 的记者、编辑的教育背景既不是与新闻传播相关，也不是与医学相关，具体情况是：摄影相关专业 1 人、法律相关专业 2 人、历史相关专业 1 人、广告学相关专业 1 人、管理类相关专业 1 人。

与健康传播领域相对应的医学等知识对于记者、编辑来说至关重要，医疗卫生线及健康栏目由于其领域的特殊性，所传播的健康信息对公众安全具有重大影响，有失科学的新闻会产生较大的社会危害，因此对健康报道的科学性及真实性要求极高，需要从业者具备一定的科学素养及基本医学知识。而从我们的调查中可以看出，具有相关医学教育背景的记者、编辑占比极低，不能够满足从源头上提高从业者的专业素养的要求。

虽然有很多健康报道的从业者的专业背景并非医学，但通过访谈，我们了解到，目前正在从事健康领域报道的记者，在报道中深入一线实际调查时，如遇到模糊不清的问题或涉及专业性极强的问题，多数会积极向相关专家人士求证。

大粤网健康版负责人潘爱华表示，“专业性问题一定是要向医生求证的，所有关于专业方面的东西，我们都不可以妄自下定论，一定要去采访公立三甲医院等权威机构的医生。除此之外，我们还会在一些选题中做网友调查，收集大量样本，然后归类、总结，从而发现一些在现实中存在的问题和规律”。

广东公共频道某健康节目编导伍女士认为，“只要是相关的医学问题，我都会向专家求证。因为很多我们以为是常识性的内容，也许专家并不这么认为，所以我们常常犯了一些医学错误而不自知”。

有的记者表示，除了向医生求证以外，自己还会通过上网检索、查阅医学论文、与同行前辈交流的方式来获取相关健康报道的知识。

二、健康报道从业者职业满意度及离职倾向

（一）职业满意度

近年来，越来越多的传统媒体人选择跳出体制，离开传统媒体行业寻找新的出路。究其原因，多是职业忠诚度及职业满意度的下降。那么从事健康报道的记者、编辑对其职业的满意度又如何呢？

在本次广东媒体健康报道从业者调查中，接受我们调查的记者、编辑从业年龄大致情况是：从业 0～3 年的有 4 人、从业 4～6 年的有 6 人、从业 7～10 年的有 7 人、从业 10 年以上的有 7 人。他们对工作的满意度情况

如图 1－20 所示，超过六成的从事健康报道的记者、编辑对其工作表示不满意，其中比较不满意的有 14 人，非常不满意的有 1 人。而对目前工作比较满意的仅有 9 人，所占比例不超过四成。

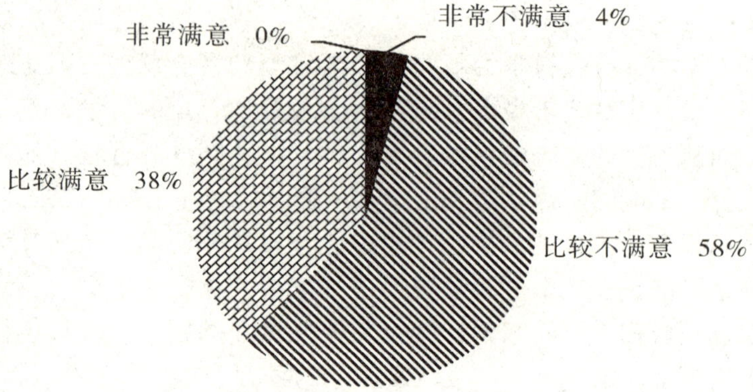

图 1－20　健康报道从业者对工作的满意度

而对目前工作比较满意的这 9 人，他们首先一致认同他们对工作的满意感主要来自工作上下班时间比较自由，占比 100%；其次是职业体面，薪酬待遇好，占比 33.33%；觉得职业比较稳定或可以实现新闻理想的各有 2 人，分别占比 22.22%。

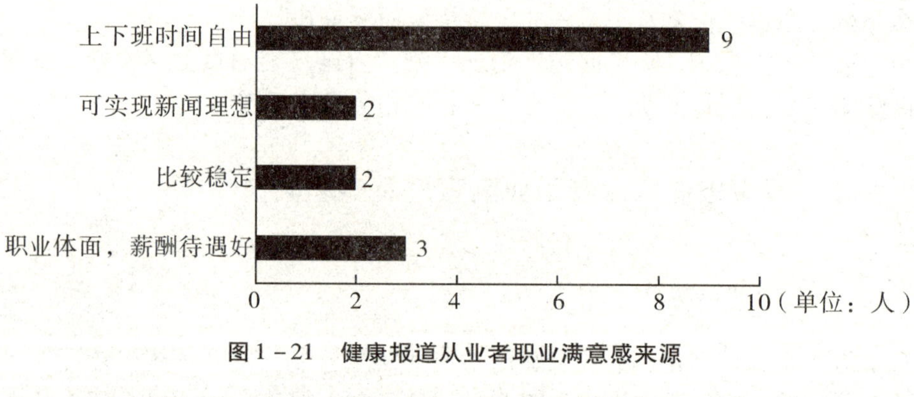

图 1－21　健康报道从业者职业满意感来源

而在被调查的健康报道从业者中，大部分人对其目前工作状况表示不满意的来源主要是：

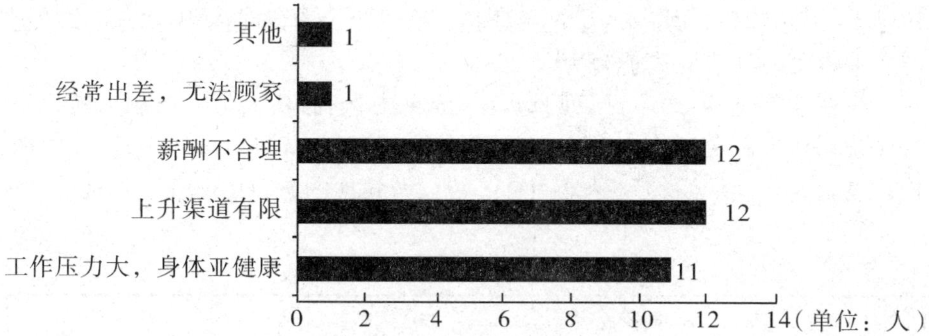

图 1－22　健康报道从业者不满意工作的原因

如图 1－22 所示，从事健康报道的记者、编辑对目前工作的不满意感，主要来自三个方面。认为他们的收入与付出不成正比，薪酬不合理的，占比 80.0%；觉得职业的上升渠道有限的，占比 80.0%；认为从事健康报道相关工作压力大，身体处于亚健康的，占比 73.3%。还有人认为从事这份工作导致他们经常出差，无法顾家，占比 6.7%；其他如认为健康报道行业前景不明朗，管理混乱等，占比 6.7%。

（二）离职倾向

一个行业的从业者对其职业的满意度，在很大程度上也会对其“职业流动”产生助推作用。而本次的调查结果显示，广东媒体中从事健康报道的记者、编辑的职业满意度并不算高，导致他们的离职倾向也相对比较高。

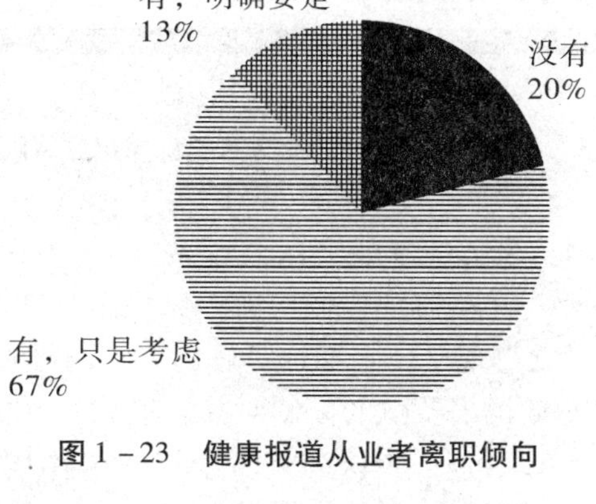

图 1－23　健康报道从业者离职倾向

调查显示，在被调查的健康报道从业者中近期有离职考虑的人总共有

19人，占比79%；其中，有3名记者、编辑已经明确要离职；仅两成的记者、编辑暂时还没有离职打算。

而在这19名有离职打算的记者、编辑中，有10人打算离职后转投互联网公司从事相关工作；有3人打算离职后创业；1人离职后去往政府机构；其余5人离职后的路径分别是：转行做其他的、自由职业、退休。

表1-3 健康报道从业者离职方向

离职路径	人数
政府机构	1
互联网公司	10
大型传统媒体	0
创业	3
其他	5

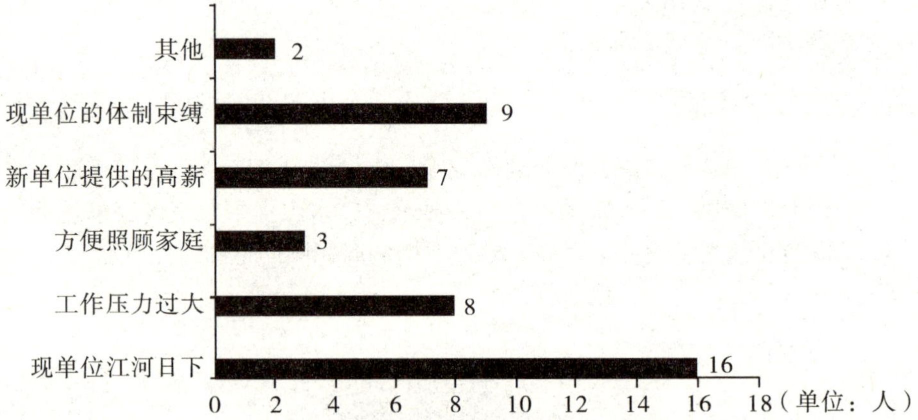

图1-24 健康报道从业者离职意向产生原因

关于离职的原因，具体情况如下：

如图1-24所示，19名有离职倾向的健康报道从业者中，离职原因排在前三的分别是：①觉得现单位不如往日辉煌，江河日下，有16人，占到总人数的84.2%；②觉得现单位的体制对其发展和工作能力的施展会产生束缚，共9人，占比47.4%；③认为其所承担的工作压力过大，有8人，占比42.1%。其他原因还有：新单位提供的高薪、方便照顾家庭、觉得这个职业被尊重程度越来越低等。

三、关于专业媒体健康报道现状的评价

1. 行业评价

目前，我国媒体的健康报道其实还存在着很多问题，比如有些报道只是单纯地引发了公众对某种疾病的关注，却没有充分提供有关该疾病本身准确、有效的信息，报道本身新闻价值不大；有些报道虽然为公众提供了对某一健康事件的基本认知，却没有积极引导公众对该健康事件的正确态度和应对行为，比如艾滋病报道与同性性行为的刻板印象；有些报道为了博取受众的眼球，夸大某一健康问题，造成一定范围内的社会恐慌；还有些报道穿着新闻报道的外衣，却干着卖药推销保健品的勾当。

那么，作为健康报道的生产者，他们对现阶段健康报道有什么看法和评价呢？

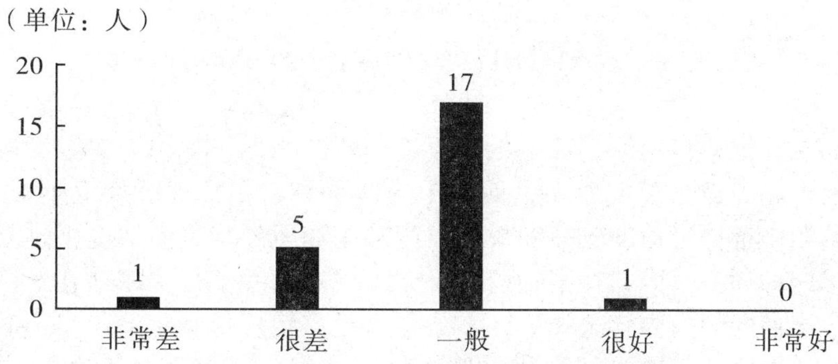

图 1－25　健康报道从业者对现阶段健康报道的评价

从图 1－25 可以看出，被调查的 24 名健康报道从业者对于专业媒体健康报道现状的评价中，17 人认为专业媒体健康报道现状一般，占比 70.8%；5 人觉得现状很差，占比 20.8%；各有 1 人觉得现阶段健康报道非常差和很好，分别占比 4.2%。可以看出，健康报道从业者对报道现状评价整体偏低。

2. 健康报道从业者对目前健康报道中存在的问题的看法

调查中，在对目前健康报道中所存在的重要问题的回答上，50% 的人认为是报道缺乏深度；其次，37% 的人认为是原创性不足，千篇一律；另外还有三人认为现阶段的健康报道最大的问题是被商业广告宣传左右，导致报道偏移。

在健康报道中普遍出现深度不足的最主要原因，多数记者认为是记者缺乏专业知识，无法对相关健康知识进行延展和迁移。同时也有部分记者认为对信源挖掘不够，也容易导致健康报道深度不够。因此在健康报道中，媒体不仅要起到信息告知的作用，还要兼顾解读信息的功能，充分发挥问题意识，挖掘更深的新闻价值。

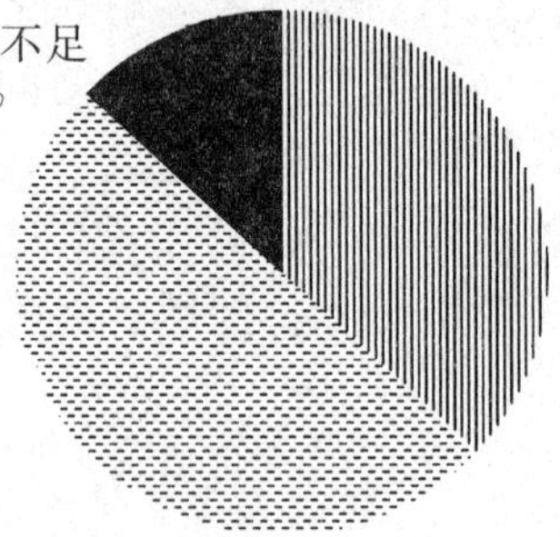

图 1－26　健康报道从业者认为健康报道中最严重的问题

而关于健康报道原创性不足、千篇一律的情况，是因为多数新闻起初由政府及相关卫生部门发布，而后由媒体发布，在常规医疗卫生报道中，媒体信源多选择可信度较高的政府卫生部门和机构，很多情况下这是政府卫生部门的通稿，因此在某种程度上会出现原创性不足。例如在对突发公共卫生事件的报道内容选择上，多数报道是疫情通报和防治成果、政府和部门的应对措施及政策，而相对较少的则是疫情医学研究新动向，组织、专家的预期和评价以及对社会其他方面的影响等。

3．健康报道中的失实情况

2016 年 5 月，福建省公布了《福建省医疗纠纷预防与处理办法》，第一次明文规定了媒体对于未公布的医疗纠纷，如作出失实报道则追究法律责任。"新闻媒体或者新闻记者对真相未明、调查结果尚未公布的医患纠纷作失实报道，或者报道中煽动对立情绪，造成严重社会不良影响和后果的，依照国家有关规定追究责任。"可见，健康报道中出现失实的情况不是个案。

而对于健康报道中出现内容失真的最主要原因，54% 的记者认为是记者缺乏专业知识；同时也有 38% 的记者认为是基于对信源的盲目信赖，缺乏求证；仅有 8% 的记者认为，健康报道中的失实可能只是因为事态发生了变化，与报道本身没有太大关系。因此在重大的健康报道中，对于涉及

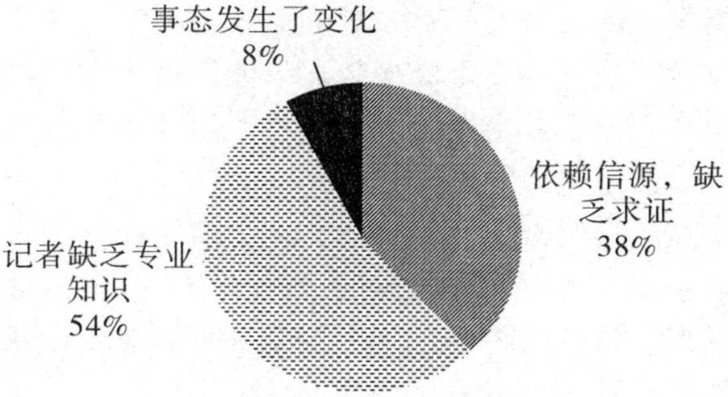

图 1－27　健康报道从业者对健康报道失实原因的分析

新闻事实核心的事实信源要做到求证，确保核心事实真实，对相对可靠的信源来源也不能完全信赖。

因此，媒体在获取消息来源时，一方面要准确把握官方消息，另一方面也要获取多方关联者的信源，使报道呈现立体化。同时，从事健康报道的记者、编辑应积极拓展专业知识，对不明白的问题要向专家学者求证，确保新闻真实性，避免报道出现问题。

4. 医疗纠纷中的媒体报道误区及作用

近年来，中国的医患关系时常处于紧张状态，恶性事件连绵不断。许多报道本身也引起了各界的争议，令记者、编辑的专业能力和职业操守遭受质疑和考验。在医疗纠纷事件中媒体报道是否存在误区、存在哪些误区这些问题上，被调查的记者、编辑中，有 17 人认为存在报道不平衡的误区，9 人觉得存在缺乏医学常识的误区，7 人觉得有的报道可能出现强势介入，制造舆论，加剧医患纠纷等负面情况。

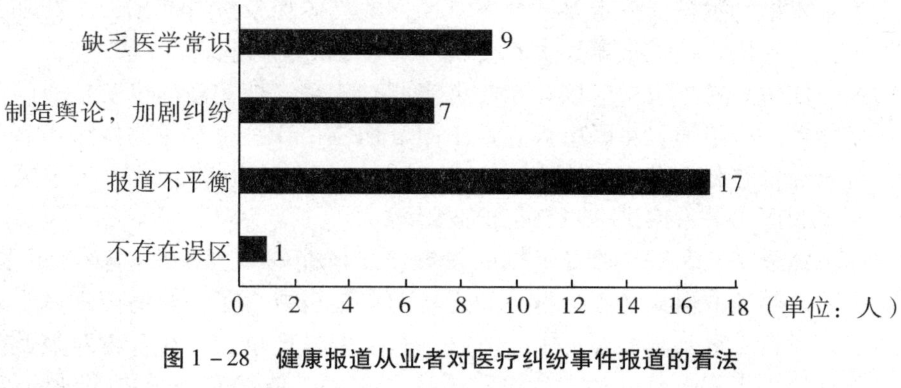

图 1－28　健康报道从业者对医疗纠纷事件报道的看法

《深圳商报》记者张妍认为，“关于媒体应该对医患冲突负责的问题，只能说是以偏概全。因为每天都有大量的健康报道，这种纠纷新闻本身属于少数，而引发大家热议的又是极少数。只能说极少数的议题格外吸引眼球，但不代表全面。对于未定性的医疗纠纷，媒体应该从医患双方角度入手，不仅需要采访医生更需要采访患者”。

而关于媒体在医疗纠纷中所起到的作用，54%的被调查者认为媒体在医疗纠纷中主要承担客观中立，忠实记录的作用；42%的被调查者认为媒体要承担沟通信息、化解纠纷的作用；另有4%的被调查者认为媒体在医患关系中没有任何作用。

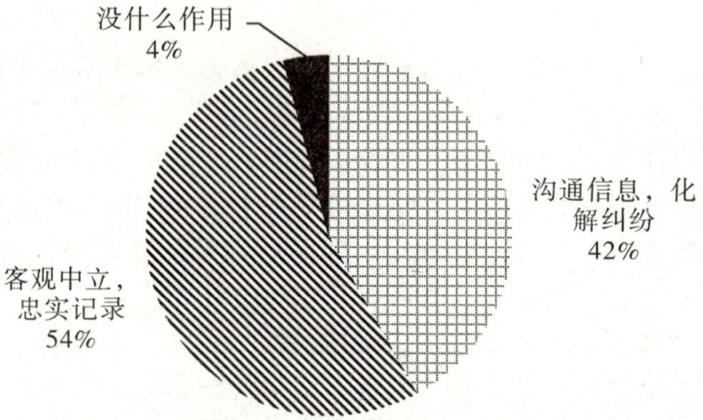

图1－29　健康报道从业者对媒体在医疗纠纷中所起作用的认知

在医疗纠纷事件中，医疗纠纷报道极容易成为舆论的热点和焦点，因此在新闻报道中用语必须力求谨慎准确，要对事件进行全面、客观、深入的调查了解，不能简单地从表象出发进行臆想推断，对采访过程中得到的专业术语和数据，一定要结合当时事件的具体场景进行使用，不能随意截取只言片语，造成报道失实和公众对事实真相的误解。

同时，在报道中应该首先对事实调查清楚，核实新闻事实，对新闻事实做到平衡报道，将医患双方置于同等地位，让医患双方均发出声音，另外避免情绪化和标签式的语言，切不可为了夺人眼球，以噱头来吸引读者，为医患关系的进一步恶化推波助澜。

潘爱华认为，“随着媒体的发展，媒体能够展现出来的信息更多了，受众能够获取信息和表达自己的想法的渠道也更多了。媒体要做的，就是要保持自己最基本的客观中立的立场，清楚呈现事实，让双方对彼此的工作性质、工作内容以及产生这种矛盾的根源，能够有一个更深刻的了解，以此减少纠纷”。

四、突发公共卫生事件：政府、媒体、公众良性互动

突发公共卫生事件是关乎公众健康安全的重要事件，也是健康传播领域的重大议题，同时是检验政府治理能力的重要考量，对突发公共卫生事件的新闻报道是衡量媒体角色的重要参考，有着举足轻重的地位。突发公共卫生事件的发生很可能直接关系着公众的健康和生命，不仅是健康传播的一个重要内容，而且以突发公共卫生事件的发生为契机，可以发现一些在常态政府管理下不易暴露的弊端，有效促进政府及相关部门应急机制的建立和完善，发挥政府、大众媒体和群体的合力，从而达到影响受众对于健康的认知、态度及行为的目的，提高健康传播的效果。

政府对大众媒体健康信息的发布，尤其是突发公共卫生事件中的疫情报告等相关健康信息的发布有着很强的控制权。而大众媒体是受众获取健康信息的主要途径，大众媒体和受众天然地联系在一起。媒体成为沟通政府和受众的中间环节，起到桥梁的作用。

通常在突发公共卫生事件中，媒体不仅是信息的传播者，更多的是起着稳定公众情绪、维护社会稳定的作用，而在当今群体传播和人际传播盛行的互联网时代，则更加需要媒体作为权威发布者，遏制谣言生成，控制虚假的信息传播。因此在突发公共卫生事件中，媒体必须有所作为。

媒体不仅应该把突发公共卫生事件作为一个社会危机，把政府和卫生、医疗部门作为报道的重点，还应该把它看成是一个健康危机，抓住机遇对公众进行健康知识的传播和健康行为的促进。这就需要大众媒体在议程设置上有所改变，利用媒介技术的垄断，传播信息以及监测环境，调整突发公共卫生事件对群众情绪的影响，传播健康知识，对公众进行健康教育和健康行为的促进，利用健康信息的传播分散受众注意力，缓解社会矛盾，保障社会安定和谐。

在互联网的影响下，大众媒体要想取得较好的传播效果，就必须注重舆论领袖的作用。尤其是在突发公共卫生事件发生时，舆论领袖在群体传播中的作用更加凸显。在这个时期，专家和受众之间的健康风险感知能力有着很大的差异，在某一领域很精通的医学专家会成为传播中的舆论领袖。

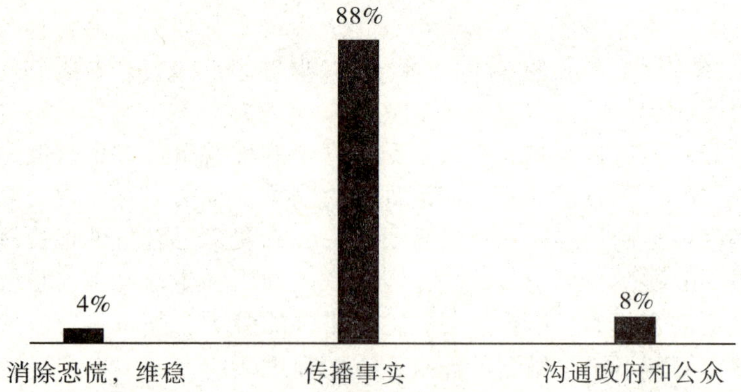

图1－30　健康报道从业者对媒体在突发公共卫生事件中所起作用的认知

在调查中，对于突发公共卫生事件中媒体的主要功能这一问题，近九成（88%）被调查者认为媒体应该传递新闻事实，服务于公共利益，提供社会服务；8%的被调查者认为媒体应该积极沟通政府和公众，上传下达，在此基础上同时更应做到信息公开，遏制谣言生成；另外有4%的被调查者认为媒体在突发公共卫生事件中最重要的角色应该是消除恐慌，维持社会稳定。

广东公共频道某健康节目编导伍女士认为，“媒体在突发公共卫生事件爆发以后，首先肯定是传达信息，第一时间报道事件的最新动态，让普通大众了解事件最新的进展，包括一些重要的解决措施，同时也要规避一些谣言的出现，媒体应该正确地引导大家在遇到公共卫生事件时要理性地对待，主要是提供一些服务信息”。

在《南方都市报》从事健康报道的阳记者指出，“在这种情况下，媒体应当如实快速传播真实信息，让公众获得一手消息，消除恐慌”。

五、关于新媒体平台非专业生产（指由用户生产）内容的评价

1. 新媒体上每天接触到的非专业生产（指由用户生产）的健康类信息的数量

在此次的调查中我们发现，约八成的被调查者每天在新媒体上接触的非专业生产（指由用户生产）的健康类信息的数量在5篇及以下，其中接触2篇及以下的被调查者所占比重最大，总占比超过四成。

由此可知，医疗健康报道从业者每天在新媒体上接触到的非专业生产的健康报道相对较少。究其原因，大致可归结于医疗健康报道涉及的专业

知识较多，对于非专业的报道者来说很难生产出高质量、易传播的优质内容。而从另一个方面来说，这也是专业健康报道机构或从业者利用新媒体扩展自身影响力的一次机会，依托其专业的内容生产机制，结合新媒体的传播特性，可以更好地满足受众在医疗健康报道方面的信息需求。

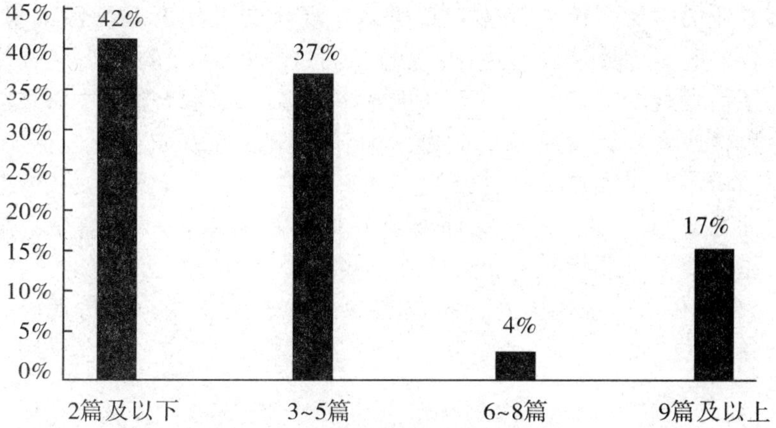

图 1－31　健康报道从业者通过新媒体接触的健康报道数量状况

2. 对新媒体上接触到的非专业生产的健康报道总体质量的看法

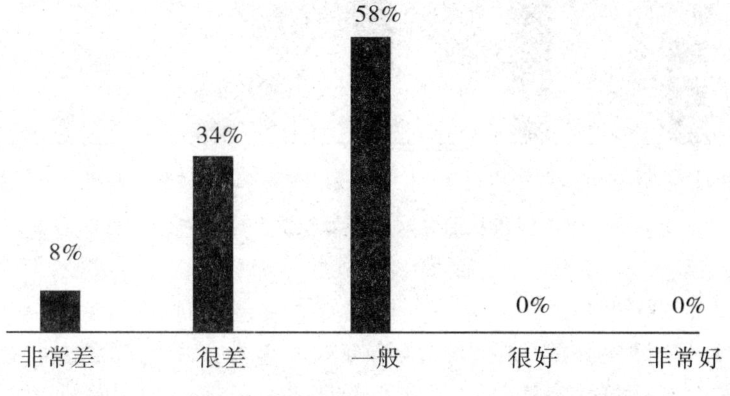

图 1－32　健康报道从业者对非专业健康报道质量的看法

由图 1－32 可知，在此次的调查中，约六成的被调查者对在新媒体上接触到的非专业生产的健康报道质量的看法为一般，三成以上被调查者认为整体质量很差，认为非专业生产的健康报道质量很好或非常好的被调查者为零。这说明专业的健康报道从业者对非专业生产的健康报道持有较为负面的评价，对于此类非专业的报道能否给受众带来应有的价值持怀疑的态度。这也从一个侧面反映出，非专业生产的健康报道的质量还有非常大的提升空间。尽管这类非专业报道可能在传播力上有其可取之处，但是其在内容的专业性生产上需要向专业的媒体机构或从业者学习和借鉴。

身为电视台节目编导的伍女士认为："其实不仅新媒体，传统媒体也有不够专业的问题。传统媒体和新媒体，观众的关注度和黏性都很重要，在做选题的时候都会往大家感兴趣的点去选一些劲爆的题。在做的过程中，为了引发观众的好奇心，要不断寻找引爆点，所以会导致信息内容上存在夸大，或者是题目跑偏的问题。但新媒体在这方面相对会更加严重，错得更离谱一些。现在关心健康的人越来越多，作为媒体相关从业者，我们一方面要尊重知识，另一方面要更好地传达观众需要的信息，简而言之，就是不能为了节目效果而去渲染一些莫名其妙的东西。"

3. 新媒体上非专业生产的健康类信息对于民众健康类信息的媒介素养的作用

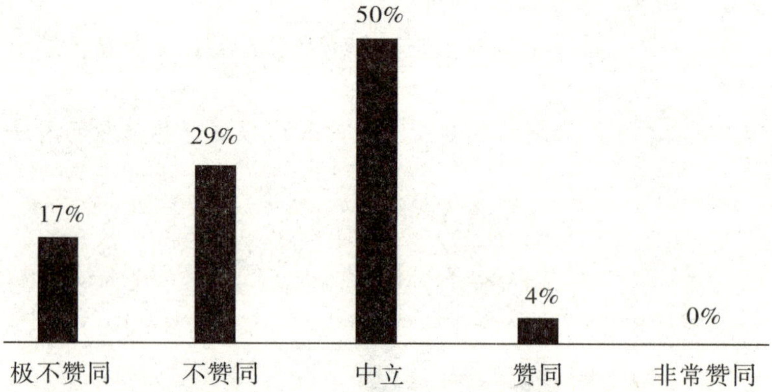

图 1－33　健康报道从业者对新媒体能提升受众健康素养的态度

由图 1－33 可知，超过九成的被调查者在新媒体上非专业生产的健康类信息对民众健康类信息的媒介素养有重大提升作用的问题上，持中立和否定的态度；持赞同态度的被调查者不足一成。健康报道从业者对非专业生产内容持有一种怀疑和否定的态度，他们不认为充斥在网络特别是新媒体上的由用户生成的非专业报道，可以给普通民众健康类信息媒介素养的提升带来积极的作用。

也就是说，健康报道从业者认为非专业生产的健康类信息报道未能有效满足普通民众对健康类信息的需求，对于普通民众如何去选择、识别健康类媒介信息也没有太多实质性的帮助。

4. 如何看待新媒体上充斥的大量非专业生产的虚假类健康信息

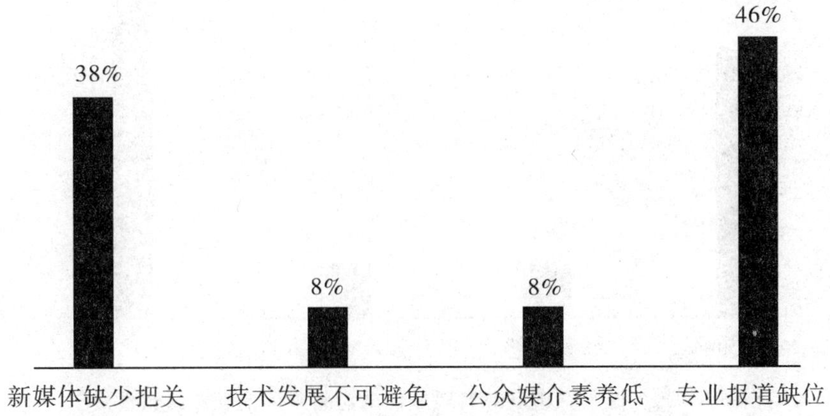

图 1－34　健康报道从业者对新媒体上虚假类健康信息的看法

由图 1－34 可知，关于新媒体上充斥大量非专业生产的虚假类健康信息的问题，有近五成的被调查者认为造成此种局面的原因是专业性的媒体报道缺位，未能充分占领新媒体平台；有近四成的被调查者认为是新媒体把关缺失造成此种局面。

这说明多数的专业媒体从业者主动承认了专业报道缺位所造成的疏忽，认为专业的媒介机构和从业者应肩负起占领新媒体平台的责任，主动占领舆论引导的高地。从另一方面来说，我们也必须承认飞速发展的媒介技术给信息传播带来的弊端，虽然它赋予了更多人平等的话语权，但是由于把关的缺失，导致媒介平台上的信息泛滥，优质内容极易湮没在虚假与谣言之中，因此我们也应该重新审视和思考媒介技术发展所带给我们的利弊。

潘爱华对于新媒体上真假信息混杂的现象持乐观态度，“我觉得这是一个必然的现象，在任何一种媒体形式发展的过程中，都会出现一些这样或那样的问题。但如果只是靠一些非常差的内容或者一些噱头来吸引受众的话，它其实并不能维持长久。我们应该相信受众是有自己的辨别能力的”。

5．如何规避上述虚假信息

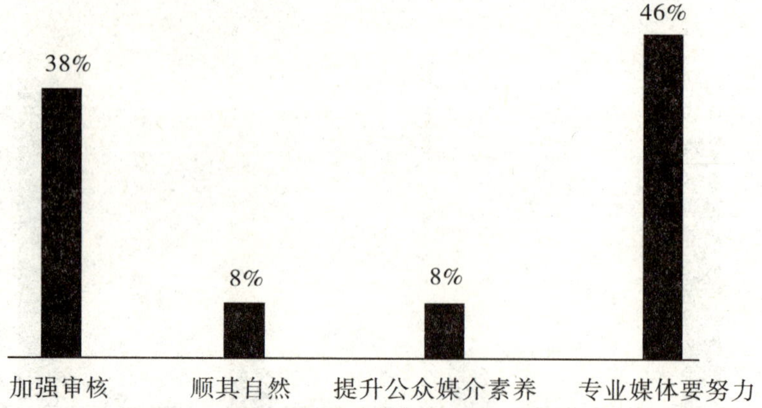

图 1－35　健康报道从业者对如何规避新媒体虚假信息的看法

如图 1－35 所示，关于如何规避新媒体平台上的虚假信息，有近五成的被调查者认为专业性媒体报道应担负起传播此类信息的重任，占领新媒体传播阵地。专业媒介机构和从业者主动承认了自身在新媒体平台的缺位，并正在为此努力寻求弥补的渠道，占领新媒体平台。与此同时，有约四成的被调查者认为应借助新媒体平台的审核功能加强对用户生产内容的审核，说明借助技术的手段对用户生产内容进行审核并不是一个认可度较高的解决手段，对网络平台的信息进行合理疏导而不是堵塞逐渐成为一种治理网络的共识。另外，还有近一成的被调查者认为提升公众自身的媒介素养，可以有效规避新媒体平台上关于健康报道的虚假信息。

6．健康报道需要改进的方向

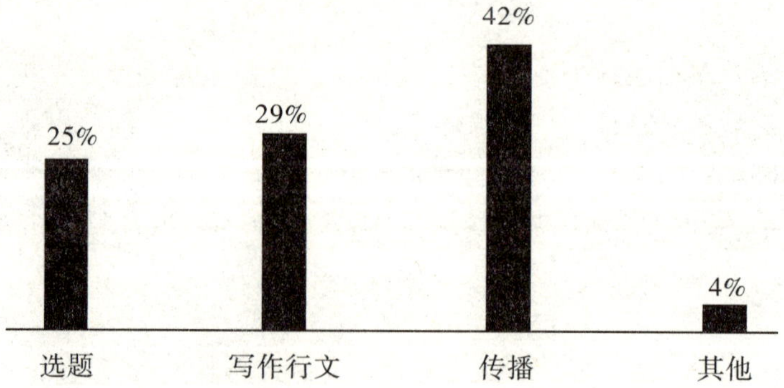

图 1－36　健康报道从业者认为健康报道需要改进的方向

由图 1 - 36 可知，在此次调查中，针对健康报道的改进方向，超过四成的被调查者认为传播方面需要改进，近三成的被调查者认为在写作行文方面需要加强，超过两成的被调查者认为在报道选题方面有提升空间。这说明专业的健康报道从业者对于其生产的内容充满自信，但是在如何使专业生产内容更好地适配新媒体的传播，即如何使专业报道更有效传播方面亟待改进。这也从侧面反映出了当今传统媒体的一个困境：传统的内容分发模式无法适应新媒体的传播规律，从而导致读者/观众的大量流失。毫无疑问，专业的媒介机构和从业者在健康报道的专业内容生产方面有着巨大的优势和自信，但是在如何去适应和利用新的媒介技术方面需要进一步地学习和改进。

六、互联网就医平台的作用

互联网的发展，虽然一方面导致健康信息泥沙俱下，让人真假难辨，但在另一方面，也提供了丰富的医疗资源，互联网 + 医疗的优势作用开始显现。如春雨医生、丁香园等移动互联网就医平台/社区的兴起，给医疗健康类信息的传播带来了诸多的积极影响。

身为电视节目编导的伍女士认为："新媒体对传统媒体也可以起到帮助作用，让我们更加关注受众关注的内容，更好地把握受众的需求和兴趣点。而且移动互联网医疗平台汇集了很多的专业医生，这种医疗资源让更多的对医疗健康感兴趣的人，可以接触到最专业的和一手的医疗知识。"

潘爱华将互联网就医平台的意义提升到了社会价值的层面，她认为："它们是能够解决问题的，解决没有移动互联网之前我们遇到的很多问题，所以这是一个非常好的发展趋势。虽然现在还有很多的问题存在，包括医生在线、检查、处方、药品寄送以及以后的复诊等闭环需要进一步打通，但这确实是互联网 + 医疗未来的一个发展趋势，能够给慢性病人、偏远地区病人提供更多积极的帮助。构建这样的一个平台，无论是对医生的多点执业，还是缓解三甲医院的就医压力，包括分级诊疗等，都是一件非常有进步意义的事情。"

七、健康报道从业者职业价值的获得

从事健康报道的记者或编辑，由于个别的失范案例，受到了一些社会的舆论压力，其中不乏言辞激烈的语言攻击。此外，还面临着职业的上升空间狭小、薪酬待遇普遍不高等困境。但是，在充斥着各种负面因素的环境中，仍然有大量的记者、编辑在从事健康报道。这个群体对自我的职业价值的看法，也是此次调查的重要部分。

在我们的访谈中，所有的访谈对象都将自身的职业价值归因于社会、单位和专业人士的认可，其中被强调得最多的一点是，报道或者节目能否对受众产生实际的价值。

正如电视节目编导伍女士所说，“如果自己传播的一些知识真的可以让一些人受益，一些基本的健康知识通过专家和节目传播之后，观众真的记住而且接受了这些信息，我会觉得自己做了一件好事，获得一种职业的满足感。现在媒体行业工作压力大，如果没有这种满足感，其实很难坚持做下去”。

互联网的交互性在医疗报道中作用更加明显，潘爱华认为，“我和很多网友能够积极地互动，让我们写的东西包括我们所运营的一些内容，能够给网友带来一些很实用的东西，让网友积极地参与到我们整个频道做的一些活动中来，形成一个很好的互动；能够把更多优质的新闻传送到更多网友中去，这是我职业价值的主要来源”。

第二章　2015 年广东公共卫生与健康舆情调查

第一节　研究设计

通过对 2015 年度的重大议题的梳理，我们设计问卷调查了广东省公众对 2015 年度公共卫生和健康问题的认知与态度。本研究认为，在互联网时代，社交媒体被大众广泛应用，给予了人们信息共享、意见表达、情感交流的平台，民众舆论有巨大的发展空间。公共卫生事件与人们的生活、生命都有着密不可分的关系，由于其具有特殊性、敏感性、矛盾性，且影响范围广、波及程度深，因而更易成为舆情的焦点所在，许多医疗改革、医疗政策与公共事件都极易演化成突发事件。因此，政府以及医院比以往面临着更为严峻的舆论危机挑战。

在风险社会里，医疗机构以及政府如何对待网络舆情显得非常重要。它不仅关系着医患关系、医院形象和声誉，更关系着公众的健康。

为促进医疗改革稳健顺利进行，向公众普及公共卫生知识，应重视对舆情的引导处置，集思广益、分析舆情，使其成为卫生工作者规范科学决策、管理的助推动力。这既是对民众负责，也是为卫生事业的发展做出努力。

一、研究思路

本研究通过梳理 2015 年度的重大议题，抓取几个重大的公共卫生事件和议题，设计问卷，调查了广东省公众关于 2015 年度公共卫生和健康问题的认知与态度。以全国范围内的学生、公务员、事业单位工作人员、企业职员、自由职业者、离退休人员等为研究对象，通过合理地抽取样本比例，并进行加权，按照“提出假设—设计问卷—发放问卷—分析问卷—得出结论”的研究思路，进行 2015 年公共卫生与健康舆情分析。

问卷派发时间为 2016 年 1 月 10 日至 2016 年 2 月 10 日，采取线上问卷和线下问卷相结合的方式，共回收有效问卷 317 份，其中线上 217 份、线下 100 份。

二、研究方法

本研究将理论研究与社会实践相结合，力求研究方法的科学合理，研究方法主要包括文献资料法、问卷调查法。

（一）文献资料法

充分利用 Google、百度、雅虎等互联网搜索引擎及时收集与本次公共卫生和健康舆情有关的最新研究资料及相关的新闻报道。检索查阅社会学、心理学等与本调查研究有关的期刊论文、报章资料、专著图书等，研究分析并吸收已有的研究成果，不断开阔视野和拓宽知识面，为研究本课题积累大量的详细资料。课题相关资料主要通过 SPORTDiscus 数据库、超星数字图书馆、中国期刊网（CNKI）、维普中文科技期刊数据库、中国知网以及暨南大学的电子图书馆等的电子检索收集。

（二）问卷调查法

问卷调查法是社会学做定量研究和实地研究常用的方法之一，是根据研究目的、研究意义制定调查问卷，以某类社会群体作为研究样本，并通过对调查结果的统计分析来认知社会现象及其规律的社会研究方法。它能突破时空限制，在广阔范围内对众多调查对象同时进行调查。

问卷派发时间为 2016 年 1 月 10 日至 2016 年 2 月 10 日，课题小组以学生、公务员、事业单位工作人员、企业职员、自由职业者、离退休人员等为研究对象，采取线上问卷和线下问卷相结合的方式。问卷在投入使用前经过多次修改，并且严格进行前测工作及效度检验。

调查共回收有效问卷 317 份，其中线上 217 份，线下 100 份。调查问卷以选择题为主，主要由四大板块构成，包括认知程度类、态度倾向类、关注程度类和个人信息类。回收数据后，利用 SPSS 统计软件对定量数据进行描述统计分析；通过比较均值、频率、双变量相关等技术进行统计分析。

为了对被调查者有较为全面的了解，调查小组设计了四个背景资料问题，依次是：性别、年龄、受教育程度与职业。

（1）性别。

在 317 个有效样本中，女性居多，但男女比例差别不大，呈 4∶6 分布。

表 2－1　被调查者性别

选项	人数	比例
男	127	40.06%
女	190	59.94%

（2）年龄。

在 317 个有效样本中，21～30 岁的人最多，占比 53.31%；其次是 31～40岁的人，占比 20.82%；可见，接受调研的对象多为中青年。

表 2－2　被调查者年龄

选项	人数	比例
10～20 岁	19	5.99%
21～30 岁	169	53.31%
31～40 岁	66	20.82%
41～50 岁	34	10.73%
51～60 岁	27	8.52%
61～70 岁	0	0%
71 岁及以上	2	0.63%

（3）受教育程度。

大学毕业生（本科/大专）的人数最多，有 210 人，占比 66.25%；其次是硕士/博士，有 92 人，占比 29.02%，说明被调查者的学历较高。

表 2－3　被调查者受教育程度

选项	人数	比例
初中及以下	5	1.58%
高中/中专	10	3.15%
本科/大专	210	66.25%
硕士/博士	92	29.02%

（4）职业。

企业职员、事业单位工作人员和学生共占了近八成，分别占比29.97%、27.76%、26.81%；其他职业都占比较小，说明大多数被调查者都有固定职业。

表2－4　被调查者职业

选项	人数	比例
学生	85	26.81%
公务员	16	5.05%
事业单位工作人员	88	27.76%
企业职员	95	29.97%
自由职业者	25	7.89%
离退休人员	3	0.95%
其他	5	1.58%

第二节　问卷调查数据分析结果

本研究试图描述认知程度、态度倾向、关注程度上的差异，以及它们和职业与年龄的关系。调研人员运用SPSS统计软件分析数据，包括描述性数据分析、多项回归分析以及交叉分析，数据处理以比较均值、频率、交叉表及双变量相关为主。

一、关于传染类疾病的认知程度与态度倾向分析

（一）认知程度

调查显示，抽取的对象对H7N9的认知程度最高，其次是登革热。两种的总占比约80%；此外，几乎所有职业、年龄对H7N9的熟悉程度都高于其他传染病，其次是对登革热的熟悉程度。

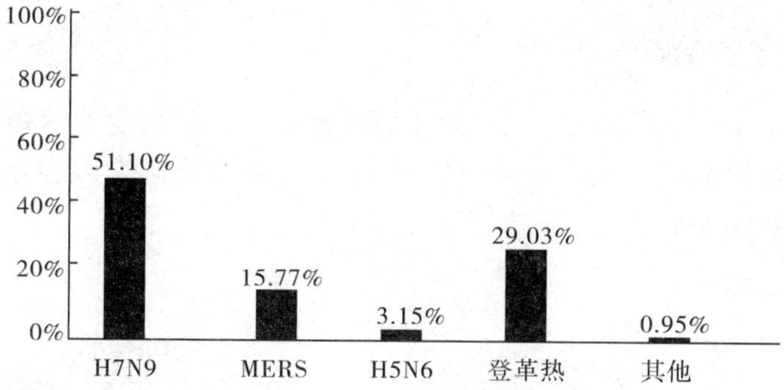

图 2-1　疾病认知程度分布

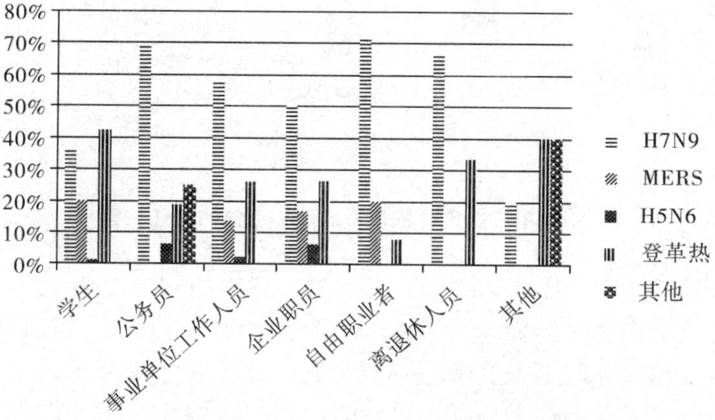

图 2-2　职业与疾病认知程度的关系

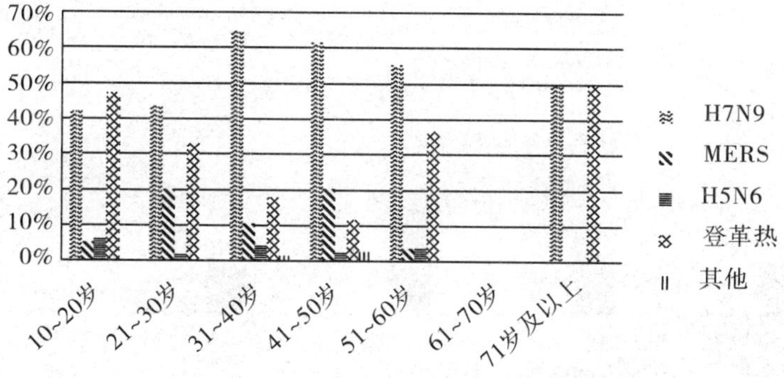

图 2-3　年龄与疾病认知程度的关系①

① 61~70 岁年龄段数据为 0，全书下同。

（二）态度倾向

（1）对 H7N9 疫情发生的原因，近半数认为是从事禽类养殖的高危人群与普通市民无防范接触导致，另有 34.70% 的被调查者认为是民众卫生习惯不良导致禽流感病毒快速传播。

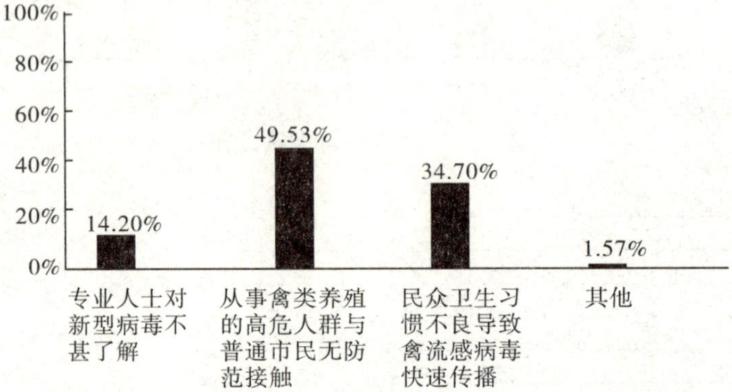

图 2-4　对 2015 年广东省普遍爆发 H7N9 疫情的责任归因

（2）对于广东发生 MERS 疫情的原因，36.28% 的被调查者认为是韩国 MERS 患者故意隐瞒病情来华，导致国内传播病毒风险加大。27.13% 的被调查者认为是相关部门未做好防范隔离措施，让患者入境。认为某些市民在不知情的情况下接触携带病毒的患者与中韩双方的相关工作做得不到位，导致患者“出逃”的比例分别为 19.24% 与 16.72%。

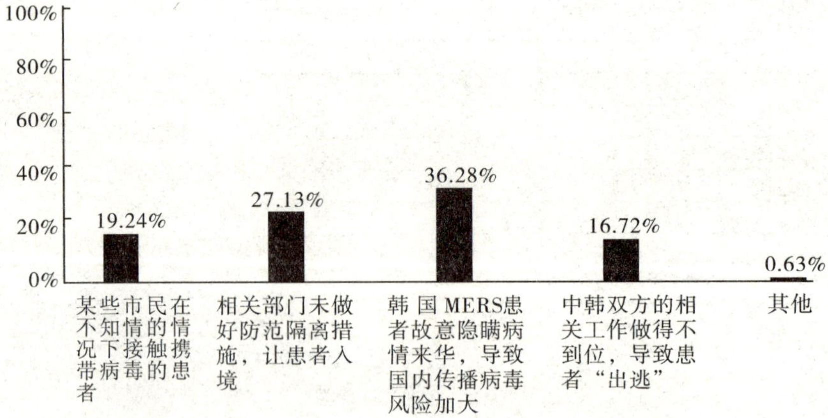

图 2-5　对 2015 年广东省发生 MERS 疫情的责任归因

二、关于重大突发健康事件的认知程度与态度倾向分析

（一）认知程度

在 2015 年度广东重大突发性健康事件议题中，被调查者印象最深的事件是广东省高校艾滋病感染率急升，占 35. 33% 的比例；有 27. 13% 的被调查者对广州地铁“超级细菌”事件印象深刻，对广东省“毒跑道”系列事件与南航“999 急救门”事件最熟悉的被调查者比例相近，分别是 13. 56% 与 14. 20%，对深圳血液中心高薪事件熟知的被调查者比例最小，仅 9. 46%。

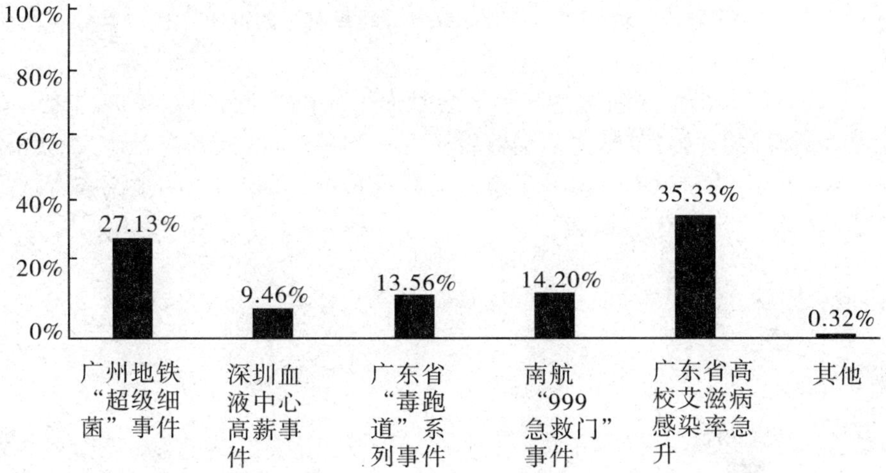

图 2－6　对 2015 年广东重大突发性健康事件的认知程度

（二）态度倾向

（1）对广州地铁“超级细菌”发生的原因，有 41. 64% 的被调查者认为是抗生素的滥用导致，认为媒体在以讹传讹的被调查者占 18. 61%；25. 87% 的被调查者认为是卫生习惯不良导致，认为民众免疫力下降是主要原因的被调查者占 12. 62%。

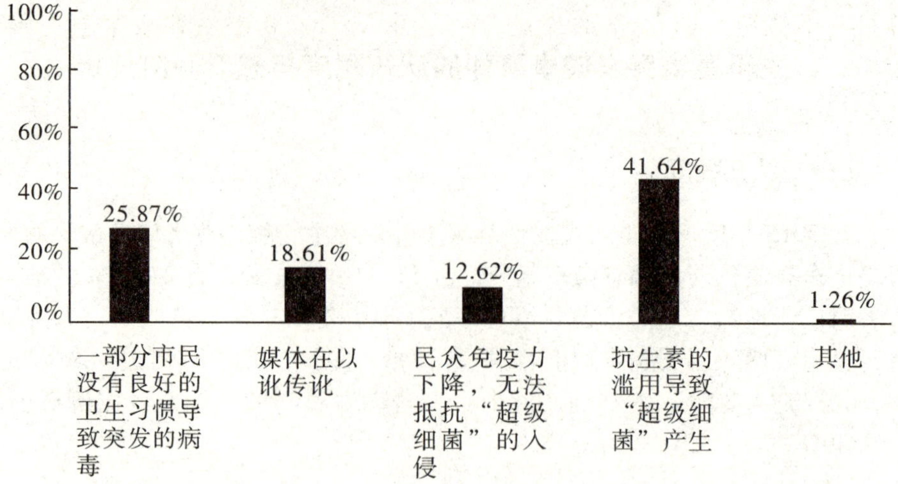

图 2－7 对 2015 年广州地铁“超级细菌”的责任归因

（2）对 2015 年深圳发生红十字会献血事件的原因，44.48% 的被调查者认为是相关部门对于献血活动监管不力；39.43% 的被调查者认为是民众对于献血的相关知识不够深入了解，易以讹传讹；14.83% 的被调查者认为是媒体对其“污名化”所致。

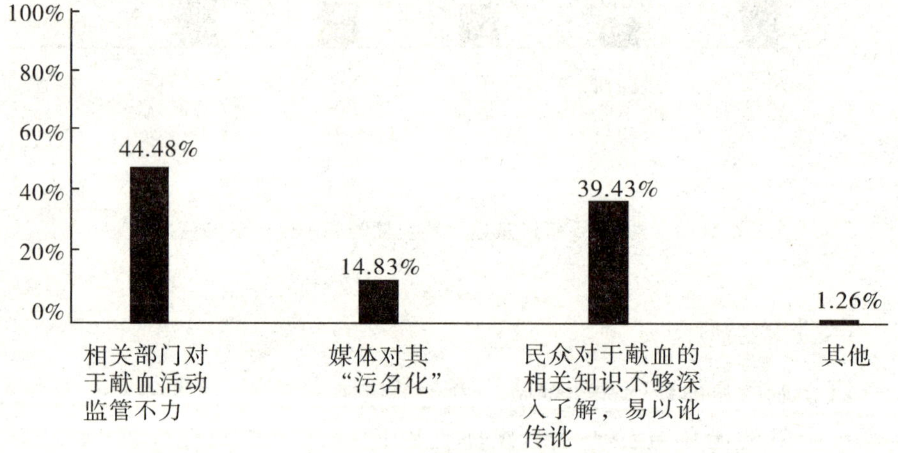

图 2－8 对 2015 年深圳发生红十字会献血事件的责任归因

（3）对于广东省“毒跑道”系列事件的责任归因，33.44% 的被调查者认为是学校的监察工作未做到位，32.81% 的被调查者认为是相关部门运作机制不规范，16.72%的被调查者认为是国家相关法律政策不完善，15.77%的被调查者认为是家长与学生对于该方面消息得知过少。

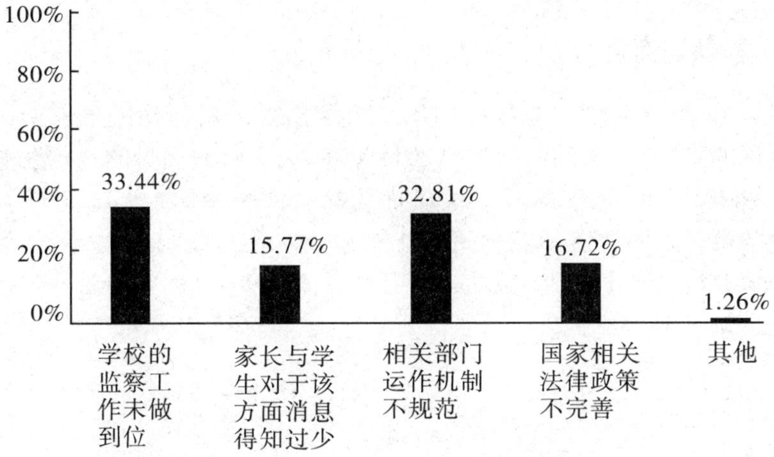

图2-9　对广东省“毒跑道”系列事件的责任归因

（4）对于“广东省高校艾滋病感染率急升”这一事件的看法，31.55%的被调查者认为学校不够重视该方面的教育，29.65%的被调查者认为学生对于相关方面的知识了解甚少，认为学生未做预防安全措施与社会上较少关于“防艾”的宣传的比例相近，分别为18.61%和18.30%。

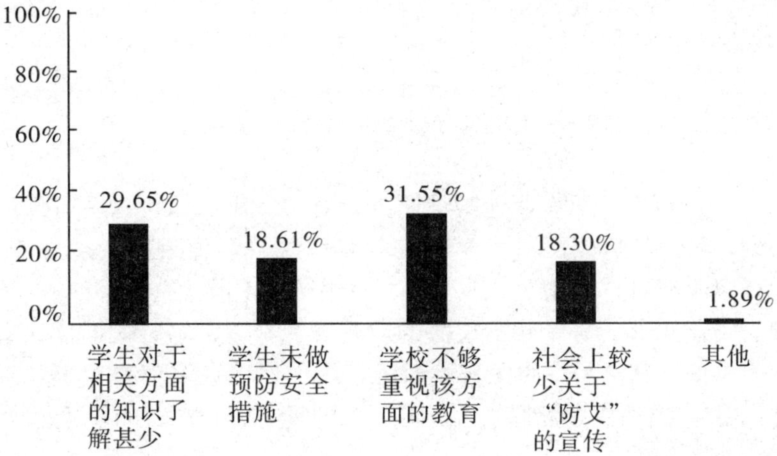

图2-10　对广东省高校艾滋病感染率急升的责任归因

三、关于医疗纠纷类事件的认知程度与态度倾向分析

（一）认知程度

（1）在2015年度广东医疗纠纷、医疗损害理赔与伤医事件中，群众印象最深的事件，“医闹”入刑（2015年11月1日起施行的《刑法修正案（九）》将扰乱医疗秩序列入“聚众扰乱社会秩序罪”）占43.53%，广州医科大学第三附属医院一名值班护士被患者刺伤占23.97%，惠州伤医事件占14.51%，吴川女护士被劫持后身亡占11.99%，医疗纠纷处理条例公开征求意见占4.73%。

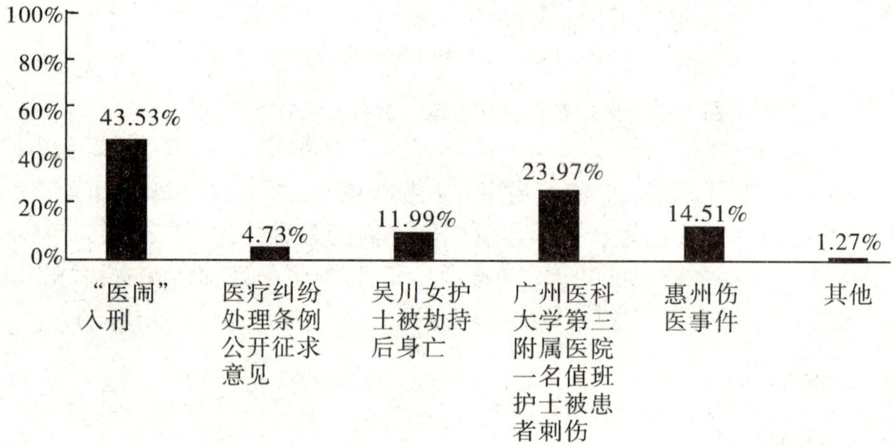

图2－11　对医疗纠纷类事件的认知程度

（2）分析可知，所有职业的被调查者对“医闹”入刑这一事件的印象最为深刻，其次是广州医科大学第三附属医院一名值班护士被患者刺伤。可见所有职业都对“医闹”入刑具有较为深刻的印象。

（3）分析可知，各个年龄层次的被调查者对“医闹”入刑这一事件的印象最为深刻，其次是广州医科大学第三附属医院一名值班护士被患者刺伤。可见各年龄段的民众都对“医闹”入刑具有较为深刻的印象。

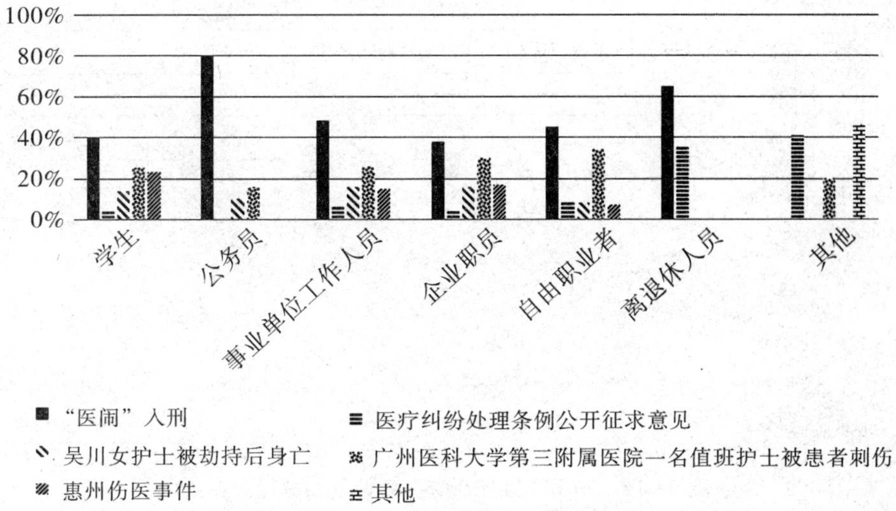

图 2－12 职业与医疗纠纷类事件认知程度的关系

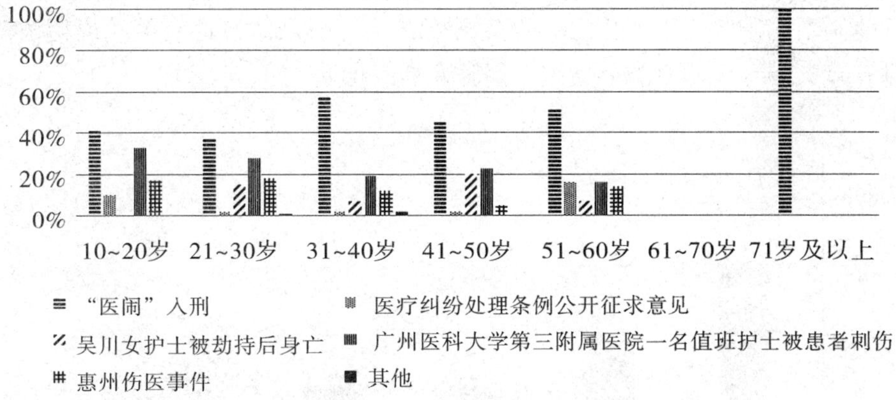

图 2－13 年龄与医疗纠纷类事件认知程度的关系

（4）分析可知，除高中/中专外各学历层次的被调查者对"医闹"入刑这一事件的印象最为深刻，而高中/中专学历的被调查者对广州医科大学第三附属医院一名值班护士被患者刺伤事件有最深的印象。

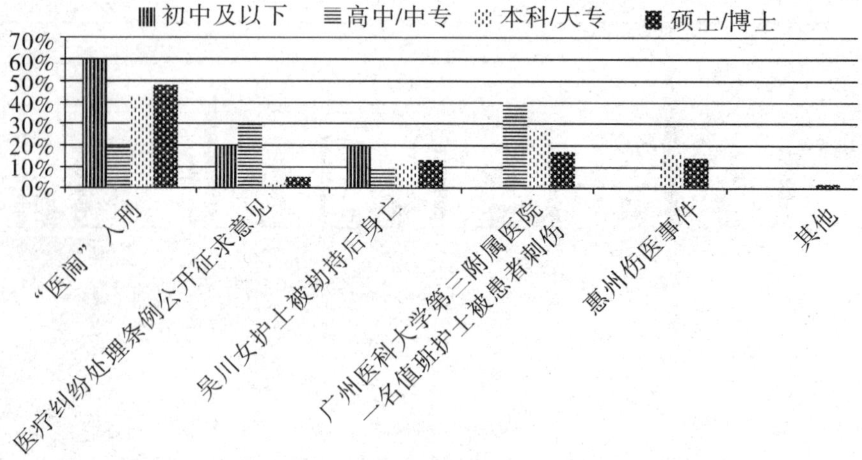

图2－14　学历与医疗纠纷类事件认知程度的关系

（二）态度倾向

（1）近年来频发医疗纠纷的原因，超过一半的被调查者认为是我国医疗体制不完善，而近四分之一的被调查者认为与媒体报道有关。说明被调查者对于医疗体制有较深的思考，媒介素养偏高。

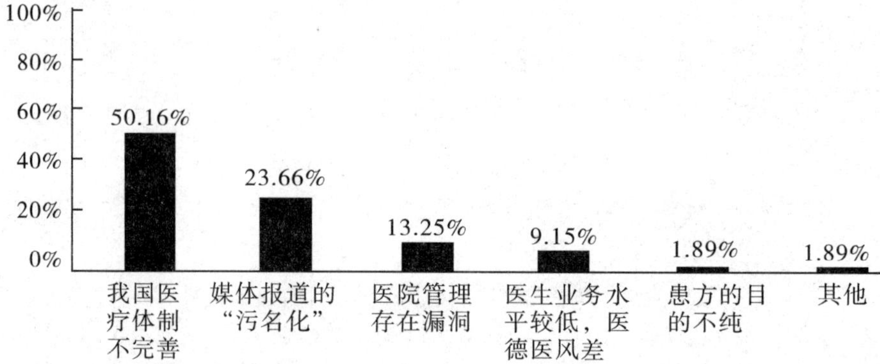

图2－15　对医疗纠纷类事件的责任归因

（2）近年来频发医疗纠纷的原因，所有职业的被调查者均认为我国医疗体制不完善是最主要原因，其次除公务员和企业职员之外的所有职业，有超过20%的被调查者认为与媒体报道有关，企业职员认为医院管理存在漏洞的占18.95%。说明各个职业的被调查者对于医疗体制都有较深的思考，媒介素养偏高。

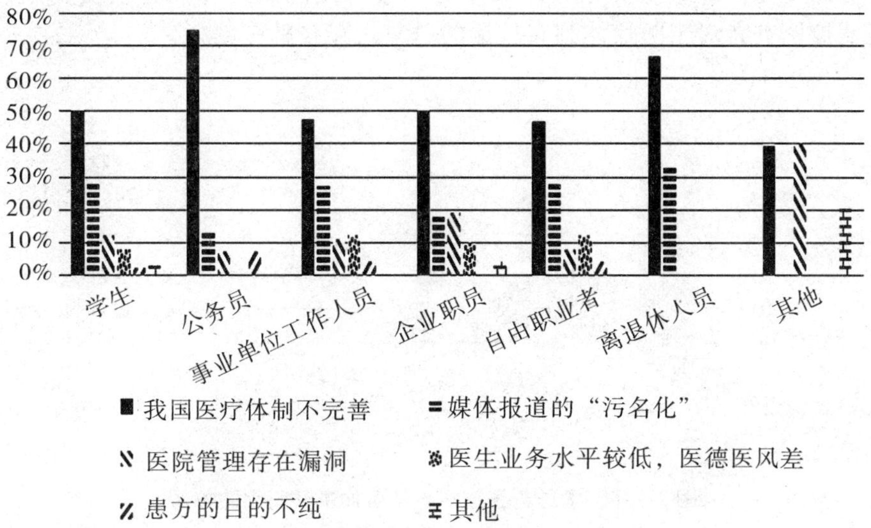

图2-16 职业与医疗纠纷类事件责任归因的关系

（3）近年来频发医疗纠纷的原因，所有年龄层次的被调查者均认为我国医疗体制不完善是最主要原因，占最大比例，另外，大部分年龄层次的被调查者认为次要原因是媒体报道。26.32%的10~20岁的被调查者与29.59%的21~30岁的被调查者认为原因是新闻媒体大量报道医疗事故及医疗行业的阴暗面，对其“污名化”。13.64%的31~40岁的被调查者认为医院管理存在漏洞。

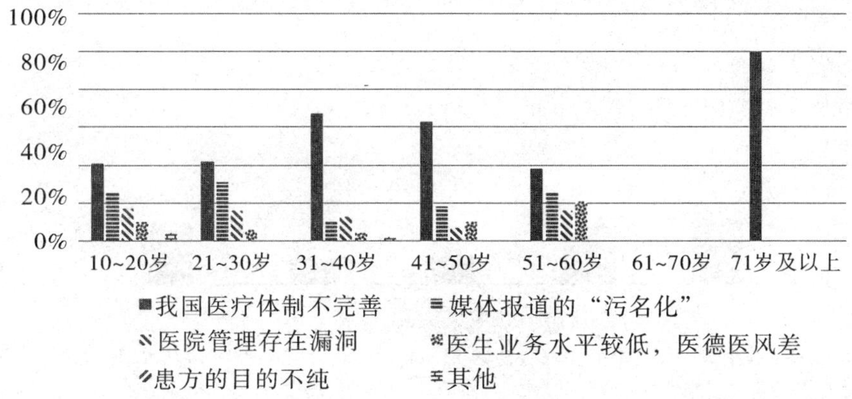

图2-17 年龄与医疗纠纷类事件责任归因的关系

（4）近年来频发医疗纠纷的原因，所有学历的被调查者均认为我国医疗体制不完善是最主要原因，媒体的报道与医院管理漏洞是次要的原因。说明被调查者对于医疗体制有较深的思考，媒介素养偏高。

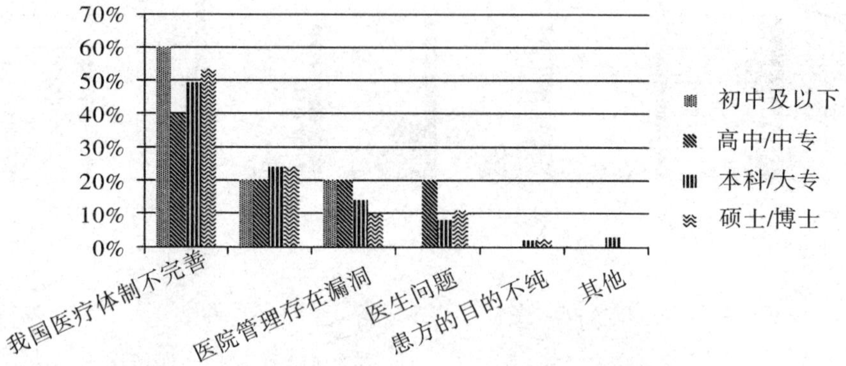

图 2－18　学历与医疗纠纷类事件责任归因的关系

四、关于医疗改革的认知程度与态度倾向分析

（一）认知程度

有超过四分之一的被调查者对广东省公立医院医生、护士可多点执业与广东省城市公立医院将全面取消药品加成两种医疗改革印象深刻。说明受众对药品价格，以及医生执业地点多样化较为重视。

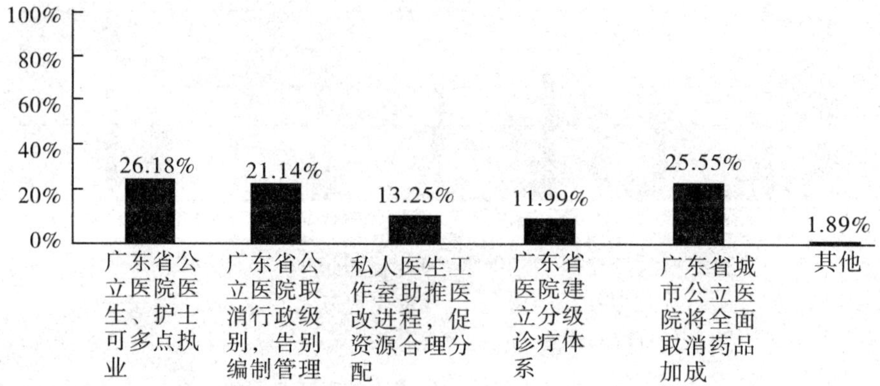

图 2－19　对医疗改革措施的认知程度

（二）态度倾向

（1）对于 2015 年广东省公立医院医生多点执业的看法，有 37.54% 的被调查者认为广东省的医疗环境会更加开放，医学水平会更进一步。同时有 29.65% 的被调查者认为该政策在现实生活中难以执行，对该政策持怀疑态度。说明持积极态度的民众多于持怀疑态度的民众。

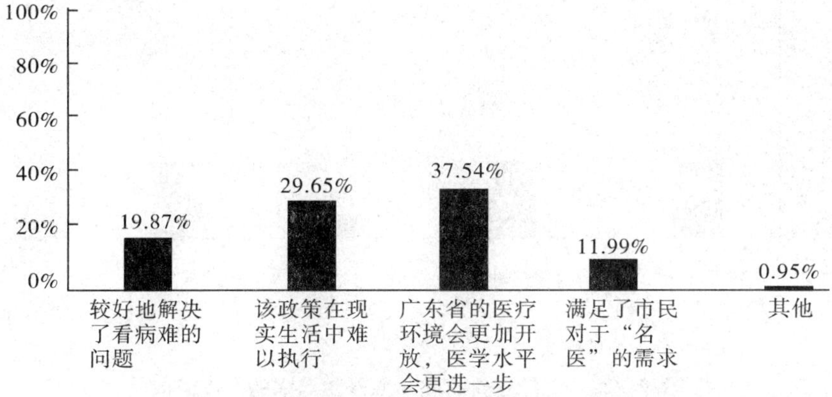

图 2－20　对广东省公立医院医生多点执业的态度倾向

（2）对于 2015 年广东省公立医院去编制化的看法，给医生身份松绑，为医生多点执业打下了良好的基础和从业者不再分“三六九等”，全凭实力说话占了主要比例，分别为 33.12% 和 32.18%，持怀疑或否定态度的占 18.29%。说明民众对于该政策多持积极态度。

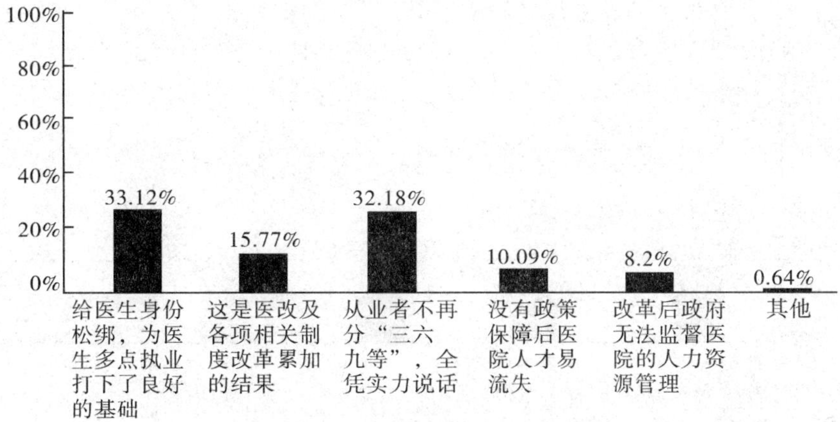

图 2－21　对广东省公立医院去编制化的态度倾向

（3）对于2015年广东省家庭私人医生涉水的看法，认为在很大程度上改善了患者的就医体验，能让患者享受个性化的定制服务的被调查者占32.18%，而表示愿意尝试或多请私人医生看病的占10.09%。认为家庭私人医生过于理想化，现实生活中难以执行以及相关制度政策不完善，不敢尝试的比例分别为32.81%和24.29%。说明民众对于该政策多持保留或者怀疑态度。

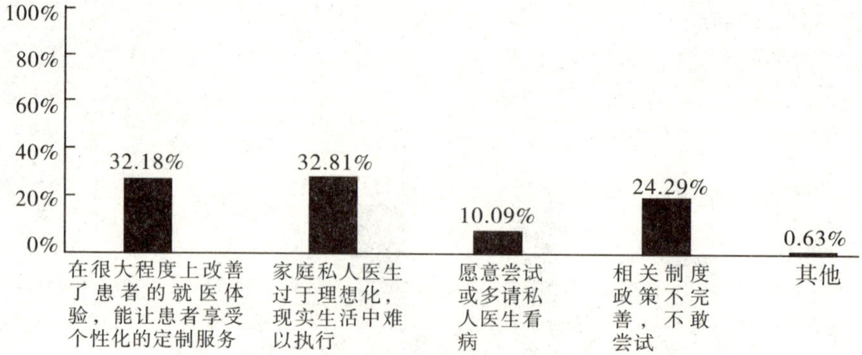

图2－22　对广东省家庭私人医生涉水的态度倾向

五、关于广东癌症的认知程度与态度倾向分析

（一）认知程度

关于2015年广东癌症民众印象最深的信息，有32.18%的被调查者认为是广州连续八年肺癌发病率第一，27.13%的被调查者认为是广东恶性肿瘤死亡原因肺癌居首。说明民众对肺癌以及恶性肿瘤的印象较为深刻。

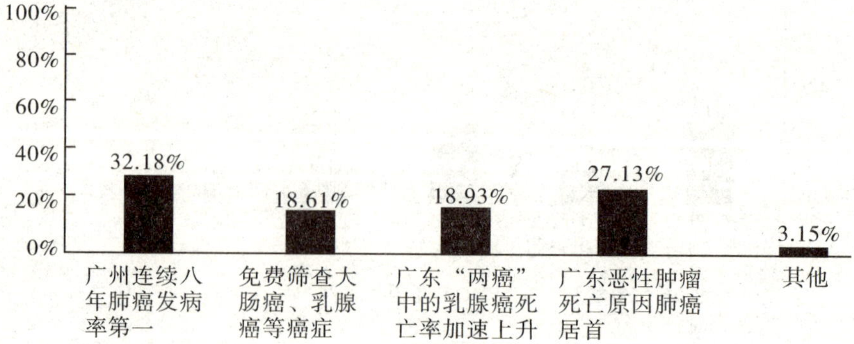

图2－23　对2015年广东癌症相关信息的认知程度

（二）态度倾向

（1）近年来，广东省的癌症发病率较高（如广州连续八年肺癌发病率第一、广东“两癌”中的乳腺癌死亡率加速上升），有40.38%的被调查者认为环境不如以前，雾霾等环境问题导致发病率高，38.80%的被调查者认为生活节奏加快导致民众生理和心理压力过大是主要原因。另有20.50%的被调查者认为是医疗水平提高更易检查出癌症症状以及民众生活习惯问题所致。

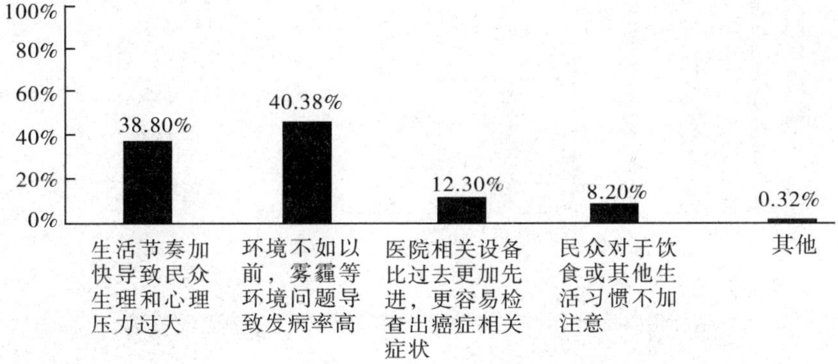

图2-24　对广东省癌症高发病率的责任归因

（2）对于广东近年来癌症发病率较高这一现象，在被调查的企业职员和事业单位工作人员中，有超过45%的人认为环境不如以前，雾霾等环境问题导致发病率高是主要原因，而其他职业的被调查者均认为生活节奏加快导致民众生理和心理压力过大是主要原因。

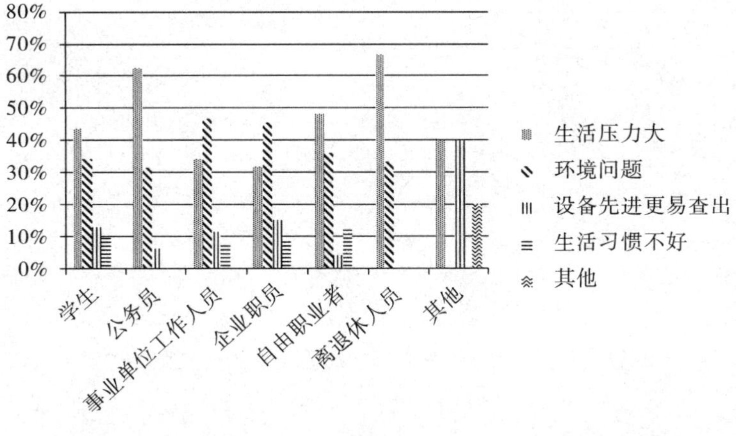

图2-25　职业与广东省癌症高发病率责任归因的关系

（3）广东近年来癌症发病率较高，有63.16%的10～20岁的被调查者与46.97%的31～40岁的被调查者认为生活节奏加快导致民众生理和心理压力过大是主要原因。而其他年龄段的被调查者认为环境不如以前，雾霾等环境问题导致发病率高是主要原因。

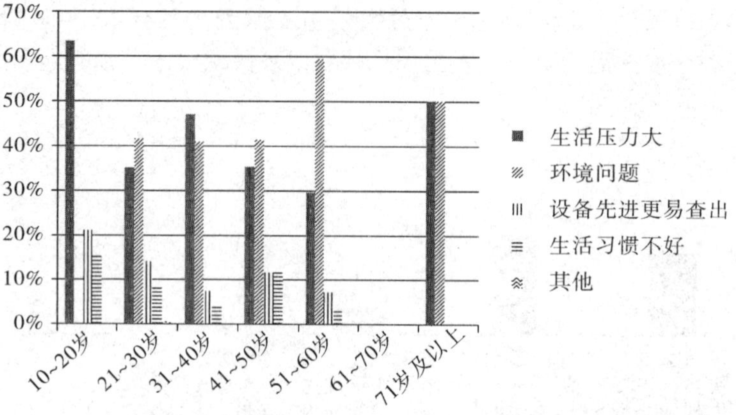

图2－26　年龄与广东省癌症高发病率责任归因的关系

（4）广东近年来癌症发病率较高，超过30%的高中及以上学历的被调查者都认为生活节奏加快导致民众生理和心理压力过大与环境不如以前，雾霾等环境问题导致发病率高是主要原因。有20%的初中及以下学历者认为与民众对于饮食或其他生活习惯不加注意的原因有关。

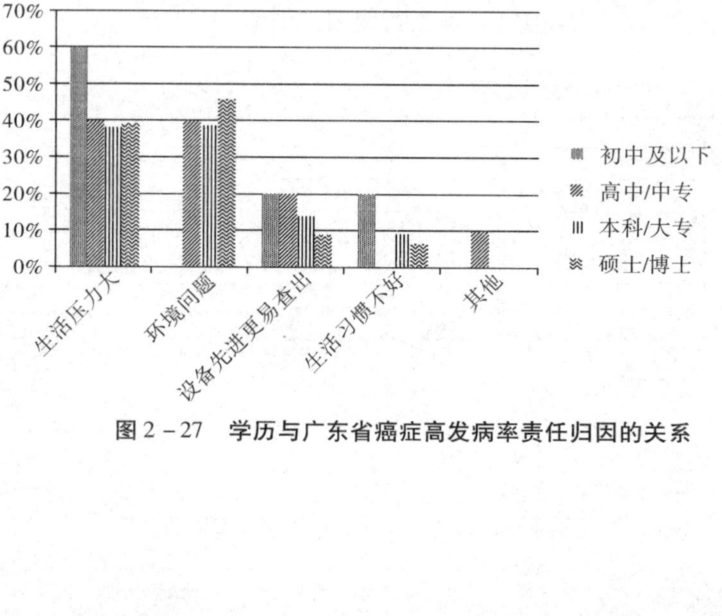

图2－27　学历与广东省癌症高发病率责任归因的关系

六、关于移动医疗的认知程度与态度倾向分析

（一）认知程度

在2015年广东移动医疗与健康传播中，48.90%的被调查者对“互联网+”医疗（上网看医生口碑，扫微信预约就诊，刷支付宝缴医药费，网上自助打印验单）印象最为深刻，其他项目的关注度呈均衡分布。

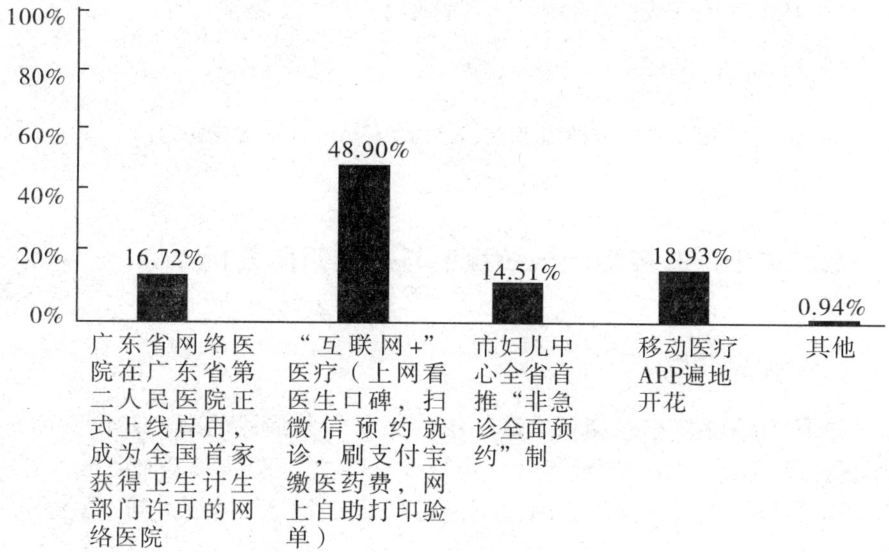

图2－28　对移动医疗的认知程度

（二）态度倾向

对于近年来新推出的网络医院、移动就医APP的看法，有37.22%的被调查者认为网络产品不靠谱，医生资质难以核实，还是倾向于去医院看病。另外持积极态度的被调查者超过62%，其中愿意尝试的被调查者达到33.12%，认为极大地方便了市民就医的占比29.34%，说明民众对此多持积极态度。

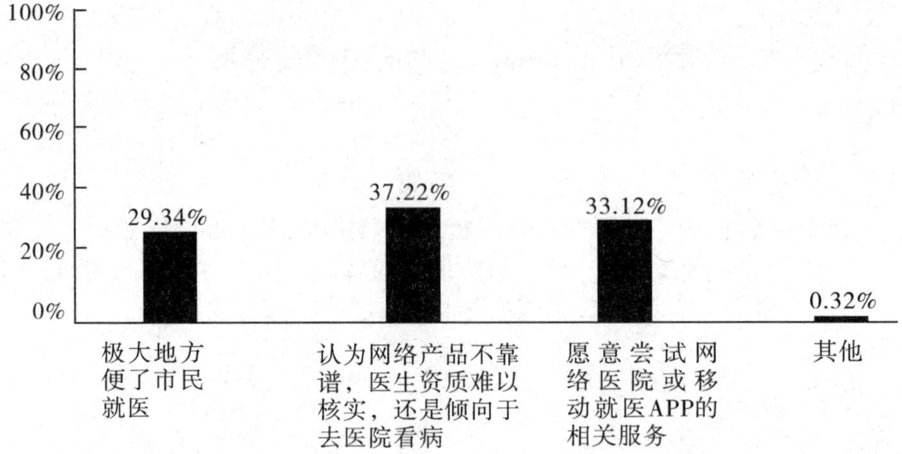

图 2－29　对网络医院、移动就医 APP 的态度倾向

七、关于广东控烟的认知程度与态度倾向分析

（一）认知程度

关于 2015 年广东控烟相关事件中，民众印象最深的事件，42. 59% 的被调查者认为是广州控烟现状：禁售规定成空文，人手不足取证难；另有 33. 75% 的被调查者对深圳实施“国内最严格最全面”控烟条例印象深刻。

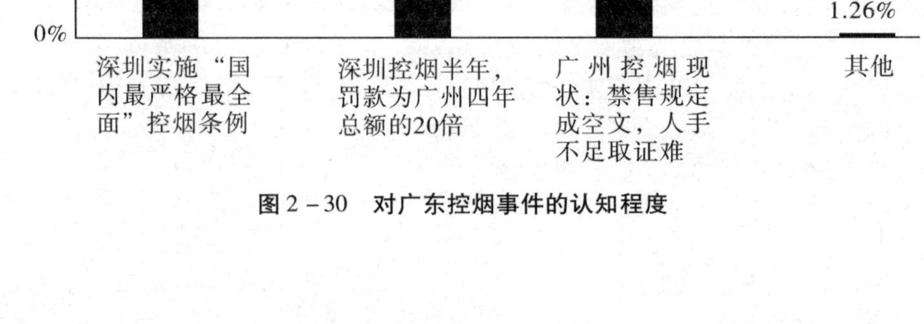

图 2－30　对广东控烟事件的认知程度

（二）态度倾向

对于广东控烟相关议题的看法，40.69%的被调查者认为相关条例在现实生活中难以执行，21.77%的被调查者认为相关部门工作效率不高，有25.55%的被调查者持积极态度，认为会改善环境，有助于烟民戒烟。总体来看，持保留或消极态度的被调查者比例高于持积极态度的被调查者。

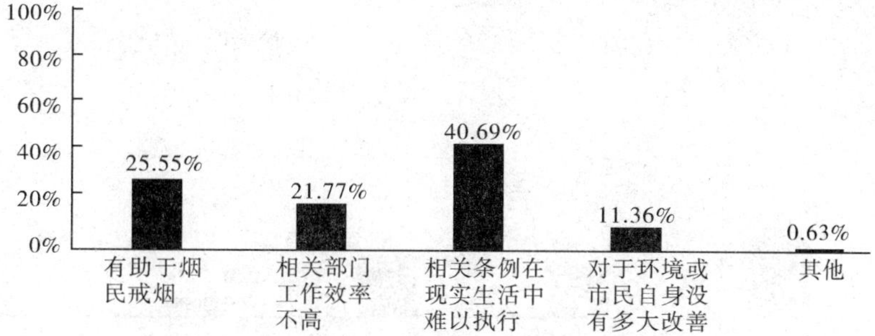

图2-31　对广东控烟相关议题的态度倾向

八、关于精神疾病类事件的认知程度与态度倾向分析

（一）认知程度

关于精神疾病的相关事件，有48.90%的被调查者印象最深的是广东严重精神病患者近50万（全年全国精神病患者发病后肇事肇祸较多，绝对数最多的是广东，113宗，造成85人死亡），其次是精神病患者伤医及伤人事件。

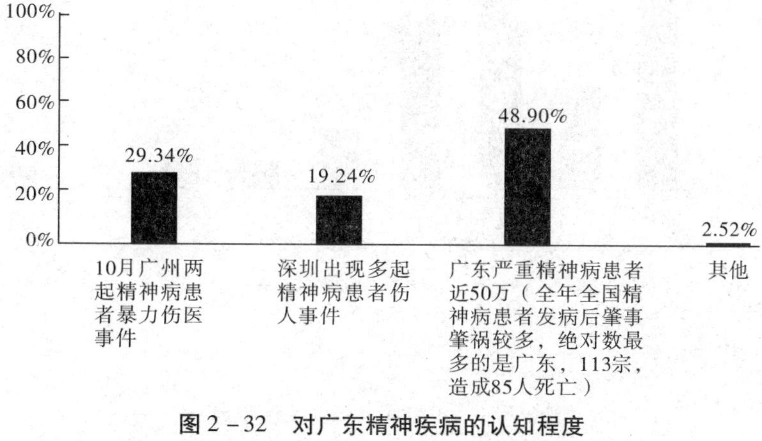

图2-32　对广东精神疾病的认知程度

（二）态度倾向

对于“广东精神疾病现状（如 10 月广州两起精神病患者暴力伤医事件）”的看法，39.75% 的被调查者认为精神卫生医疗机构力量薄弱，应加强对其的管理；26.81% 的被调查者认为相关的法律法规应作出调整与修改；23.97% 的被调查者认为应出台相应的惩戒制度。可以看出，民众认为应加强医疗机构管理以及法律制度建设。

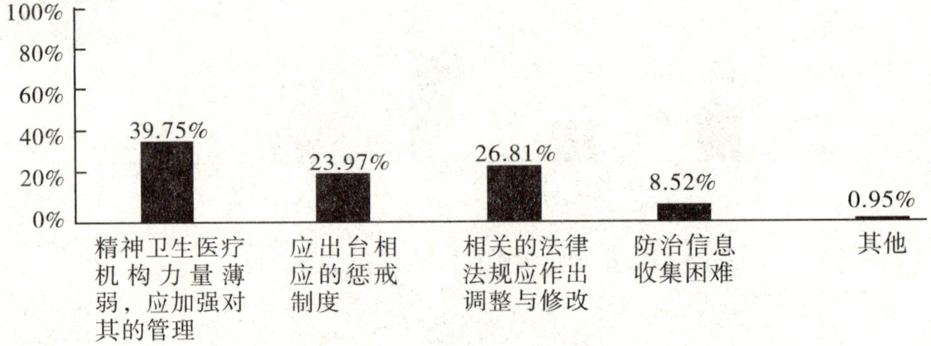

图 2-33 对广东精神疾病现状的责任归因

九、对疾病议题的关注程度

（1）对于民众最关心的议题，超过 20% 的被调查者认为重大传染病疫情、医患关系议题与医疗改革进展是最受关注的议题。

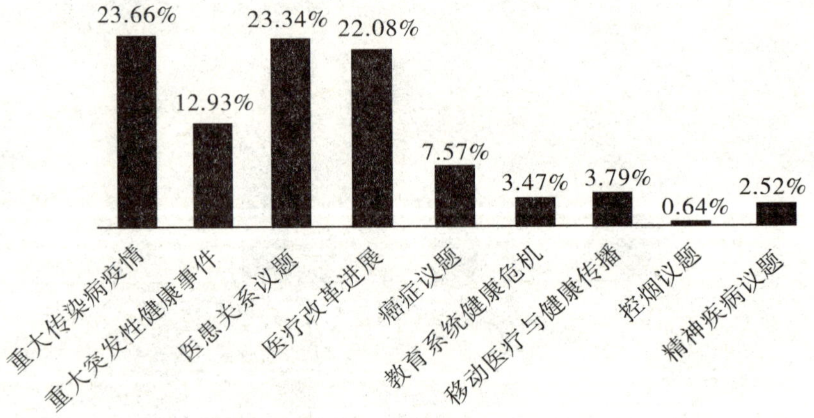

图 2-34 对疾病议题的关注程度

（2）对于各学历层次的被调查者最关心的议题，本科/大专学历的被调查者对医患关系议题与医疗改革进展最为重视，而其他学历层次的被调查者对重大传染病疫情最为关心。

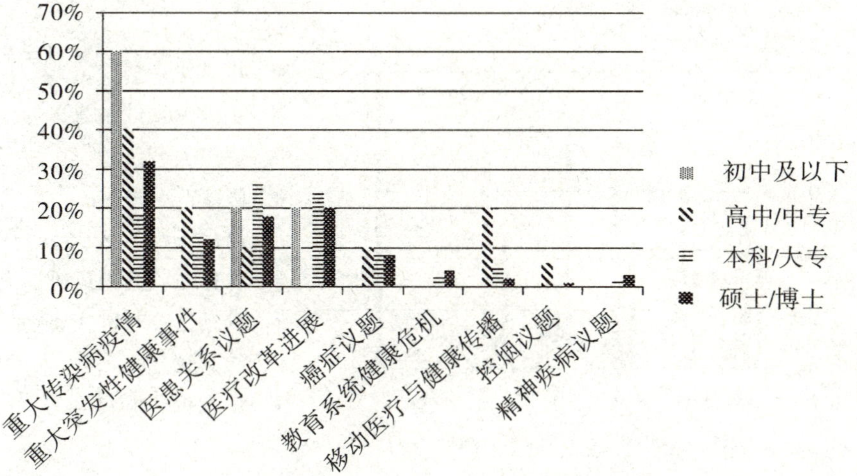

图2-35　学历与疾病议题关注程度的关系

（3）医患关系议题、医疗改革进展以及重大传染病疫情，是各职业被调查者最关心的问题。另外，事业单位工作人员与企业职员对重大突发性健康事件也较为关心。

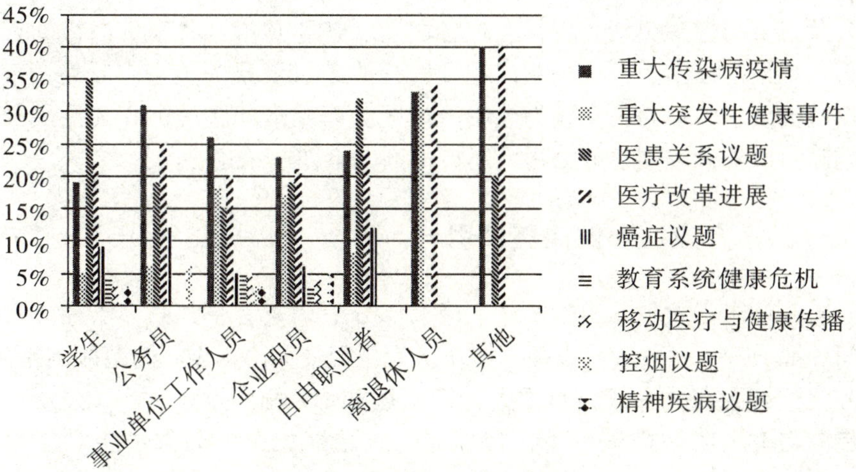

图2-36　职业与疾病议题关注程度的关系

（4）医患关系议题、医疗改革进展以及重大传染病疫情，是各年龄段被调查者最关心的问题。此外，51～60岁的被调查者对重大突发性健康事件也较为关心。

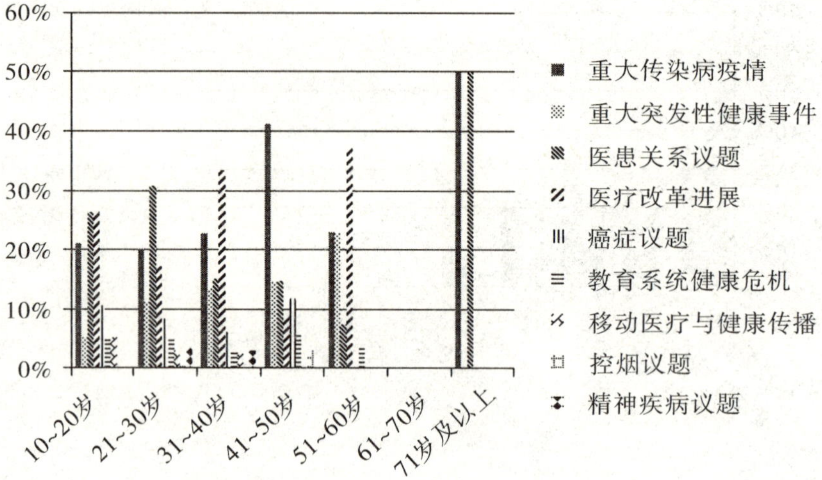

图2－37　年龄与疾病议题关注程度的关系

第三节　总结与讨论

通过对广东省民众关于2015年公共卫生议题的认知与态度的调查，结合公共卫生与健康舆情分析，发现各职业、各年龄段、各学历的被调查者对重大传染病疫情、医患关系议题及医疗改革进展最为关心。此外，重大突发性健康事件也是民众较为关心的议题。而控烟问题是民众关注最少的问题。对以上调查问卷的分析，还可得到以下四个结论：

一、官方应加强健康舆情引导

对于广东省发生的健康事件，绝大部分被调查者将其归因于相关官方部门。如H7N9病菌入境中国，公众认为是相关部门未做好防范隔离措施，官方应负起大部分责任。而重大传染疾病如H7N9、艾滋病等，公众认为其传染与卫生防御措施有关，官方部门应做好相关的防御措施和应急方案，为公众提供一个有安全保障的生存环境。

此外，公众对广东控烟政策普遍持消极态度，认为相关条例在现实生活中难以执行，相关部门工作效率不高。由此得知，公众普遍认为，官方部门在医疗事件中并未扮演好应有的角色，需要加强对关系公众健康的舆情引导力度，提高工作效率，才能赢得公众的信赖与支持。

二、应完善医疗制度

近年来频发医疗纠纷的原因，超过一半的被调查者认为是我国医疗体制不完善，对于精神病患者暴力伤医的事件，被调查者倾向于将责任归于精神卫生医疗机构，认为应加强医疗机构管理以及法律制度建设。

这说明被调查者对于医疗体制有较深入理性的思考，并提出质疑批评。同时，公众认为相关的法律法规应作出调整与修改，出台相应的惩戒制度。可以看出，民众普遍认为加强医疗机构管理以及完善相关法律制度是处理医疗纠纷的关键举措，能为处理医疗纠纷提供法律援助和制度保障。

三、公众积极支持医疗改革

公众对广东省医疗改革持积极正面的态度。他们认为，广东省的医疗环境会更加开放，医学水平会提升至更高层次。同时，公众乐于接受广东省公立医院去编制化政策，他们表示此政策可以给医生身份松绑，为医生多点执业打下了良好的基础，医疗从业者可以不分“三六九等”，全凭实力说话，能为公众改善“看病难、看病贵”的困境。

四、新型医疗方式需广泛普及

近年出现的如私人家庭医生、网络医院、移动医疗APP等新型医疗方式，能为公众就医提供便捷服务和个性化体验，但公众对新型医疗方式仍然普遍表示怀疑和不信任。这反映了公众对广东省医疗现状的矛盾看法，虽则对相关的医疗部门和政策制度表示不满，但仍然不能接受网络就医和私人医生等优化方案，认为大型医疗机构有较完善的治疗措施，能够保障就医的相关权益；而相比于虚拟化治疗方案，他们更看重真实的就医体验。

这从侧面反映出，政府和相关的医疗机构对新型医疗方式的宣传普及力度不够，仍需大力宣传相关知识，积极扭转公众对私人医生和网络就医的负面态度，才能为公众提供更加完备和优良的就医体验。

第三章　2015 年广东突发公共卫生事件

第一节　2015 年广东突发公共卫生事件回顾

近年来，随着经济水平的不断提升，人们对健康的关注度和重视度越来越高。以 2003 年“非典”事件为转折点，我国的公共卫生应急机制与舆情风险沟通真正开始建立。

在 2003 年以前，中国的大多数新闻媒体对什么是突发公共卫生事件以及危机应急机制还不甚了解。突然爆发的 SARS，造成了中国多地数百人死亡，世界上 127 个国家宣布抵制中国的人流、物流的严重后果。而那时中国的新闻媒体也像是感染了 SARS 病毒一般，顿时手足无措、力不从心。按照 1989 年 1 月中宣部发出的《关于改进突发事件报道工作的通知》的相关指示，规定对于诸如疫情的重大突发事件的报道必须请示国务院领导，而报道单位也必须是中央新闻单位。加之，当时正处“两会”期间，出于社会稳定的考虑，各新闻媒体都将 SARS 疫情报道置于次要位置。由于相关疫情信息与报道未得到及时和准确的传播，有关 SARS 疫情的舆论如疫情本身一般迅速蔓延，带来了巨大的社会心理骚动，出现如板蓝根、食醋等食品的争抢浪潮。

SARS 事件后，我国政府和各新闻媒体痛定思痛，开始着手建立危机事件的应急机制，特别是《国家突发公共事件总体应急预案》① 以及《突发公共卫生事件应急条例》的出台，加快了政府关于危机事件处理以及相关机制建立和完善的步伐。政策的约束与规章制度的保障，无疑为应对突发公共事件和舆情危机注入了一剂强心针。

2003 年 5 月“非典”期间，《突发事件应对法（草案）》开始起草；2004 年 2 月，国务院通过《关于改进和加强国内突发事件新闻发布工作的实施意见》；2004 年 6 月，《政府信息公开条例》完成起草工作；2004 年，

---

① 2005 年 1 月 26 日，国务院第 79 次常务会议通过了《国家突发公共事件总体应急预案》，并于 2006 年 1 月 8 日发布并实施。

我国开始设立不同层次的新闻发言人制度；2006 年 6 月，《突发事件应对法（草案）》提交全国人大常委会审议；2007 年 4 月 5 日，《政府信息公开条例》公布；2007 年 6 月，《突发事件应对法（草案）》提交全国人大常委会二审并删除了有关新闻媒体不得“违规擅自发布突发事件信息”的规定，这更为媒体报道突发公共卫生事件和及时发布信息提供了制度上的保证；2008 年 5 月 1 日，《政府信息公开条例》正式施行，这是我国“信息公开”的一个具有标志性的事件。

通过以上对我国政府和媒体面对危机事件、应对危机事件的历程回顾，我们发现多年来我国新闻媒体在面对突发公共事件时主要有这样几个问题：一是报道或不报道的限制太多；二是不知道“负面”报道量如何控制，会不会引起社会负效应；三是媒体的专业素养和职业精神参差不齐。市场经济的条件以及信息社会的特点都在不断地告诉我们，光靠政府的宏观调控或寄希望于“全能政府”是根本不可能实现的，而互联网、智能手机等新工具兴起之后，传统的大众媒体也不再是新闻发布的唯一渠道，个人和团体都可利用自己手中的自媒体进行相关信息的发布。

时至今日，《国家突发公共事件总体应急预案》颁布已历十年。总体来说，我国公共危机事件的预警和应对机制已经建立起来，并且在这些年中不断完善。特别是我国政府和官方新闻媒体在如何应对新媒体环境下公共危机事件的舆论扩散以及治理方面都做出了卓有成效的努力。

本研究梳理了 2015 年广东省全年的突发公共卫生事件，综合广东省卫计委官方网站每月发布的“全省突发公共卫生事件信息”，逐月整理，如表 3－1 所示（按月统计，从当月 1 日零时至月末 24 时）。

表 3－1　2015 年广东省全年的突发公共卫生事件

月份	事件	病例数	地点	性质
1	7 起诺如病毒感染性腹泻事件，3 起食物中毒事件，1 起季节性流感	793	广州、珠海、惠州、肇庆、东莞、茂名、中山、清远、湛江	一般事件
3	1 起食物中毒事件，1 起流感	120	湛江、珠海	一般事件
4	1 起布鲁氏病聚集性疫情，1 起鼠药氟乙酰胺中毒事件	116（死亡 1 例）	河源、湛江	较大级别事件

（续上表）

月份	事件	病例数	地点	性质
5	1起输入性中东呼吸综合征疫情，1起食物中毒事件	49	惠州、广州	输入性中东呼吸综合征疫情为较大级别事件，食物中毒为一般事件
6	1起季节性流感	109	韶关	一般事件
7	2起食物中毒事件	66	深圳、中山	一般事件
8	1起登革热疫情	13	潮州	一般事件
10	1起食物中毒事件	7 （死亡2例）	阳江	较大级别事件
11	3起诺如病毒感染性腹泻事件	544	广州、清远	广州为一般事件，清远为较大级别事件

注：其中2月、9月、12月广东省卫计委官方网站显示全省21个地市无一般及以上级别突发公共卫生事件报告。

广东省卫计委官方公布的数据来自突发公共卫生事件管理信息系统，从表3－1可知，该系统统计的2015年广东省突发公共卫生事件是25起，涉及省内21个地市中的14个，初步统计共有1 817例，死亡3例。在25起事件中，引起死亡案例的分别是10月的1起食物中毒事件（死亡2人）和4月的1起鼠药氟乙酰胺中毒事件（死亡1人）；除了这两起性质是较大级别事件之外，还有5月的输入性中东呼吸综合征疫情和11月的清远诺如病毒感染性腹泻事件，因引发国际关注，或感染人数众多，也为较大级别事件。

2015年，突发公共卫生事件的发生是多方面的：一是广东地区传统的流行病，如诺如病毒、登革热；二是比较普遍的季节性流行感冒、食物中毒事件；三是输入性中东呼吸综合征疫情，因为广东特殊的地理环境、人口和气候条件，引发了较大疫情。

除了以上所列举的突发事件之外，另外值得关注的是，在医疗卫生领域，2015年广东发生了几次因媒体报道失误或因公众知情度不够产生误解而引发的舆论危机，同样对公共卫生健康造成了比较大的影响。

中东呼吸综合征[①]是 2015 年对公共卫生健康造成较大威胁的传染病。中国确诊的首例输入性中东呼吸综合征病例是一名韩国籍男子，该病例出现在广东惠州，并得到当地定点医疗机构的隔离治疗。中国政府很快找到其在国内行程中密切接触的 38 人，以防止疫情扩散。

然而，就在这个关键时刻，一则关于“广东惠州市接诊首例中东呼吸综合征患者的司机已发烧，惠州市中心医院封了 ICU”的消息在网上不胫而走。中东呼吸综合征虽然感染率不及“非典”，但是死亡率比“非典”高。2012 年 9 月至 2015 年 5 月 25 日，全球共有 24 个国家累计报告中东呼吸综合征确诊病例 1 139 例，其中 431 人死亡。这样的消息毫无疑问会引发公众的恐慌。对此，广东省卫计委 5 月 30 日专门予以澄清，指出其为谣言，以稳定大众情绪。

7 月，一起发生在深圳的因媒体报道引发“血荒”的事件备受关注。7 月 7 日，有媒体报道称深圳血液中心的人均薪酬达到 35. 7 万元，比其上级单位深圳市卫计委还要高。报道一经刊出，公众哗然，纷纷表示“收入这么高，是不是卖血”“以后再也不献血了”……公众对血液中心和无偿献血的信任几近丧失殆尽。两天后，深圳市卫计委即召开通气会，宣告深圳血库告急！不少医院不得不择期手术，导致不少地贫儿受到影响。

10 月 30 日，一则“广州地铁出现超级细菌：感染可致死”的消息爆出，在社交媒体上迅速传播。起因是 10 月 29 日广东药学院公共卫生学院副教授姚振江带领的研究团队发表在《自然》（*Nature*）出版集团旗下的国际学术期刊《科学报告》（*Scientific Reports*）的一份研究报告。该报告称在广州地铁系统检出“超级细菌”——耐甲氧西林的金黄色葡萄球菌（MRSA）。

“超级细菌”被认为是抗生素滥用造成的，抗生素耐药性本不是一个新话题，中国是一个抗生素使用大国，媒体一直都在关注抗生素管理问题。但是，“超级细菌”的消息爆出之后，依然引起公众恐慌，引发舆情危机。

公共卫生事件的特殊性在于，其与公众的生命健康息息相关，但是由于比较强的专业性，公众对医疗健康或疾病疫情的不了解，极易引发过度恐慌。在互联网时代，众人皆可发声，谣言、传言满天飞，舆论助推事件

---

① 中东呼吸综合征（MERS）于 2012 年首次出现在沙特，之后在中东等地传播，欧洲、非洲、亚洲、美洲等 20 多个国家陆续出现疫情和医务人员感染。中东呼吸综合征与 2003 年肆虐的“非典”同属冠状病毒，其传染性不及“非典”，但病死率比“非典”高。中东呼吸综合征冠状病毒已具备有限人传人能力，但无证据表明其具有持续人传人的能力。

发展的力量越来越大，甚至在一定程度上能影响问题导向和发展趋势。

回顾2015年，深圳“血荒”和广州地铁“超级细菌”造成了很大的公众恐慌。社会网络舆论是一个强大的助推器，公众不明所以地传播错误言论，过度恐慌，可能引起舆情危机，如处置不当将引发社会信任危机，甚至危害公众的生命健康。

第二节　H7N9型禽流感疫情与风险沟通

一、事件概述

H7N9型禽流感是一种新型禽流感，于2013年3月底在上海和安徽两地率先被发现。被该病毒感染的患者均在早期出现发热等症状，截至2015年1月10日，全国已确诊134人，37人死亡，76人痊愈。病例分布于北京、上海、江苏、浙江、安徽、山东、河南、台湾、福建、东莞、汕尾等地。

患者一般表现为流感样症状，如发热、咳嗽、少痰，可伴有头痛、肌肉酸痛和全身不适。重症患者病情发展迅速，表现为重症肺炎，体温大多持续在39℃以上，出现呼吸困难，可伴有咯血痰；可快速进展，出现急性呼吸窘迫综合征、纵隔气肿、脓毒症、休克、意识障碍及急性肾损伤等。根据中国科学院病原微生物与免疫学重点实验室对H7N9型禽流感病毒进行的基因溯源研究，H7N9型禽流感病毒基因来自东亚地区野鸟和中国上海、浙江、江苏鸡群的基因重配。而病毒自身基因变异可能是H7N9型禽流感病毒感染人并导致高死亡率的原因。

2013年3月31日，国家卫计委网站发布通告，宣布上海、安徽发现3例H7N9型禽流感病例。此后，各地相继报告了多例H7N9疫情。我国的上海、浙江、江苏、广东等地出现了大量H7N9型禽流感病例，相较于2012年，疫情尤显严峻。

广东是H7N9疫情发生较为频繁的地区。2014年11月28日，广东省卫计委通报，广东省报告1例人感染H7N9型禽流感确诊病例，这也是广东省2014年冬天首例确诊病例。

2014年12月7日，广东省卫计委通报，新增报告1例人感染H7N9型禽流感确诊病例，该名梅州的男患者已经死亡，这也是广东2014年冬天报告的首例H7N9死亡病例。

广东省卫计委 2015 年 1 月 5 日通报，深圳市报告 1 例 H7N9 型禽流感轻症病例。患者为一名六岁女童；2015 年 1 月 9 日，广东肇庆卫生计生局对媒体表示，该市今年首例 H7N9 确诊病例因病情反复加重，经抢救无效死亡。

经初步统计，自 2015 年 1 月 1 日至 2015 年 12 月 31 日，广东省内共报告确诊病例 71 例，其中死亡 31 例。

二、舆情趋势分析

本研究通过网络关键词搜索等途径，以广东省内平面媒体为主，共统计关于 H7N9 型禽流感的新闻报道 159 篇，各大媒体报道篇数分布见图 3－1。其中《广州日报》关于 H7N9 的报道最多，以 49 篇占比 30.82%；《羊城晚报》《南方日报》《深圳晚报》的报道也较多，分别为 47 篇、38 篇、15 篇，《南方都市报》7 篇、《晶报》3 篇。

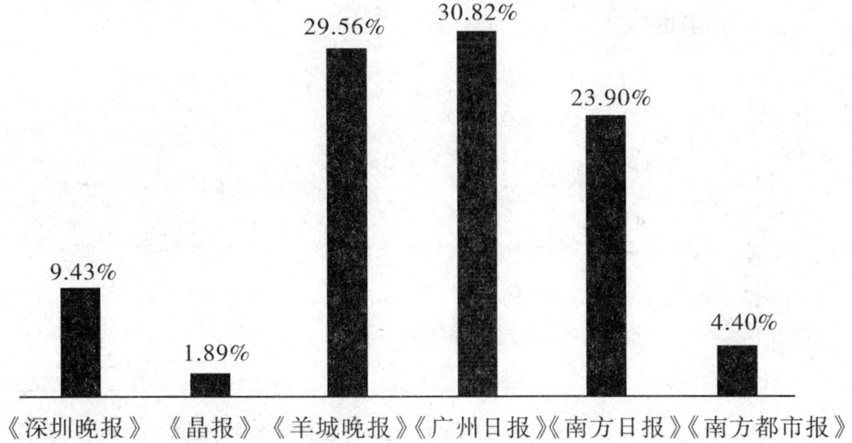

图 3－1　H7N9 型禽流感报道篇数的媒体分布

分析 H7N9 型禽流感报道趋势，得图 3－2（注：5 月 13 日之后，各大媒体报道为 0；直到 8 月才又有新报道，为使图片更加清晰美观，只选择上半年的报道作图）。由图可知，2015 年上半年，媒体报道在第一季度最为密集。下半年报道则主要集中在 12 月，共有 10 篇。H7N9 型禽流感舆情主要集中在春冬季节，这与 H7N9 的病理有一定联系。“入冬后天气渐冷，病毒在外环境中较为活跃，存活时间较长”，因此人感染 H7N9 的可能性也较大。

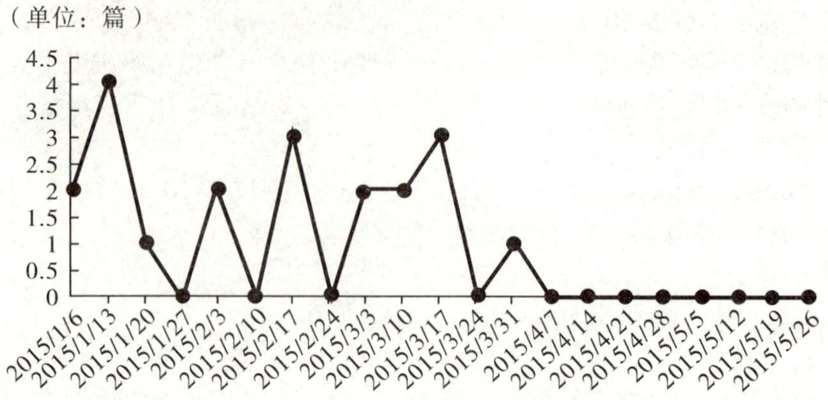

图 3－2　H7N9 型禽流感报道趋势

此外，广东省卫计委每月都会发布《广东省法定甲、乙类报告传染病发病、死亡统计表》，报告 H7N9 的病例数以及医治无效死亡人数。从图 3－3可以看出，流感病例增加幅度最大的阶段是 1 月 1 日到 2 月 1 日，另外 3 月上旬增幅也较大。

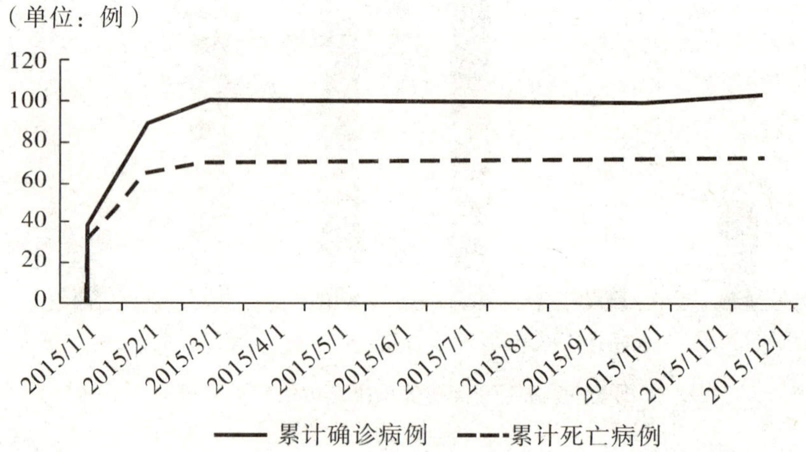

图 3－3　H7N9 型禽流感累计病例变化趋势

比较图 3－2、图 3－3 可以发现，在 H7N9 型禽流感确诊病例增加最快的阶段，媒体报道也是最为集中的，说明 H7N9 型禽流感疫情信息是主导舆论热度的关键。同时，这也是由突发性传染病的特征所决定的，因为其具有突发性、危险性，一旦发现，必须引起足够的重视，采取积极的应对措施，以防止疫情扩散，感染者应在最短时间内得到诊断治疗。媒体的及时报道和政府的信息公开是阻止疫情扩散的关键。

本研究将广东省 2015 年的 H7N9 舆情发展大体分为四个阶段：

（一）密集期（1 月 6 日—3 月 20 日）：舆情爆发，报道呈“井喷”

广东省卫计委 1 月 5 日通报，深圳市报告 1 例 H7N9 型禽流感轻症病例，这也是广东省 2015 年的首例。这一阶段感染病例从 1 例迅速增加为 69 例，而 1 月 9 日则出现首例死亡病例。

疫情感染爆发的高峰期，也是媒体报道呈“井喷”的时期。经搜索并统计，该阶段共有 133 篇 H7N9 相关报道。媒体的频频曝光和议题设置，使得从政府主管部门、卫生职能部门到普通公众，都提高了对疫情的认识和防范意识。

在此期间，政府有关部门积极响应，多次颁布活禽市场休市方案。此外，有关专家在各大报纸等媒体平台上密集呼吁民众尽量少接触活禽，购买冰鲜鸡。

（二）平稳期（3 月 31 日—5 月 13 日）：4 篇

到 4 月份，舆情开始趋于平缓。该期间舆论比较平静，主要报道类型是病例好转/恶化以及活禽市场信息。期间人感染禽流感病例没有增加，死亡病例增长幅度较密集期明显减慢。这一方面得益于有关部门强化源头控制，实行活禽交易市场休市制度；另一方面还在于市民的风险意识逐渐提高。

（三）间歇期（5 月 14 日—10 月 19 日）：2 篇

这段时期各大报刊基本没有发声，疫情也没有变化。这一方面体现出 H7N9 型禽流感传染病的季节性，另一方面也说明舆论报道具有时段性。两篇涉及 H7N9 的报道主题都为政府部门为避免 H7N9 流行性传播做好常规性准备。H7N9 多发于年末秋冬季节以及次年春季，是可以预见的。夏季全省高温，不属于 H7N9 流行季节，舆论报刊鲜见报道。

（四）回升期（10 月 20 日—12 月 31 日）：20 篇

10 月 20 日，《南方都市报》报道惠州市惠城区三环内将禁售活鸡。这也意味着，政府方面开始着手为 H7N9 高发的秋冬季节做准备。11 月 24 日，梅州市确诊一例人感染 H7N9 病例，这也是 2015 年入冬以来广东首例人感染 H7N9 型禽流感确诊。此后，发病率以及死亡率开始回升，11 月、12 月疫情情况相较于 1 月、2 月水平较低，两个月均只有一例病例。

三、舆情议题分析

分析 H7N9 型禽流感有关报道，可以将舆论议题分为五大类：一是病例确诊；二是病例好转/恶化；三是疫情风险提示；四是活禽市场信息；五是其他病例信息。其中，病例确诊主要包括广东省卫计委通报新确诊病例数；病例好转/恶化主要包括 H7N9 感染者在治疗中、康复出院以及不治身亡三种情况；疫情风险提示主要是针对疫情现状，专家作出的预判和提示，包括 H7N9 型禽流感有散发风险、H7N9 型禽流感不排除人传人等；活禽市场信息主要是关于广东省内活禽市场运营及休市的报道；其他病例信息主要包括政府辟谣、专家科普 H7N9 预防方法。

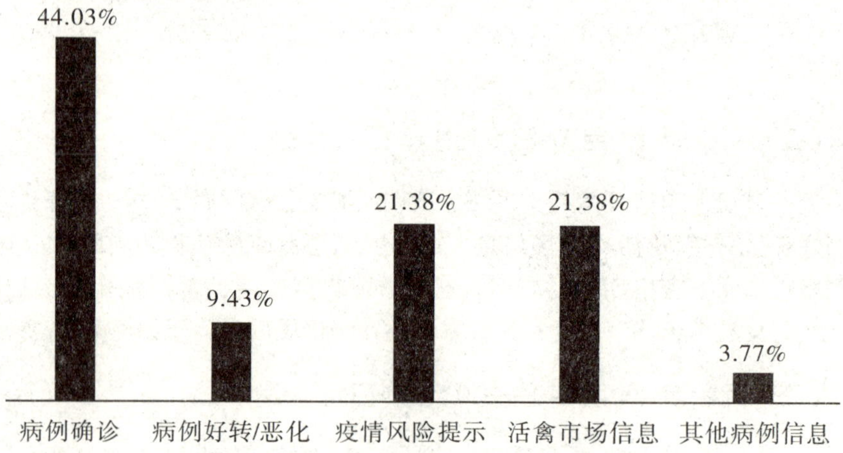

图 3－4　H7N9 型禽流感舆论议题分布

1. 病例确诊

病例确诊占比为 44. 03%，接近所有报道的一半。从 1 月 6 日首次确诊信息发布，到由平稳期过渡到间歇期，确诊病例数、新增病例数、死亡病例数、出院病例数、病例区域划分等始终是媒体最为关心的议题。信源基本来自广东省卫计委的官方通报。病例信息及时、准确公开是进行风险沟通最重要的环节之一，而病例信息全面、多元告知也是进行风险沟通不可或缺的部分。

2. 病例好转/恶化

病例好转/恶化占比为 9. 43%。这一部分新闻报道基本是短消息，内容简洁，主要针对入冬首例、年度首例感染者的病情状况，部分报道涉及当月的病例累计、死亡情况。间接地向公众传达 H7N9 的高死亡率状况，达到防范警示作用。

3. 疫情风险提示

疫情风险提示占比为21.38%。1月6日，新一年里第一例确诊病例公布，风险提示随即展开，《羊城晚报》于1月19日、2月9日分别报道《河源市报告1例H7N9轻症病例　专家：尽量少去农贸市场》《H7N9病例持续增加　做好预防是关键》，在风险提示的同时又进行专家支着和恐慌疏导，能够有效地控制舆论。

4. 活禽市场信息

活禽市场信息占比21.38%。相较于2014年同期（109篇报道中仅有4.4%涉及活禽市场），关于活禽市场的信息大幅增加。政府部门也将整治活禽市场作为预防 H7N9 传播的关键。2014年10月，惠州市就开始将活禽市场休市，从提早的行动可以看出政府部门对活禽市场的重视。活禽市场信息贯穿 H7N9 报道始末的同时，还包含推荐市民选购冰鲜鸡。

5. 其他病例信息

政府辟谣，专家科普 H7N9 预防方法等占比3.77%，并没有占较大比例。广东省卫计委能够在新发病例出现的两天之内做出反应，并及时向媒体发布通告，有效抑制了谣言的产生。随着专家在报纸撰文科普 H7N9 以及市民对 H7N9 的了解，谣言没有大规模传播。官方、医院及有关部门的及时辟谣能够降低谣言带来的风险和不良影响，媒体与官方的信息畅通能够保证辟谣的有效性。

四、小结

由以上分析可以看出，2015年广东省 H7N9 型禽流感疫情基本比较稳定，没有大规模爆发现象。2016年是 H7N9 出现的第四个年头，政府部门应对起来更有效率，更有针对性。2016年1月22日，广东省卫计委发布了《关于进一步加强 H7N9/H5N6 病例医疗救治工作的通知》，使得应对措施逐步程式化、规范化。

据国家卫生和计划生育委员会2016年2月18日发布的《2015年全国法定报告传染病发病死亡统计表》，全国（不含港澳台）共报告人感染 H7N9 型禽流感196例，死亡19例。2015年1月1日至2015年12月31日，广东省内共报告确诊病例71例，其中死亡31例。广东省仍是 H7N9 感染的高发地区，仍不可掉以轻心。

在风险应对机制上，市疾控中心也是反应比较及时的。一旦有疫情发生，政府便全面联动，出台工作方案，组织媒体通告，有关部门配合执行等，一系列从上到下、从点到面的行动能最大范围地降低疫情风险，减少公众恐慌。在媒体沟通上，政府卫生部门也能够做到有消息即通报，不掩盖事实，主动性较高。也正是如此，H7N9 型禽流感疫情能够得到有效控制。

从以上媒体报道来看，当疫情密集爆发时，相关的疫情信息沟通和风险沟通会比较集中，但是在平稳期和间歇期，疫情信息很少，而相关的知识普及和风险提示也很少。因此，一方面疾控中心要强化疫情全年监测机制，另一方面媒体也要重视预防、科普报道，定期进行相关传播。

第三节　MERS 与风险沟通

一、MERS 病毒疫情危机事件回顾

2015 年 5 月 21 日，韩国确认首个中东呼吸综合征病例。5 月 27 日晚 10 点世界卫生组织指出，韩国一例确诊中东呼吸综合征病例的密切接触者经香港入境广东省惠州市，已出现发热症状。据通报说，该韩国男子属于 MERS 病例的密切接触者，21 日已经出现不适，26 日乘坐飞机抵达香港。28 日，我国确认首例 MERS 病例出现在广东惠州，即为该韩国籍男子。

经过 2003 年 SARS 疫情在国内引发的社会恐慌和舆论的爆炸，此次 MERS 疫情格外引人关注。同时，中东呼吸综合征病毒与 2003 年 SARS 同属冠状病毒，虽然其传染性不及 SARS，但是病死率却近 40%，远远高于 SARS，这一病例在中国的确认，无疑引发了国内又一次广泛的关注。

回顾 MERS 疫情在中国的发展情况，可以分为两个阶段。第一个阶段是潜伏期，自 5 月 21 日至 5 月 28 日，在这个过程中，中国确认首例 MERS 病例成为危机事件的触发点。第二个阶段是疫情的扩散期，也是疫情相关舆论声量开始积累的时期，自 5 月 28 日至 5 月 30 日。在此过程中，不管是 MERS 病毒的国内疫情还是 MERS 病毒疫情主要发生国韩国的疫情都在不断地蔓延。其中，5 月 30 日，韩国方面 MERS 确诊病例不断增加；6 月 2 日，韩国国内出现死亡病例，并且之后死亡病例数仍在上升。这些疫情信息都积累了相当数量的舆情声量。至 6 月 10 日，韩国首尔一名中国籍女子被确诊为 MERS 病例，MERS 疫情不断蔓延，据此引发的国内舆论也开

始形成。

2003 年我国经历“非典”引发的信任危机，突发公共卫生事件开始得到政府和公众关注。随着社会经济的不断发展，特别是新媒体的普及，突发公共卫生事件中仅凭党政权力压制媒体的做法不再可行，以互联网等新媒体为载体的人际传播已然走向大众传播，公众转向其他渠道满足信息获取的需求，反而加大了信息传播中的噪音，使真实信息的传播受阻，为危机爆发埋下祸根。本研究对 2015 年 5 月发生的 MERS 疫情进行了相关舆论分析，并提出了有关突发公共卫生事件的舆情引导与治理的若干意见，也为检验我国自 2003 年“非典”以来有关突发公共卫生事件的危机处理成果。

二、MERS 引发的相关舆情

2015 年 5 月 21 日，韩国确认首个中东呼吸综合征病例，5 月 28 日，我国广东惠州出现韩国确诊中东呼吸综合征病例的密切接触者经香港入境。据有关新闻报道，2015 年 5 月 27 日世界卫生组织称确认了该消息，从而引发了国内的广泛关注，瞬间引发舆情震动。此后，有关 MERS 话题的报道和言论占据各大媒体新闻头条，有关 MERS 疫情的舆论声量开始累积，其间疫情本身以外的舆论也不断升级。媒体的渲染与新媒体的加入，使得 MERS 疫情的舆情不断“发酵”，一时间甚至引发了舆论的恐慌，不少谣言在网上滋生。如何正确地进行舆论引导和疏通成了新闻传播者的当务之急，而如何应对扑面而来的疫情、舆情受众又应该如何应对，成了当务之需。

（一）MERS 舆情趋势分析

“MERS 是什么?”这是舆论的第一反应。但在媒体的报道下，其迅速与“SARS”联系起来。在 5 月 28 日，美国华文媒体“看中国网”便有报道《广东疑现首例 MERS　医学报告称死亡率胜 SARS》。报道称，中东呼吸综合征又称新型冠状病毒，这种病毒被认为与 2003 年肆虐的 SARS 病毒相似。香港大学曾在 2013 年发表的一项医学研究中指出，中东呼吸综合征的死亡率要高于 SARS 病毒。其中，“医学报告称死亡率高过 SARS”的观点在早期被央视网国际频道引用，从此“MERS”与“SARS”便如同兄妹般出现在媒体报道中。从话题的舆情走势来判断，在未来一段时间内，有关 MERS 的关注依旧是舆论的热点之一，而 MERS 应对是否透明、及时、有效，是能否防止谣言滋生、避免舆论恐慌的重要因素。

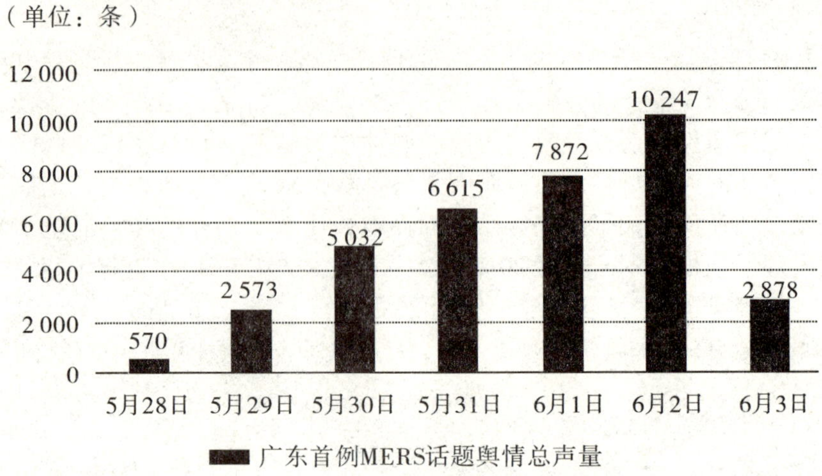

图 3－5 广东首例 MERS 话题舆情传播趋势

数据来源：乐思网络舆情监测系统。

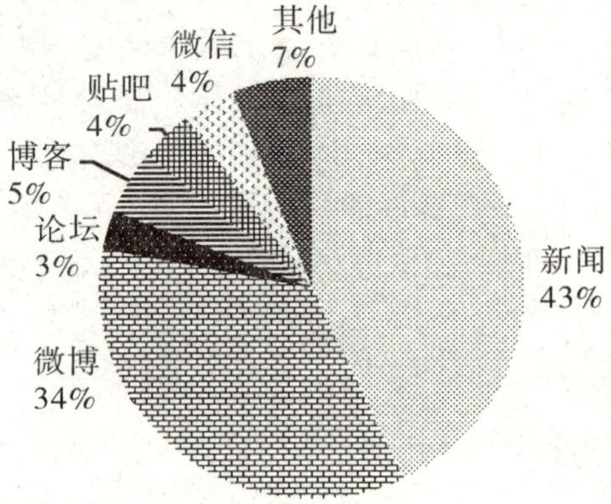

图 3－6 广东首例 MERS 话题舆情分布状况

乐思网络舆情监测系统“广东首例 MERS”专题监测数据显示，自 5 月 28 日经媒体报道中国广东惠州确认入境首个 MERS 病例后，舆情声量开始累积，第一天来自各种媒体的总声量为 570 条。截至 6 月 3 日 10 时，该话题舆情声量达 35 787 条。结合图 3－5 和图 3－6，话题中的微博声量为 12 191 条，占 34%，新闻报道为 15 281 篇，占 43%，对该话题的关注走高主要由媒体推动。同时，从图 3－6 有关“广东首例 MERS 话题舆情分布状况”来看，除了传统新闻媒体占据了 43% 以外，由微博主导的包括贴吧、论坛、博客、微信以及其他的新媒体或社交媒体也占据了一定的比例，充分突显了新媒体环境下舆情形成的多渠道性。图 3－5 中，从话题舆情走势来看，自 5 月 28 日媒体报道该消息后，话题关注量就不断走高，舆情声量也直线上升，在 6 月 2 日到达声量最高值，当天声量达 10 247 条，此后略有走低。

但是我们也能看出，虽然 MERS 话题的关注走高主要由新闻媒体推动，但是来自微博的话题声量也表现突出。其中，由“@新浪广东”在 5 月 28 日接近 18 时发布的信息在微博被广泛转载，也成为当日最重要的信息传播源（见图 3－7）。截至 28 日 23 时，转发已达 3 834 次，评论 1 539 条。分析微博传播链条，该微博属于多核传播模式，而且几个主要传播核心均是“新浪广东”自身，并未出现由其他具有观点倾向性的讨论引发的二、三级传播。

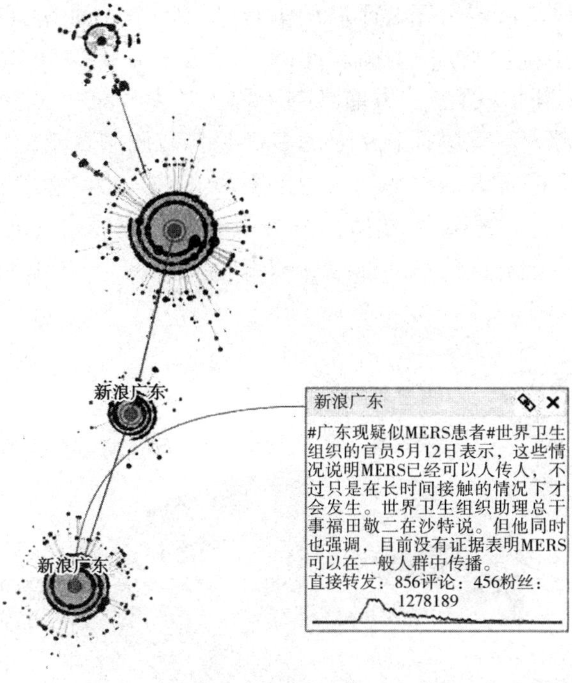

图 3－7　5 月 28 日“@新浪广东”MERS 相关微博传播链条

（二）MERS 舆情议题分析

其他舆情监测软件的相关数据显示，在百度指数上，有关 MERS 的话题在 5 月 31 日的搜索量为 341 709 次，是 5 月 21 日到 27 日，即 MERS 未传入我国之前平均搜索448次的760多倍，可见我国网民对此的关注度大幅提升。①

对于网友对MERS话题关注点的思考，在浏览新闻媒体关于中国出现MERS病例的报道之后，我们发现自28日首例MERS病例在中国被确诊后，其新闻报道中的关键词包括“韩国患者”“入境”等，国内媒体也进行了大量报道，平均1 743条。笔者通过对新闻报道和相关微博评论进行取样分类统计，发现媒体观点倾向性当中惩罚韩MERS患者离境赴华的占28%，呼吁大家不要恐慌的占22%，向医护人员致敬的占17%，如澎湃新闻《韩国男子隐瞒MERS病情来华该不该惩罚？香港官员怎么说》，《广州日报》《世界卫生组织：MERS病毒未变异　大家勿恐慌》，观察者网《广东惠州医护人员抽签进入ICU照顾MERS患者　网友感动致敬祝平安》等报道。

舆论数据中批判韩疾病管理漏洞百出，赞扬本国疫情应对及时，有大国担当及呼吁国民近期出国要小心的内容各占11%，如南方网《果断应对“MERS”彰显中国担当》，中国新闻网《韩媒：韩疾病管理本部漏洞百出　MERS恐怖不断扩散》，一方面批判了韩国从发现第一名患者开始短短一个多星期内患者人数就增加到9名的蔓延趋势和漏洞百出的疾病管理系统，另一方面表扬了广东省疾控部门一边果断隔离输入性“病毒源头”及追踪密切接触者，防止“病毒”散播，一边积极主动应对网传的消息，及时安抚公众情绪，防止不良信息的散播，果断、有效应对MERS疫情彰显出的中国担当（见图3-8）。

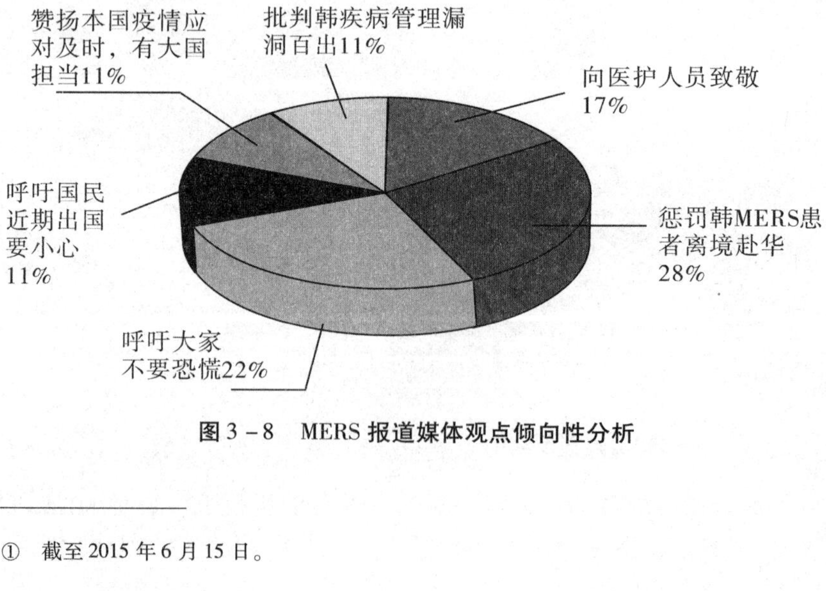

图3-8　MERS报道媒体观点倾向性分析

① 截至2015年6月15日。

由于舆情与 MERS 病毒本身和其在中国的疫情相关性不如预期中的高，在借助互联网发表观点和评论的网友的主要观点中，“应该追究该患者责任”占 24%，“韩国这次应对不当，应该向中国道歉”占 20%，“严查该患者赴华目的”占 3%。由此看出，近半数的网友关注 MERS 的原因在于：韩国 MERS 病患进入我国境内，从而将舆论的矛头转向对韩国的指责。而关于 MERS 疫情本身的主要观点有：“向医护人员致敬”占 41%，“呼吁广东同胞注意安全”占 2%，“不要传播谣言，不要恐慌”占 2%。可以看出其关注度远远低于所谓的民族情感。总体上负面的观点（包括指责、恐惧的声音浪潮）高过正面声音（见图 3-9）。

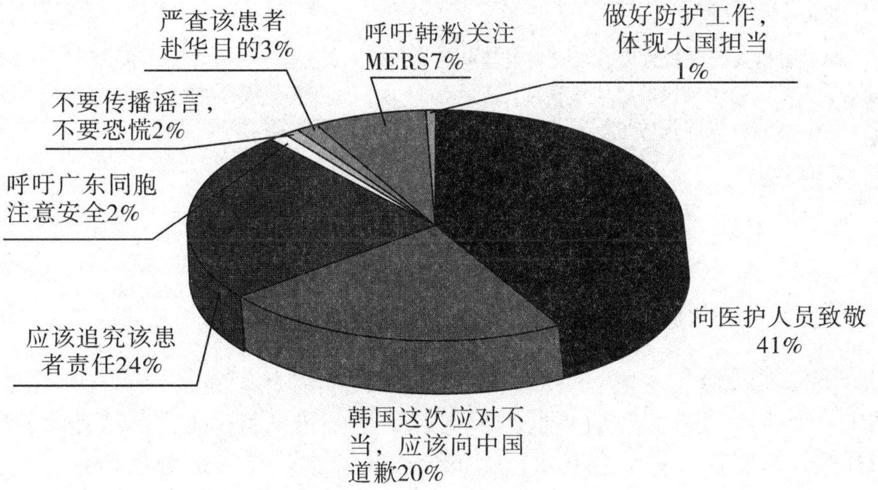

图 3-9 广东首例 MERS 话题网友主要观点

据图 3-10，我们发现，无论是从问卷题目设置还是统计结果，我们都可以看出国内舆论将对韩国的指责作为重点，并且呈现愈演愈烈之势。例如，题 1“对韩籍感染者入境广东，你怎么看”的回答统计中，93.96% 的网友认为“事前隐瞒自己的密接经历，非常不负责任”。而另有回答暗指此次我国出现 MERS 疫情的原因在于韩国方面的监管不力，因此在参与这个调查的 252 875 人中有 81.27% 的人认为韩籍 MERS 患者出现在中国的事件已经影响了韩国的国家形象。在此舆论热议下，我国政府和新闻媒体如何正确地引导舆情的发展，把握舆论的走向非常关键。

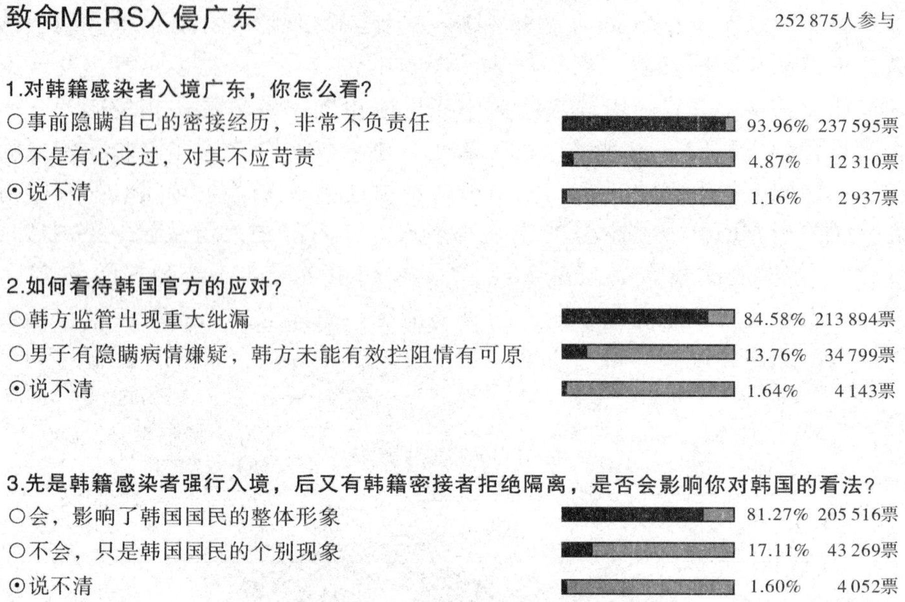

图 3－10　MERS 进入中国网络舆论调查结果统计

（三）MERS 谣言趋势分析

事件发展到 5 月 30 日以及 31 日，非官方信息、谣言开始逐渐增多。其中，最为热门的信息是“惠州医生护士抽签进入隔离区”。虽然微博有图片加强真实性，但信息其实仅来源于个人。该信息被大范围传播，虽然提高了群众对 MERS 病毒严重性的警惕，但坊间消息的盛行也带来恐慌情绪抬头的风险。

“MERS 全球致死 465 人，目前无药可治”似乎并非“一旦感染，必死无疑”。据媒体报道，被 MERS 病毒感染后的死亡率是 40% 左右，而目前的治疗手段，主要是在对症治疗的基础上，防治并发症，并进行有效的器官功能支持，实施有效的呼吸支持（包括氧疗、无创/有创机械通气）、循环支持和肾脏支持等。更奇怪的是，6 月 1 日有报道指出：院方通报称，参与这次护理的护士并非都是未婚，只是原则上尽量选择未婚人士，考虑到未婚人士一般年龄较轻，身体免疫力强，有精力照顾患者。然而 6 月 2 日首位当值护士李春梅接受广东广播电视台采访时却表示“没有抽签”。

此外，尽管“MERS 传入北京”“接送韩国患者救护车司机已被感染”等影响力较大的谣言已被辟谣，但类似“平泽水源发现 MERS 病毒确诊者，传染率非常高，死亡率达到 40%，无疫苗、无治疗方法”“病房停留一个小时就传染上了，可见，传染性低是假的”真假混杂的信息还存在微博当中，具备一定风险。

非官方信息与谣言的盛行，一定程度上也在于官方声音不够强势。在媒体报道中，5 月 31 日晚上，广东省卫计委有对外作出疫情通报，但广东省卫计委网站上疫情相关信息却只更新至 5 月 29 日。尽管广东省卫计委的消息有新华社、《人民日报》等相关媒体的报道佐证，但媒体之间相互转载就会出现观点的偏差，从而为谣言发酵提供了空隙。此外，对网络进行搜索，也未能较为轻松地找到已被官方证实消息的汇总列表，对网民了解事件的进展造成困难。所幸的是，广东省卫计委在 6 月 1 日已在其官网上补上了 5 月 30 日与 31 日的疫情通告，并且就部分传言进行辟谣，一定程度上有效缓解了社会对 MERS 病毒的恐慌情绪。

表 3－2 MERS 话题引发的谣言与辟谣①

谣言	辟谣
惠州中心人民医院的医护人员，已抽签进入 ICU 特护输入性中东呼吸综合征患者	惠州中心人民医院一位骨科护士对《第一财经日报》记者表示，没听说抽签这回事，她们是谁休息就安排谁去照顾那名韩国病患
在惠州中心人民医院接受隔离治疗的 MERS 患者转院到广州市第八人民医院	惠州市卫计委相关负责人称目前该确诊病例仍按照就地医疗的原则在该院 ICU 的隔离病房内接受治疗
地坛医院发现疑似 MERS 病例，未婚医护人员抽签去上战场了	北京地坛医院官方微博回应称，目前医院未收治此类患者，医疗秩序一切正常
接诊 MERS 患者的救护车司机出现发热，疑似被传染	广东省卫计委表示：接诊的救护车司机无发热

通过对 MERS 疫情引发的舆情讨论的分析，结合我国应对此类突发公共卫生事件的危机处理和舆论引导，我们可以发现自 2003 年 SARS 疫情爆发引发舆论恐慌之后，我国在应对突发公共卫生事件上所作出的努力，这种努力既包括思维上的，也包括行动上的。

2015 年 MERS 疫情出现在中国，我国的政府和媒体也在危机处理上发生了转变，而这种迅速而有效的转变还是得益于我国政府果断的决策力与

① 本表内容根据网络新闻整理。

社会各界的执行力。在 MERS 疫情蔓延初期，为吸引公众对于 MERS 疫情的重视，加大了对 MERS 疫情渲染的力度。一方面，这样的做法让公众开始关注 MERS 疫情；但另一方面，也加重了一种社会恐慌，尤其是当“致命”“高致死率”这些字眼映入公众眼帘的时候。而之后随着社会舆论开始逐渐走向负面，并且谣言和夸大之词开始借力于新媒体工具频繁出现在媒体之上时，政府与新闻媒体对于 MERS 疫情的报道发生了转变，由渲染转为谨慎对待和科普安抚。在新闻报道上，修饰性词语向数字化显示转变，大部分的新闻报道将重点放在了客观的疫情数据上，在保证疫情信息真实的前提下，也保证了疫情的公开性，让公众理性地对待疫情的发展。同时，图解和数据等这些新媒体环境下发展起来的新闻制式使得 MERS 得到更好的科普，加深了公众对于 MERS 的了解，安抚了公众因疫情蔓延而可能引发的心理恐慌。众多突发事件实例表明，突发事件的不确定性是网络谣言生成的“温床”。谣言与事件的重要性和模糊性成正比，事件越重要、越模糊，谣言产生的效应就越大。而官方信息发布不及时给网络谣言的传播提供了“空间”。因此，在应对突发事件，防范舆情风险的时候，政府部门需要做好事件舆情监测，通盘掌握舆情动向，了解事件背后的社情民意，按照快报事实、慎报原因、边说边报的原则在“黄金 4 小时”内发布信息，力争做到及时、全面、准确、透明，从而最大程度避免、降低和消除因信息不畅、误解造成的恐慌情绪。

广东首例 MERS 疑似病例现身惠州，一时间舆论风声鹤唳，而有关 MERS 的危害性尚不明朗，于是各种谣言、流言暗地滋生，在小范围内不断传播，引发公众恐慌。在这种情况下，需要相关卫生部门做好舆情应对，及时收集和监测 MERS 话题舆论动向，快速了解隐藏于网络的谣言“苗头”，一经发现，及时采取措施遏制与消灭。同时，要做好舆论的引导和信息透明工作，实时了解民意动态，公布相关事件跟踪信息，还真相于民，打消公众舆论恐慌，最终避免不必要的谣言滋生，平稳渡过危机。从截至目前的疫情发展以及舆论的声量统计，我们可以看出中国在应对此次 MERS 疫情事件中的表现是出色的。而同时，我们也可以看到，在 2003 年 SARS 危机事件之后，在这 12 年间，我国对于应对突发公共卫生事件的危机预案的建立与应对措施的实行也是卓有成效的。

第四节　广州地铁“超级细菌”事件与风险沟通

一、事件概述

2015 年 10 月 30 日，一则“广州地铁出现超级细菌：感染可致死”的消息被爆出，在社交媒体上迅速传播，引发舆论热议和恐慌。其消息来源是 10 月 29 日广东药学院公共卫生学院副教授姚振江带领的研究团队发表在《自然》（*Nature*）出版集团旗下的国际学术期刊《科学报告》（*Scientific Reports*）的一份研究报告。

报告显示，广州地铁系统检出超级细菌——耐甲氧西林的金黄色葡萄球菌（MRSA）。他们花了近三年时间，在广州地铁的 7 条线路（1、2、3、4、5、8 号线和 APM）上采集了 320 个样本，取样点涉及 32 个地铁车站，包括地铁中经常被乘客触碰的位置，例如扶手、座椅、售票机、自动扶梯等。研究人员发现，60.31%（193 个）的取样点含有耐药的葡萄球菌，其中 8 个含有超级细菌，检出率 2.5%。

10 月 30 日晚广州地铁总公司回应称，每天均对车站、列车清洁消毒，定期委托第三方机构进行卫生学检测，指标均符合国家标准。同时，广州地铁公司表示，对这份最新研究报告，广州地铁正积极联系卫生、疾控等部门作进一步了解，寻求专业指导意见开展相关防护工作。广州市疾控专家表示，超级细菌不是指对人的杀伤力提升，也不会导致新的疾病产生，不用过分恐慌。[①]“超级细菌”消息被爆出的第三天，广州市卫计委就出台相关指引，发布的信息基本口语化，便于市民接受，针对性较强。广州市卫计委依托专家回应形成权威发布；地铁公司第一时间主动回应；新闻媒体及时有效地报道，化解公众忧虑，提供预防指南，有效平息了此次舆论风波。

---

① 梁文悦，李秀婷，陈枫．广州地铁出现超级细菌可致命？专家澄清：国外也有，市民无需恐慌．南方日报，2015－10－30.

二、舆情走势分析

统计分析可知，有关“超级细菌”的报道共计 37 篇，媒体报道趋势见图 3－11。

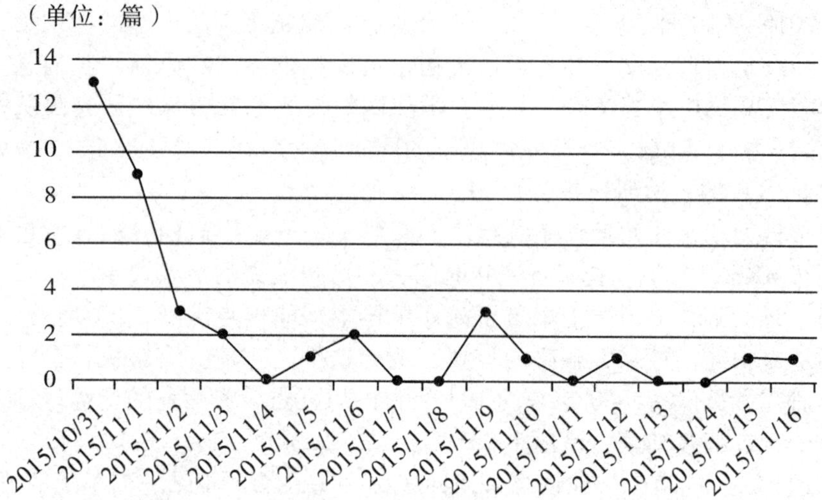

图 3－11　广州地铁“超级细菌”事件报道数量趋势

（一）曝光期

10 月 30 日，南方网、新华网等媒体首先以《南方日报》某记者采访为新闻来源，第一时间报道了关于“广州地铁检出超级细菌”的新闻事件。报道称，此次事件是由 10 月 29 日广东药学院公共卫生学院副教授姚振江带领的研究团队发表在《自然》出版集团旗下的国际学术期刊《科学报告》的一份研究报告所引发的突发性事件。社交媒体的夸大传播，给广大市民带来极大的恐慌。

（二）扩散期

10 月 31 日，以《南方都市报》和《羊城晚报》为首的纸媒对这一事件进行了大量报道。10 月 31 日、11 月 1 日为舆论高峰期，这两天分别有报道 13 篇和 9 篇。广州市卫计委、广州市疾控中心、广州市地铁公司等相关部门及时发布权威消息，有效降低了市民的恐慌。新闻媒体在这两天的话题焦点，一是超级细菌有多危险。据《南方都市报》称，地铁超级细菌其实是老菌种——检出率与日本一列火车上的检出率持平，专家称无须过分紧张。专家指出，“超级细菌”的危害在于它对抗生素有抵抗能力，而不是说它对人的感染能力和杀伤力会增强。

公众恐慌减弱后，舆论转向此前一则报道提及的“国内地铁第一次发现超级细菌”这一说法。为了弄清事实，南方日报记者第一时间采访了姚振江，他给予否认，表示团队只是国内首次系统全面地进行细菌感染风险研究而已。据他了解，国外公交车、火车均有检出超级细菌，广州地铁检出率与之相当，上海、香港都曾有类似研究，香港也曾在自动提款机上发现了超级细菌。姚振江说，超级细菌是全球医疗卫生领域的难题，此次检测出来的 MRSA 也是早已被发现的超级细菌品种，并非新发现。

二是如何预防。专家指出，超级细菌主要通过接触传播，受感染发病的主要是抵抗力低的人群，对普通人群不会产生大的危害。预防的措施最主要的是注意个人卫生，尤其是正确洗手，加强身体锻炼，合理膳食，注意休息，提高机体的抵抗力。

10 月 31 日，《南方都市报》推出报道《超级细菌或与抗生素泛滥相关》，指出超级细菌是全球医疗卫生领域的难题，不合理地使用抗生素导致了耐药细菌的产生。药物的滥用会使病菌迅速适应抗生素的环境，各种超级病菌就相继诞生。

（三）缓和期

11 月 2 日开始，新闻媒体针对超级细菌从传染病防控的角度给出了详细的专业解释，对此次突发性事件进行了舆情分析。11 月 5 日《南方都市报》的《超级细菌“耐药性”不等于“无药可治”》，用图文结合的方式，对超级细菌的历史发展情况、耐药菌种类别、姚振江团队的调研目的、细菌耐药的源头、超级细菌感染地点、全国范围内细菌耐药监测等方面做了详尽说明。

11 月 6 日，《南方都市报》的《广州卫计委发布“超级细菌”预防建议》报道称，广州市卫计委、卫生监督所对于地铁站等人流密集公共区域的卫生状况，一直在进行动态监测。昨日下午，广州市卫计委发布最新一期地铁卫生监测现状。监测显示，近两年时间（2014—2015 年）内广州地铁站台室内空气监测情况良好，合格率为 98. 1%。同期，地铁站的集中空调系统卫生状况合格率为 90. 2%。结果分析显示，广州地铁室内空气卫生状况整体良好，但存在个别微小气候（温度、风速）和微生物指标超标问题。集中空调通风系统存在新风量不足、污染物难以稀释的情况。

（四）延续期

11月10日，《南方日报》推出报道《“超级细菌”真的无药可治么?》，称世界卫生组织与美国疾病控制及预防中心等均警告，“后抗生素时代”正越来越近，抗药性细菌恐引爆下一轮全球大疫症。广东省感染病学会副主任委员、广州医科大学附属第二医院感染科主任叶晓光教授指出，“研发确实遇到瓶颈，新的抗生素出来后，很短时间内就会遇到耐药问题，这也使得在临床应用上，各方态度都非常谨慎，使用上也有很多掣肘”。在当前日益严峻的抗菌形势下，新型抗生素的研发使用已经成为一个全球性的公共卫生问题。

11月12日，《江淮晨报》的《“超级细菌”是否真的这么可怕?》通过实验的方式，从合肥公共场所采集选取了最易接触感染细菌的三个样本，经过安徽省第二人民医院微生物实验室的检测，发现多为大肠杆菌等常见细菌。专家称，“超级细菌”并不特别，只要勤洗手，基本就可避免感染风险。

三、舆情议题分析

此次广州地铁“超级细菌”事件的相关媒体报道随着时间的推移，其关注的议题也有所变化。综合所有的新闻报道，其议题无外乎有以下四个方面的内容：

（一）超级细菌的危害程度及日常预防措施

风波始于网上传言“广州地铁出现超级细菌：感染可致死”。所以，公众的焦点一开始就聚焦到这则传言的真实性上。此时媒体报道几乎都指出“携带超级细菌不等于就会被感染”“公众无须恐慌”等，用类似的语句消除社会紧张氛围。

此次事件消息来源的广东药学院公共卫生学院副教授姚振江表示，此次在地铁中检测出来的MRSA是早已被发现的超级细菌品种，并非新发现，大家无须过分紧张。“一般而言，人群中携带超级细菌的比例为1%～5%，携带并不代表一定会被感染，但确实是潜在的危险。”广东省疾控专家也用非专业的通俗话语解释超级细菌的产生及发展，便于大众理解。

同时，政府和专家及时公布相关的预防措施，防止感染。姚振江表示，预防措施最主要的是注意个人卫生。省疾控中心专家则表示，除了要正确洗手，还得加强身体锻炼，合理膳食，注意休息，提高机体抵抗力；老人、儿童、孕妇及病患要注意做好个人防护。生病时不要自行服用抗生素，而应遵从医生指导；已经在服用抗生素的患者，要严格按照药物使用规定科学治疗。值得重视的是，滥用抗生素和抗生素用量、疗程不足同样会产生耐药情况。

从媒体角度而言，他们一方面扮演着为民发声的角色，把公众关注的重点作为媒体关注的重点，报道公众急需了解的事实；另一方面作为社会的稳定器和政府的扩音器，及时有效传递科学专业的信息，消除公众的恐慌，维护社会稳定。

虽然此次事件关系到普通民众的身体健康情况，有关超级细菌的解读及防护在媒体报道中占的比重较大，但所报道的内容趋于雷同，表现手法相近，互相照搬的痕迹严重。

（二）政府部门风险管理

对于超级细菌引起的关注，广州地铁公司回应称，已就卫生科研领域的最新研究报告，积极联系卫生、疾控等部门作进一步了解，寻求专业部门的指导意见，并根据卫生部门的标准开展相关防护工作。

广州地铁公司称其一直高度重视卫生问题，为了确保车站和列车环境卫生，广州地铁按照国家《公共场所卫生管理条例》及相关标准要求进行清洁和消毒。

广州地铁公司称，根据国家有关规定，广州地铁委托第三方专业机构每年对广州地铁进行卫生学检测，甲醛、空气中细菌总数、PM10、集中空调系统送风细菌总数、送风真菌总数、空调管网积尘量、冷却水军团菌等 19 项指标均符合国家标准要求。同时，广州市疾控中心还每半年对广州地铁进行一次卫生学检测监督。

在事件发生的第一时间，广州市疾控中心、广州地铁公司都主动回应，在一定程度上缓解了社会恐慌。《信息时报》于 11 月 2 日发表评论《消灭“超级细菌恐慌”的利器》，称“一件眼看着很可能造成全城恐慌的公共卫生事件，仅在一天后就得到了消解，几乎没有付出什么代价。相反地，有关部门由此给广大市民上了一堂生动的科学课，让人们对公共卫生的关注度大大提升，也促进地铁有关方面改进公共卫生，提升地铁管理水平。从这些角度来说，我觉得，把这次事件视作一个成功案例，并不为过”。

纵观整个事件，之所以能够成功消解，及时、透明、公开发布准确与权威信息，至为关键。但这次“超级细菌”传言在权威信息发布前，还是造成了一定程度上的恐慌，这也说明，相关部门的前期准备工作并没有做够，没有把这次学术研究有可能带来的冲击力预判准确。而广东药学院有关专家做此研究已有一段时间，相关结论也早就得出，换言之，这次澄清的结论并不是临时做出的，相关部门完全可以把恐慌消解得更早、更快些。

（三）超级细菌产生的原因

公开资料显示，超级细菌产生的最主要原因是滥用抗生素。2010 年《中华实验和临床感染病杂志（电子版）》编辑部组织国内权威专家，形成了《耐甲氧西林金黄色葡萄球菌感染防治专家共识》（以下简称《共识》）。《共识》指出，美国每年 MRSA 感染导致约 19 000 例死亡，相当于艾滋病、结核病和病毒性肝炎死亡的总和。我国尚无 MRSA 感染率及死亡率的全国性数据，但 MRSA 分离率及多重耐药均有增加趋势。

不合理地使用抗生素导致了细菌耐药性的产生。药物的滥用会使病菌迅速适应抗生素环境，因此，如果过多地把抗生素用在不必要的地方，就会加快耐药菌群的扩张。有关专家还提醒市民在生病时不要自行服用抗生素，而应遵从医生指导；已经在服用抗生素的患者，要严格按照药物使用规定科学治疗。

11 月 10 日，《南方日报》的《“超级细菌”真的无药可治么?》报道中称，据统计显示，中国抗生素人均年销售量达到了 138 克，是美国的 10 倍。在我国住院患者中，抗生素使用率高达 70%。国家食品药品监督管理局调查显示，我国不合理使用抗生素的比例超过 46%；而在加拿大和美国，过量使用抗生素的比例是 15% 和 30%。2015 年 8 月，国家卫计委发布了《抗菌药物临床应用指导原则（2015 版）》和《关于进一步加强抗菌药物临床应用管理工作的通知》，对医院抗菌药物的使用进行了严格规范管理。但动物产品中残留抗生素，已经成为耐药菌产生的重要原因之一。中国科学院广州地球化学研究所应光国课题组发布的一项研究结果显示，2013 年中国抗生素总使用量约为 16.2 万吨，其中 48% 为人用抗生素，其余为兽用抗生素。

弄清楚超级细菌产生的根源之后，对全社会公众的抗生素知识普及的问题也日益严峻。有关部门的监管、医院日常用药的规范、媒体健康板块的宣传都没有完全尽责，今后为了避免此次类似突发性事件演变为重大公共安全事件，各方都还需完善机制，引导教育。甚至有些媒体的报道并未涉及超级细菌的产生原因，相关报道只停留在事件本身，可见他们严重缺乏问题挖掘意识。

（四）调研目的

这次广州地铁“超级细菌”事件的起因是广东药学院公共卫生学院副教授姚振江带领的研究团队的一份研究报告，有媒体对其发表时间和调研目的提出质疑。姚振江则强调，“此次调研并非想引发公众恐慌，而是想研究超级细菌在周围环境的传播，掌握超级细菌的发展趋势，考察地铁是否为超级细菌和其他耐药菌的传染源之一，是否该采取更严格的感染控制和监控措施，在广州地铁内发现超级细菌并不代表地铁消毒和管理工作做得不好，事实上，在火车、医院等地方也存在此类细菌”。姚振江说，“之所以要做这样的调研，是因为现在都讲究大卫生、全球大一体的健康观念，对于超级病菌的携带与传播，也应该要用这样的观点去衡量。其实国外已经做过很多这样的测试，火车上的、医院的、公交车上的，只是在国内还没有检测过”。

整个对此次突发性事件的新闻报道中，媒体的报道目标相对一致，都是以消除公众恐慌为首要任务，积极引导正确舆论。得到的效果较为乐观。之后，有媒体对超级细菌的产生原因继续深挖，得出滥用抗生素是超级细菌产生的根源的结论，使大众的目光聚焦到国内抗生素的使用上，直指问题的本质。但大多数的媒体报道内容趋同，转载现象严重，这些问题值得深思。

四、从居民健康素养角度审视突发公共卫生事件中的媒体和政府责任

在健康教育与健康促进领域，“健康素养”一词最早出现在1974年一篇题为“Health education as social policy（将健康教育视为社会政策）”的论文中。1998年，世界卫生组织对健康素养的定义是：“健康素养代表着认知和社会技能，这些技能决定了个体具有动机和能力去获得、理解和利用信息，并通过这些途径能够促进和维持健康。”

2000年美国国家医学图书馆（NLM）提出的健康素养概念为“个体获得、理解和处理基本的健康信息或服务并做出正确的与健康相关的决策的能力”。目前，WHO和NLM的这两种定义被政府机构和学术界广泛接

受，这两种定义都说明了健康素养是健康教育和健康促进的结果，强调个体对基本健康常识与技能的把握。公众接受教育的水平、所处的社会文化环境、健康信息的可读性和健康服务的可及性等因素都影响着公众健康素养的高低。高健康素养表示个体掌握了较高的健康知识和技能，面对健康问题时能理性地思考和分析，并以科学的方法进行处理，使个体达到最好的健康状态。

2015 年 12 月，针对近年来我国居民主要健康问题和健康需求的变化，国家卫生计生委组织专家进行修订，编制了《中国公民健康素养：基本知识与技能（2015 年版）》。希望提高居民获取和理解基本健康信息与服务的能力，并运用这些信息和服务作出正确决策，以维护和促进自身健康。

大众传媒作为面向社会传播信息的工具，不仅承担获取和传递信息的职能，同时还具有教育社会民众的作用。其信息经过记者、编辑等把关处理，面向全社会广泛传播，内容具有权威性，居民认可度高，影响公众健康素养的认知、行为和技能。而卫生部门和相关医疗机构作为第一线接触居民健康问题的单位，在提高居民健康素养方面具有必然的义务和天然的优势。本节通过“超级细菌”这一突发公共卫生事件审视广州地区媒体和卫生、医疗机构在提高居民健康素养方面的现状和问题。

在广州地铁“超级细菌”事件中，《南方都市报》《广州日报》《羊城晚报》等多家媒体均从事件起源、事件影响、防治方式、相关部门回应等多个角度予以报道，而《健康时报》《家庭医生》等专业性媒体则对防治超级细菌问题给予大篇幅介绍。出现这一差异，一方面是由于两类媒体的自身定位不同，综合性媒体需全面宏观展示整个事件涉及的方方面面，而专业性媒体只需要从健康角度深入挖掘。另一方面，还与综合性媒体的人员设置、版面安排有关系。然而健康问题无小事，我们不能确保每一个居民都能从专业性媒体上获取信息，综合性媒体在健康问题上也需要注重细节、挖掘深度。

（一）综合性媒体健康报道应挖掘专业性和深度性

媒体报道突发公共卫生事件需遵循公共、公开、科学、全面的原则。其中科学的基础来自“专业性”，全面的重要含义是“深度”。

笔者通过采访了解到南方都市报先后有四位记者参与报道地铁“超级细菌”事件，如《广州市卫计委发布地铁“超级细菌”预防建议》《广州地铁超级细菌其实是老菌种》等。参与报道的其中一位记者告诉笔者，类似于这种突发性公共卫生问题，会根据具体事件所涉及相关领域进行安排，比如“超级细菌”事件分别派出教育线、卫生线、社会线的记者出动报道。但卫生线的记者一般不是医学专业出身，这通常是当前许多媒体的共同现状：招聘记者时无强制专业要求，更看重作品和实践，尤其是在健康、绿色等版面招聘员工时，并不要求一定是医学相关专业出身。因此大多数记者在报道健康性突发事件时缺乏对相关知识的专业了解，过程依赖专业权威人士解答和知识性科普，在深度挖掘事件背后的故事时缺乏动力和能力，导致报道流于表面化。

本次广州地铁“超级细菌”事件的报道中，有不少媒体提到抗生素的问题。如《南方都市报》的《广州地铁检出“超级细菌”》中提到“生病时，则不要自行服用抗生素，而应遵从医生指导；已经在服用抗生素的患者，要严格按照药物使用规定科学用药”。抗生素滥用问题近年来走进人们的视野，常见的抗生素争端诸如“个别医护人员为了灰色收入滥用抗生素、患者盲目谨遵医嘱”“患者缺乏基本健康常识，滥用抗生素”，此次地铁事件中涉及的抗生素问题引起了网络舆论的关注，但绝大多数媒体并未就此问题进行深度挖掘。在日常健康传播方面，极少数媒体就该问题进行专题报道，如《南方周末》分别在2010年、2012年、2013年、2015年进行了专题报道：《是什么造成了抗生素滥用》《将抗生素围剿到底》《养殖业的抗生素之殇》《抗生素归途：半随流水，半入尘埃》。

（二）媒体健康版面的定位设置与内容安排

这些年，各类媒体的健康栏目如雨后春笋般涌现，纸媒、电视、网络几乎无一不设置健康栏目和板块，现代传媒不仅要在新闻领域有一番拼抢，健康领域也同样是各类媒体展开竞争的一片“热土”。当新闻内容要讲究分众传播时，健康内容却恐怕是大众都普遍关注的；当物质生活条件不断改善提高时，人们都希望拥有健康的身心去投入工作、享受生活。如《南方周末》的“绿色版”涉及环保、医疗卫生和健康议题；《南方都市报》曾开通的“南都养生”公众号，以及后来的“南都鉴定”版面，对生活当中一些“所谓的常识”进行检验，并提供真相的科普；《羊城晚报》的《天天健康》每日更新健康资讯和活动。然而由于日常运营的需要，许多媒体的健康版面仍会充斥着保健用品、妇科诊疗、种植牙、糖尿病等商业广告，这些广告通常以大幅版面的软文形式出现，严重浪费了公众获取健康信息的版面资源。

健康版面如何利用才能起到提高公众健康素养的作用，学者郑丽红提出应遵循五个原则，即新闻性、实用性、贴近性、针对性、科学性。新闻性即类似“超级细菌”这样的突发公共卫生事件。实用性即人们阅读健康版面，肯定希望学习到一些具体的保健方法，那么介绍这些方法的文章就要有可操作性、易学易用、简单有效，也就是“实用”。具体需做到栏目设置贴近生活，图文清晰通俗易懂。如《深圳特区报》常设有《健康提醒》栏目，对大家易忽视的一些健康问题作出提示，如《冬天吃火锅小心涮出“痛风”》《“暖宝宝”贴不宜直接与皮肤接触》。贴近性即指讲究与读者互动、紧随气候变化、抓住疾病日的契机。针对性即针对不同的人群推出专门系列。科学性即以科学性的权威解读误区的文章为大家拨开迷雾、答疑解惑，防止公众道听途说、以讹传讹地得到一些错误的“健康知识”，或是只知其一不知其二地片面了解一些健康知识，然后陷入误区，错误地或不得要领地进行保健。

（三）医疗卫生机构应多渠道多形式开展健康宣传教育

1. 抓住第一时间综合利用多种渠道开展健康科普教育

医疗卫生机构是接触患病人群的一线领域，能最前沿最直观地了解公众的健康状况。在广州地铁“超级细菌”事件中，广州市中山大学附属第一医院的官方微信号还是像平常一样进行健康资讯的更新，并没有抓住这个有利时机利用自身资源推送“超级细菌”的相关信息。

2. 借用媒体平台面向公众开展健康素养传播应通俗易懂

医疗机构的健康传播教育通常以健康讲座、橱窗专栏的形式在医院内部展示，所面向的人群集中而有限，参与讲座的更多的是当天来医院治疗的患者及其家属，而健康人群可能因无法获知信息而无法参与，使得健康教育对于这部分人群来说也就起不到防治意义，因此借用大众传媒平台面向全社会传播是不少医疗机构已经开始尝试的做法。如中山大学附属第一医院曾联合《广州日报》开展健康专栏，鼓励内部医生向报社投稿，这既是对医院的一种营销宣传，也是面向公众的健康教育。问题的关键是如何平衡宣传与科普二者的关系。中山一院的相关负责人告诉笔者，过去医院在报纸上发表的文章多半过于学术，晦涩难懂，无法激起人们阅读的兴趣，也就无从谈教育的作用了。因此在面向大众传播健康知识时，医护人员首要的是将专业医学术语以人民群众喜闻乐见的形式传播，比如漫画、图标等可视化呈现。

3. 政府卫生部门应以政策化手段加强

对于政府来说，首先需要明白健康教育的范围，健康教育不仅仅是通常所认为的针对疾病的基础防治，还包括健康的理念以及健康的生活方式。党的十八大报告指出，健康是促进人的全面发展的必然要求。没有健康就没有一切，健康是经济社会发展的前提和保障。保护人民群众的健康，是政府各部门的责任和义务。健康素养水平的提高受政策、经济、风俗习惯、教育、卫生发展水平等因素的影响和制约，是一个社会系统工程，需要全社会的共同努力。应进一步完善“政府主导，多部门合作，全社会参与”的健康促进工作模式。卫生部门是医疗机构的管理者，应不断整合健康教育资源，采取多种形式，充分利用传统媒体和新媒体平台，普及推广《中国公民健康素养：基本知识与技能（2015 年版）》和“健康 66 条”，大力传播“中国公民中医养生保健素养”等知识与技能。拓展健康促进医院、健康促进学校、健康促进机关、健康促进社区、健康促进企业等健康场所和健康教育基地建设，发挥场所和基地的示范效应和辐射效应。将健康素养纳入经济社会发展综合评价指标体系，科学指导健康素养促进行动工作。加大财政投入，整合资源，不断提高健康素养监测工作水平。

第五节　深圳血液中心“高薪门”事件与风险沟通

一、事件概述

血荒——这个近几年来笼罩在全国医疗卫生系统的幽灵，因为一次媒体“误读”报道，给年轻、充满活力的城市深圳，蒙上了一层阴影。

2015 年 7 月 7 日，《广州日报（珠三角版）》刊登《血液中心薪酬人均 35. 7 万》《血液中心工资高福利好　人均薪酬支出 35. 7 万元》的报道，指出深圳市血液中心人均工资福利高达 35. 7 万元，而同属深圳市卫计委系统内的单位，职工薪酬垫底的市新建市属医院筹备办公室，人均工资只有 10. 5 万元。最低与最高，相差超过 25 万元。报道还称，市血液中心的工资水平甚至比上级单位市卫计委还要高出一倍多。

表 3－3　深圳市卫计委公布系统内 15 家单位 2015 年预算

预算单位花钱能力前五名	单位名称	人员支出	实际人数	平均工资福利
预算单位花钱能力前五名依次是：市卫生和计划生育委员会（事业）本级预算 53 536.75 万元，市疾病预防控制中心预算 42 568.23万元，市职业病防治院预算 11 046.32万元，市血液中心预算 10 072.89万元，市慢性病防治中心预算 8 875.27 万元	市血液中心	3 246.59 万元	91	35.7 万元
	市医学信息中心	421.24 万元	16	26.3 万元
	市疾病预防控制中心	5 951.00 万元	227	26.2 万元
	市医学继续教育中心	258.98 万元	10	25.898 万元
	市慢性病防治中心	2 813.61 万元	121	23.3 万元
	市医疗卫生专业服务中心	1 025.80 万元	47	21.8 万元
	市人口和计划生育科学研究所	279.47 万元	15	18.6 万元
	市卫生和计划生育委员会	1 930.66 万元	109	17.7 万元
	市职业病防治院	5 395.84 万元	304	17.7 万元
	市卫生监督局	1 638.86 万元	101	16.2 万元
	市急救中心	981.85 万元	61	16.1 万元
	市计划生育服务中心	1 205.36 万元	75	16.1 万元
	市计划生育协会	80.14 万元	5	16.028 万元
	市健康教育与促进中心	288.91 万元	19	15.2 万元
	市新建市属医院筹备办公室	242.59 万元	23	10.5 万元
（除不尽的为四舍五入，保留小数点后一位）				

资料来源：周伟良．血液中心薪酬人均 35.7 万．广州日报，2015－07－07.

报道一经刊出，立刻引来了舆论的强烈反应。公众的目光聚焦在深圳血液中心的“反常”高薪，有网友表示，“收入这么高？是不是卖我们的血”“我以后再也不献血了”……舆论从最开始的质疑血液中心职工的高工资，发展到怀疑血液中心、血站卖血牟取暴利。尤其值得注意的是，作为献血“宣传队”的红十字会，看起来与“高薪”无关，却也牵扯其中，备受诟病。

“高薪”事件给深圳无偿献血事业带来了很大影响。据介绍，深圳市血液中心平时日均献血数有 250 人，从报道发出当天开始，人数几乎呈对半减少，9 日，到该中心献血的人数下降至 110 人。市民对血液中心的信任受到打击，献血积极性大大降低。“这种情况相当危急。”血液中心副主任卢亮警告称。献血量减少，导致很多医院出现用血紧张，需稳定输血的地贫儿受到直接影响，而有些医院也不得不推迟部分择期手术。媒体误读“高薪”报道导致的结果是，在短短三天时间内，深圳陷入了“血荒”。

深圳市卫生系统采取积极的举措，应对这次舆情危机。一方面，通过新闻媒体及时对大众公开事情缘由：报道刊登当天下午，市卫计委召开新闻发布会，对血液中心高薪给予了比较详细的解释，第二天各大媒体纷纷予以报道，比较清楚地说明了“高薪”的原因，解答公众心中的疑惑；另一方面，积极应对出现的血液库存不足问题。将第四届“白衣天使献血月”活动提前一个月举行，7月10日启动并持续两个月，医护人员是深圳市献血比例最高的群体，这大大缓解了血液库存压力。7月12日，市血液中心举行无偿献血开放日活动，邀请市民参观血液采集流程，了解献血背后工作人员的付出。

在这期间，媒体都在不间断地对事件进展予以报道。最后，由“高薪”误读报道引发的医院用血紧张问题，在政府、媒体和社会公众的联合行动下，得以解决，深圳渡过了这一次“血荒之灾”。

二、舆论走势分析

事件的由头，是2015年7月3日，深圳市卫计委在官网公布了“2015年深圳市卫生和计划生育委员会部门预算”。该预算清单包含了市血液中心在内的15家卫生系统单位。7月7日，《广州日报》率先对预算情况进行了报道，并引爆了血液中心“高薪门”议题。此事件渐渐接近尾声是在9月9日，“白衣天使献血月”活动结束之后。故研究选取了7月7日—9月9日之间的《深圳特区报》《深圳商报》《深圳晚报》《晶报》《广州日报》《信息时报》《羊城晚报》《新快报》《南方日报》《南方都市报》十份在粤报纸针对该新闻事件的相关报道，初步统计为43篇，此结果或有疏漏。

（一）曝光期：“高薪”议题突出

7月7日，《广州日报（珠三角版）》率先报道了深圳血液中心人均薪酬35.7万元。报道主要是基于深圳市卫计委在官方网站公开的系统内15家单位的预算，一篇主要报道了“今年预算增长三成”“6家单位薪酬未达到平均水平”“因公出国（境）费用为0”“13家单位未实行公车改革”等议题。另一篇《血液中心工资高福利好　人均薪酬支出35.7万元》是单独成文，作为一篇文章刊出。果然，最受读者关注和被讨论最多的正是血液中心高薪酬这一议题。报道称，血液中心人均工资福利35.7万元，比其上级单位深圳市卫计委还高了一倍多，比人均工资最低的深圳市新建市属医院筹备办公室多出约25万元。这则报道迅速引起了全国对深圳血液中心的关注，社交网络上出现了很多负面的言论，民众借几年前的“血浆浇花”“红十字会”等负面话题，表达对血液中心的不满。

（二）扩散期：官方发布会予以澄清

7日下午，深圳市卫计委紧急召开新闻发布会，同时在官方网站和微信公众号上发布通告，对“血液中心人均薪酬35.7万元”的问题予以说明。

研究选取的广东省十家报纸在8日均对此发布会作了报道，而且报道的口径基本一致，援引卫计委官方说法——血液中心实际人均工资福利支出预算应该为19.68万元。报道集中反映总支出与人数不配比是计算出错的主要原因。据了解，深圳市血液中心历年一直将临聘人员的“工资福利支出”在“基本支出”编列，因此该单位预算“基本支出”中“工资福利支出”反映的是单位在编和临聘人员的费用总额，在计算人均“工资福利支出”时，应当按在编和临聘人员的总人数来计算。2015年血液中心在填制预算“基本情况”表中的人员信息时只填报了在编人员91人，没有填报预算编制时的临聘人员74人，因此实际在职人员总人数应为165人。此前记者计算时，是以预算总数除以人数，如果按在职人员总人数165人计算，那么实际人均工资福利支出预算应当是19.68万元。

8日，此次研究所选择的十份报纸，无一例外全部报道了深圳市卫计委的发布会。报道几乎全都是援引了发布会上深圳市卫计委对薪酬计算方式的解释，将临时聘用人员也计算进去，认为7日媒体所报道的高薪酬是“误读”“漏算”“失误”。

然而，并不是所有媒体都完全听信深圳市卫计委的官方解释。《南方日报》采用“记者手记”的形式，对财政预算公开透明发起进一步的追问；《南方都市报》则以更为开阔的视野，解读了深圳40多家市一级部门的经费预算，为读者提供了比较全面、客观的对比。

（三）爆发期：深圳血库告急

献血问题是一个敏感而极易引发公众关注的话题。在此次薪酬风波中，深圳市血液中心、血站曾一度被市民质疑是否拿着“卖血钱”发工资。近年来，献血问题是一个敏感议题，几年前就曾因“血浆浇花”“贩血产业链”而备受关注。血液中心的高薪正好刺激了人们对献血的质疑，不透明的献血用血制度，再加上血荒在最近几年来一直影响着病患用血，公众自然将矛头对准了献血制度本身。

虽然当地政府及时发声，对高薪酬予以解释，然而，并没有完全打消公众对血液中心的质疑。最直接的表征就是，连日来到血液中心献血的市民成半减少，导致的后果就是深圳出现了用血紧张。

7 月 9 日，深圳市卫计委召开通气会。10 日，媒体纷纷报道深圳出现血荒，各医院用血告急。“收入这么高？是不是卖我们的血”“我今后再也不献血了”……尽管深圳市血液中心工资福利事件已经澄清，但网络上仍议论纷纷。这些负面的议论导致深圳连日来的献血量直线下滑。[①]

其间，更有网络舆论将矛头对准了红十字会，认为红十字会在献血利益链条里占据位置。

（四）延续期：政府风险应对

政府部门为缓解医院用血紧张，采取了一系列措施应对风险。比如，7 月 10 日，第四届“白衣天使献血月”活动提前一个月举行，医护人员是深圳市献血比例最高的群体，能暂时缓解血荒；7 月 12 日，市血液中心举行无偿献血开放日活动，邀请市民到该中心观看，了解献血流程。

媒体在此期间，一直在跟进报道，树立典型形象，如深圳市血液中心的职工袁华、刘衡双双献血次数达百次，以呼吁广大市民献血挽救生命。

三、舆情议题分析

（一）舆情危机爆发

深圳是我国无偿献血制度的开先河者。1993 年 5 月 8 日，深圳市红十字会和当时的深圳市中心血站首次走上街头宣传无偿献血，到 1998 年无偿献血就已能完全满足全市的临床用血。可以说，深圳的无偿献血事业发展水平一直遥遥领先，并引领着我国无偿献血事业发展的方向。[②]

然而，深圳的献血制度又是如此脆弱。“高薪门”之后的第三天，深圳就宣告血库告急！政府不得不出台紧急措施，发动社会群体献血，以确保医院用血安全。

---

① 赵鸿飞．深圳血库近日告急！深圳商报，2015－07－10.

② 余海蓉．无偿献血成为深圳人文明习惯．深圳特区报，2015－07－08.

（二）政府部门风险管理

表 3－4　“高薪门”事件后深圳市卫计委系统风险应对举措

时间	深圳市卫计委系统风险应对举措
7 月 3 日	卫计委官方网站公开卫生系统预算方案
7 月 7 日	卫计委公告《对媒体报道“深圳市血液中心薪酬人均 35.7 万元”情况说明》
7 月 9 日	卫计委召开通气会，市血液中心宣布血库告急
7 月 10 日	第四届“白衣天使献血月”活动启动
7 月 12 日	市血液中心举行无偿献血开放日活动
7 月 20 日	“白衣天使献血月”活动第 2 场
9 月 8 日	“白衣天使献血月”活动第 34 场

从以上表格可以看到，深圳市卫计委在舆情爆发之后以及整个舆情引导当中，是以非常积极的态度在行动，一方面及时召开新闻发布会，通过媒体公布紧急情况；另一方面发动社会群体，鼓励献血以补充血库。

对于“高薪”的解释，官方将原因归根于“预算编制统计口径变化”，并强调“市血液中心业务收入与在职人员工资福利不挂钩”，以回应外界质疑。研究选取的样本媒体报道口径基本与此一致。有突破、有亮点的是《南方都市报》7 月 10 日报道《深圳 60 余政府机关人均年薪：前海管理局人均 43 万》，深圳市卫计委解释血液中心人均支出应为 19.68 万元后，有外界声音称还是高。对此，深圳市血液中心副主任卢亮向南都记者进一步解释称，血液中心 165 名在职人员中，有 82 人是具有中高级职称的专业技术人员，占 49.7%。对于在编人员和临聘人员工资分别是多少，卢亮表示没算过，“临聘会低一些，在编的高是因为高级职称多，91 名在编人员中有 41 个高级职称、71 个中级以上职称”。这进一步回答了血液中心出现高薪的原因。

（三）媒体报道数量分布

从图 3－12 可以看到，7 日的两篇报道引爆了“高薪门”事件，一直到 7 月 13 日，媒体都保持较高的关注度。此后，进入平缓期，只有两家媒体各有一篇相关报道，9 月 9 日几家媒体集中报道了一次。

从报道时间分布可以发现，报道集中于政府采取举措的第二天——大多数都是对政府新闻发布会或举办的活动的报道。

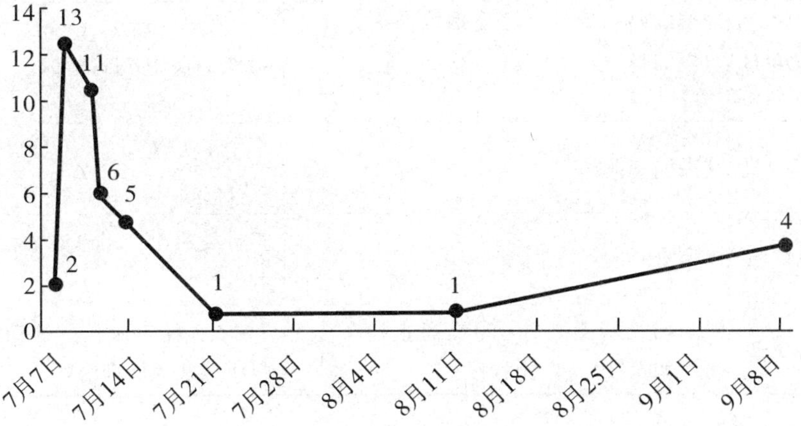

图3－12 “高薪门”事件报道数量趋势

（四）媒体报道议题内容分布

表3－5 “高薪门”事件媒体报道议题内容分布

时间	报道媒体	报道数量	报道议题
7月7日	《广州日报》	2	首次披露血液中心“高薪”
7月8日	《深圳特区报》《深圳商报》《深圳晚报》《晶报》《广州日报》《信息时报》《羊城晚报》《新快报》《南方日报》《南方都市报》	13	集中报道卫计委新闻发布会；《南方日报》《羊城晚报》评论质疑信息公开度不够；《南方都市报》报道“三公经费”
7月10日	《深圳特区报》《深圳商报》《深圳晚报》《晶报》《广州日报》《羊城晚报》《南方日报》《南方都市报》	11	集中报道深圳血库告急；《深圳特区报》专题报道城市无偿献血历史；《南方都市报》统计60多个政府部门预算报告
7月11日	《深圳特区报》《深圳商报》《晶报》《新快报》	6	“白衣天使献血月”活动启动

（续上表）

时间	报道媒体	报道数量	报道议题
7月13日	《深圳特区报》《深圳商报》《深圳晚报》《广州日报》《南方日报》	5	血液中心开放日活动
7月21日	《深圳商报》	1	“白衣天使献血月”活动第2场
8月11日	《信息时报》	1	卫计委对比广州血液中心人均收入
9月9日	《深圳特区报》《深圳商报》《深圳晚报》《广州日报》	4	“白衣天使献血月”活动第34场走进北大深圳医院

媒体报道的议题相对比较集中，7月7日，《广州日报》是首家报道血液中心薪酬的媒体，而事实上，该报道并不是仅仅关注血液中心薪酬，同时还报道了“三公经费”等其他议题。但由于血液中心跟公众的知情权、生命健康息息相关，更重要的是，我国实行的是无偿献血制度，医院供血很大程度上要靠普通公众的志愿献血，因此，当主管血液采集、保管和使用的血液中心出现反常的高薪，自然而然会引起人们的高度关注。

从7月8日开始，这十份报纸都对这一事件展开报道。从表3－5可以看出，媒体的议题设置主要是围绕政府的风险管控展开的，几乎报道的都是政府层面，如新闻发布会、政府组织的群体献血活动等。

四、小结

血荒，曾经只是一只时而闪现的幽灵，而如今，已然成为一种常态。

2007年6月14日，时任卫生部党组书记的高强在全国无偿献血表彰电视电话会议上直言：“有的地方出现临床供应短缺，甚至引发‘血荒’。”——这被认为是最早承认“血荒”存在的官方记录。

到了2009年，血荒在春秋季节频繁出现。2010年冬天，北京某大医院各个血型的库存连最基本量都不够，以至于医院男医生都被抽走去献血了，“不计血型，只要健康就行”。——这也是官方认可的“供血紧张常态化”的节点——2010 年年末。①

深圳市是我国最早探索无偿献血制度的城市，并取得了成功，一直为其他地方起着先行者的模范带头作用。然而，从这次血液中心“高薪门”事件来看，城市的献血制度是如此脆弱，舆论危机的第三天就面临血荒的困境。这对城市的管理和危机应对提出了更高的要求。

（一）风险管理灵活及时

从整个媒体事件来看，政府“风险管理”的有关措施，一方面是跟媒体合作，是媒体议程设置的基础之一；另一方面则是与公众互动，赢得信任。在持续近两个月的新闻事件报道里，媒体的主要议程设置是随着深圳市卫计委和血液中心的新闻发布会、通气会以及开展的系列活动进行的。

最早，媒体报道的焦点是为何血液中心会出现高薪，从财政制度和计算角度出发，帮助公众了解。当舆论继续发酵、出现危机的时候，媒体成为传达医院险情和政府行为的有力“传声筒”，呼吁广大市民积极献血，挽救生命。与此同时，媒体也塑造了一些典型形象，以鼓励公众学习。在这当中，政府部门具有天然的科学性和权威性，在风险事件发生时，及时主动公开信息，引导舆论走向正常轨道。

（二）对多元、专业报道的诉求

在深圳血液中心“高薪门”事件中，媒体在很大程度上是扮演了“传声筒”的角色，并没有实现其监督等职能。首先表现在对高薪的解释上，样本选的几乎所有媒体，一边倒援引政府发言人的说辞，既没有深入质疑，也没有尝试寻找其他原因。不同意见的声音和更深层次的追问，多来自国内其他媒体，如《新京报》评论《深圳血液中心薪酬争议中的未竟之问》，质疑财政的公开透明，追问该单位是否存在人员超标等问题。这可能与本地媒体作监督报道难度较大有关。

医疗卫生领域是一个专业性比较高的领域，对从事该领域报道的人员也有着一定的专业素养要求。此次事件，由媒体“误读”引起，起初并不是医疗领域的话题，最后转向了医疗卫生系统，引起了公众不必要的担忧。这一方面说明媒体从业者的专业素养有待提高，另一方面，也说明媒体在教育大众上做得还有所欠缺。

深圳血液中心“高薪门”事件，系由媒体对政府预算的报道引发。笔

---

① 蒋昕捷，张路延．血荒要命　血头重来．南方周末，2012－06－15．

者联系了最早报道血液中心高薪的广州日报的一位编辑，据他介绍，当时卫计委发给各家新闻单位通稿，只有广州日报去“做除法”计算了血液中心的人均工资收入，并发掘了这个新闻点。因为报道的依据就是卫计委提供的官方数据，这位编辑称，报道记者没有因此承担过错，但是报社领导出面予以了道歉。

在此次事件报道中，尤为突出的是《南方都市报》带来的报道。几乎所有的媒体都在做政府“传声筒”的时候，该报报道保持理性和客观，对更多的政府公开信息予以充分的解读，采访政府部门核心人员，及时披露重要的信息，满足了公众的知情权。

（三）“躺枪”的红十字会

在这次“高薪门”事件中，意外被舆论击中的是红十字会。

在我国，血液采集、管理主要是靠血液中心以及血站，红十字会在其中起到的是配合宣传、召集管理志愿者等作用。然而，2011 年的“郭美美”事件后，全国血液供应紧张的局面再度雪上加霜。究其缘由，主要是中国红十字会承担了无偿献血的宣传职责，同时部分省市的采供血机构仍挂着红十字会血液中心（血站）的牌子。

在血液中心遭受质疑之后，红十字会意外被舆论击中，出现很多关于红十字会的负面言论。这一方面暴露了公众的盲目非理性，另一方面，也是更为重要的，给政府部门以及其他社会公共机构组织提出了一个警醒，那就是要重视公共关系工作，经常与公众互动，增进了解，在危急时刻赢得信任与支持。

第六节　突发公共卫生事件的舆论引导与反思

突发公共卫生事件指突然发生，造成或者可能造成社会公众健康严重损害的重大传染疫情、群体性原因不明疾病、重大食物和职业中毒以及严重影响公众健康的事件。[①] 公共卫生问题是一项重大的社会问题，关系到人群整体健康水平和生活质量，突发公共卫生事件直接关系到公众的健康、经济的发展和社会的安定，并日益成为社会普遍关注的热点问题。

广东省是我国经济发达地区，政府职能、公共服务和信息公开方面的工作走在全国前列。然而，从健康传播研究的视域出发，依然存在很多问

① 周宣开．卫生检验检疫．北京：人民卫生出版社，2006：311.

题，政府、媒体和公众三方在突发公共卫生事件面前，所做的依然不够，能做的尚未做到足够好。尤其是在互联网众声喧哗的背景下，面临风险管理的挑战更为严峻。

突发性事件发生之后，首先要做的是保证信息畅通，及时公布事件进展和影响，以满足公众的知情权，避免谣言和恐慌出现。自2003年“非典”事件之后，我国的信息公开制度正在一步步完善，政府的危机管理能力也在逐渐提高，并且广东省建立了突发公共卫生事件管理信息系统，各地一旦发生情况立即上报，便于采取行动，从而提高了反应速度。

媒体在公共健康事件中起着非常重要的作用，传递信息和教育大众是媒体的基本职能。我国每年发生大量的医疗卫生事件，可以说是新闻的“富矿”。以往大众传媒有关医疗问题的报道，特别是涉及纠纷的报道，业已形成以下几类基本框架。第一，我国医疗体制长期是以药养医，医疗乱象频出，伤及民众；第二，医患关系中信息不对等，患者是弱势群体，居于劣势地位；第三，医疗行业缺乏有效监管，纠纷发生时权威部门、主管部门反应慢，介入少，解决问题力度不够。这些框架促成医疗新闻传播者的惯性思维，指导具体报道实践。[①]

媒体具有深远的影响力。人们头脑中形成的对外部客观真实世界的“主观真实”被传播营造的“拟态环境”所左右，通常“我们认为消息就是环境本身”。“媒介真实”远远超越了客观真实，限定和修改着个人对客观真实世界作出反应。媒体报道的失衡首先体现在消息源上。平衡是新闻报道的一个基本原则，要求充分呈现各方观点，让意见自由表达，但是，在有些媒体的报道中，只有单一的消息源，其他相关方均保持沉默，这无疑会给读者带来误导。回顾2015年广东突发性健康事件，不难发现，医疗卫生新闻援引政府部门的话语占绝大部分，虽然政府具有天然的权威性，且能提供大量消息线索，但是媒体在传递信息的同时，应该从受众的角度出发，做到解读准确、通俗易懂。比如，深圳血液中心“高薪”报道刊出当天，深圳市卫计委即召开新闻发布会，省内各大媒体均予以报道澄清，并通过网站、微信公众号等公布，让公众在第一时间了解情况。

新闻追求时效性和新鲜性，大众媒体的报道往往是在疾病周期的某些节点上，而医疗行为是一个持续性的、复杂的过程，媒体对当时掌握的片断的、零碎的“消息碎片”进行快速报道，这些报道往往与事件本身存在重大出入，不能反映医疗问题的整体面貌。因此，媒体在报道中应当注

---

① 牛卫红．对当前我国医疗报道的反思．当代传播，2014（4）．

意，谨慎使用带有结论性质的叙述语言，或结束性的报道，以避免被误认为“定论”。

一、当前我国突发公共卫生事件舆论引导中存在的问题

突发事件网络舆论属于伴随着新兴媒体发展起来的新兴舆论形态，在对其进行引导和管理时无论从思维还是行为上都存在问题：

1.“扼杀”的多，“疏通”的少

由于网络舆论没有先审后发的机制，多是由个人形成观点发布于社交媒体之上，故存在着极大的随意性，语言也较为随意和混乱。另外，社交媒体的普及和其使用人群的大基数，使得网络舆论形成拥有海量的资源。鱼龙混杂和良莠不齐的网络舆情，对网络监管“把关人”对信息和观点的审核与把关提出了巨大的挑战。目前来看，我们多数的做法是“扼杀”，而缺少“疏通”。例如，我们经常能够发现新浪微博上关于某些突发事件的原微博和相关评论被删除。

2. 舆论引导的“反射弧”长

在新媒体环境下，特别是网络媒体出现之后，政府和官方新闻媒体在控制舆论形成和发展方面丧失了主动性。越来越多的消息源和越来越快的传播速度迫使政府加快步伐跟进和密切关注网络舆情。

3. 网络舆论的非理性

在网络上，人们进行人际传播、群体传播不再是面对面，取而代之的是用独有的网络代号进行交流。而这些代号又是匿名的，即便你发表了不真实、违反社会道德的言论，也不用像现实生活中那样受到周围人异样的眼光甚至是谴责。这样一来，网络上信息来源的真实性也就无从考证。大多数网民面对这样的消息时，很少质疑其真实性进而辨别真假，而是表现出一种群体的盲从与冲动。在关系到自身生命安全健康的问题上，尤其是面对普通公众并不大了解的医疗卫生专业领域时，更加容易受到网络舆论的裹挟，甚至引发伤害医生、捣乱医疗秩序的极端行为。

二、我国应对突发性公共卫生舆论的措施

新的媒介环境造就新的舆论形态，网络舆论的特质与传统媒体上的舆论有着极大的不同。在对其进行引导的时候，不能用传统舆论时期的思维，而必须进行思维的更新；同时，配合思维上的更新，行动也需有所改

进与升级。

首先，突发公共卫生事件管理体系快速响应。自 2003 年 SARS 疫情引发我国对突发公共卫生事件的关注以来，我国目前已经建立了一个比较完整和健全的突发公共事件的管理体系，这个体系的建立对突发公共事件网络舆情的管理有着重要的影响。根据相关规定，突发公共事件发生后，其处置在需要领导的同时，也需快速反应和协同应对。例如，当 2015 年 MERS 疫情话题在中国不断“发酵”时，尤其是民众将舆论的重点放在对韩国以及韩国政府的指责上时，中国政府和各级新闻媒体对我国全力救援进入我国的韩籍男性病例的情况进行了大篇幅的报道，并且不断跟进救治进度。其目的首先是表明我国对于抗击 MERS 病毒疫情的决心和努力；其次是想通过救治病例传递社会正能量，稳定公众情绪，同时顺势将公众的眼球吸引至提升预防 MERS 病毒上来。

其次，网络舆情监测系统的建立与应用。目前，我国公共卫生舆情监测已经在全国范围内展开。同时，对于相关舆情的监测我国已经有了相应的技术支持，并在实际应用中得到了发展。在对 MERS 疫情进行舆情整理时，我们发现包括乐思网络舆情监测系统、火线舆情监测软件在内的多家网络舆情监测系统都对 MERS 疫情的相关舆情进行了密切的跟踪监测，并及时地发布了相关舆情信息和舆情报告。这些数据对政府和新闻媒体如何进行有针对性的舆论引导和治理提供了方向和意见建议，也使得相关的舆论引导工作更加卓有成效。

再次，政府和媒体行动及时而公开。回顾 2003 年 SARS 疫情，政府和媒体的最初做法是“避而不谈”，疫情信息的不及时公开和消息发布的滞后反而引起了社会上的各种猜疑和恐慌。而在 2015 年 5 月发生的 MERS 疫情中，我们看到包括中央在内的各家新闻媒体都通过各种媒介渠道，在第一时间发布了疫情信息和相关病例的救治情况，甚至也对疫情最为严重的韩国国内的相关情况进行了及时跟进与报道。从隐瞒到公开，公众可以通过各种媒体得知现有的疫情发展情况，也让公众对 MERS 疫情有了理性判断。同时，有关 MERS 病毒包括背景知识、预防措施等科普知识更是成为新闻报道的重点所在。在新媒体技术的支撑下，大数据平台的应用和可视化、图解新闻的出现，使新闻媒体可以用更加直观和通俗易懂的方式让公众对 MERS 有进一步的了解，这从一定程度上缓解了 MERS 疫情在中国社会所引起的恐慌。

三、对突发公共卫生事件新闻报道及舆论引导的建议

在突发公共卫生事件中，虽然深度报道偶有增加，但在仍以消息为主要报道类型的情况下，以独发新闻为主的处理方式显得有些单薄。医疗报道对现实社会的影响不容忽视。医学是一门自然科学，尽管现代医学技术迅猛发展，但它依然有无法解决的疑难杂症，有不可知性。大众传媒应该认识到医学科学的特殊性，尊重其规律，不任意误导公众、歪曲事实，真正做到医疗报道的健康传播。

拉扎斯菲尔德和默顿在《大众传播、大众鉴赏力和有组织的社会行动》（1948）一文中写道："大众媒介是一种既可以为善服务，又可以为恶服务的强大工具；而总的来说，如果不加以适当的控制，它为恶的可能性更大。"在现代社会，大众媒体是社会的神经中枢和社会力量的源泉，它不仅以其特有的视角和特定的密码报道社会、解释社会、分析社会，还以它独立的意志和价值标准影响社会、建构社会和引导社会。

因此，媒体要提高社会责任感，强化其"社会公器"的功能，尽可能抛弃既有倾向，警惕产生新闻报道的预设立场，做到最大限度的客观和公正。

（一）秉持科学传播观念

医疗报道应该秉持科学的观念、科学的意识，医疗报道的合法性和合理性建立在其科学性的基础之上。从事医疗报道的媒体工作者应严肃理性地进行健康知识的生产和传播，科学引导公众，普及医疗健康知识，更新公众健康观念。

医学不仅仅是科学，它本质上也是人学。与其他学科相比，医学的人文性尤其突出。而健康传播自 1992 年提出以来，就是以人人健康为出发点，运用各种传媒渠道及方法，为维护和促进人类健康的目的而制作、传递、分散、交流、分享健康信息的过程。医学与健康传播有许多价值共通之处，因此医疗报道更应该建立人本观念，着眼现实社会和整体生活环境，深入人的精神世界，全面均衡报道，引导公众正确认识生活中所面临的各种风险，提高全民健康素养。

此外，要将遏制和控制舆论的工作思维转变为疏通的思维。新媒体技术的发展使得每个人都有"发声"的权利，引导公众积极而有力地发声要比堵塞、压制公众声音的做法更加可取，同时也有助于合理规避双方冲

突，减少衍生负面舆论的发生。

（二）建设专业化队伍，刊发专业化报道

提高医疗报道水平的关键在于建立一支拥有丰富医学知识、专业化水平高的报道队伍。医疗报道从业者不仅应具有高度的新闻敏感性、过硬的新闻业务素质，更应该具备医学科学观念和科学态度，努力成为医学专业知识储备丰富，熟悉医学思维方式、思维习惯，对医学相关学科有一定研究并能融会贯通，熟悉运用医学的表达方式，长期扎根医疗报道的专业人员。

应主动发声而非被动应对。面对舆情声量的不断积累，政府和媒体可以通过相关数据的不断积累，预测和评估舆论可能发生和发展的趋势，从而提前做好应对准备。

（三）操作层面：着眼实处、加强平衡报道

新闻是平衡的艺术。孙旭培教授认为："平衡报道就是在突出报道一种主要因素时，还要顾及其他因素，特别是相反的因素；在突出报道一种主要意见时，还要注意点出其他意见，特别是相反的意见。"媒体是交换不同意见和观点的"公共讲坛"，因此应该用平衡报道的方式报道突发公共卫生事件，让各方有同样的表达机会。

用危机话语和法律话语介入突发公共卫生事件报道。在突发公共卫生事件报道中，应多从危机应对处理和健全法律法规的角度进行关注，让报道有新的话语形式介入，为卫生健康安全的解决提供新的思路。

呼吁社会成员间的互相理解信任。突发公共卫生事件经常容易引发公众的不信任、不理解，甚至恐慌。这是当前社会的信任危机在卫生健康领域的表现。而新闻工作者作为社会成员，应当尽量不要把个人对医方的信任危机的情绪带入报道中，而是站在伦理道德和人文关怀的角度对整个社会的信任危机进行剖析，对疫情的缓和与政府应对突发公共卫生事件措施的改进起到积极的推动作用。

第四章　2015年广东医疗纠纷事件与舆情分析

第一节　2015年广东医疗纠纷事件回顾

医患关系是当前医疗卫生事业中引人注目的一个重大问题。由于各种类型的医疗纠纷案件的发生，医患关系变得愈发紧张。因此，关注医疗纠纷、改善医患关系是目前公共卫生领域急需解决的问题。回顾2015年广东省医疗纠纷，有如下情况。

2015年，广东省医疗纠纷数量较2014年相比下降了11.32%。[①] 而在2010年到2014年间，广东的医疗纠纷是以每年30%到50%的速度增长。[②] 当2015年医调委服务范围扩展到深圳等地后，全省的医疗纠纷数量就开始下降，降幅在1%左右，其中英德、阳江、肇庆、清远和广州南沙、番禺等地的医疗纠纷量甚至下降了30%～50%。[③]

一、医疗纠纷及“医闹”事件的特点

（1）医疗纠纷多由医院内转到医院外解决，即第三方处理。据统计，广东和谐医患纠纷人民调解委员会2015年全年累计接到医疗纠纷案件2 470件，成功调解1 589件。[④]

（2）医疗纠纷案多发地为经济发展较好地区。最高为广州，占比26%，其次佛山占比13%，惠州占比13%。[⑤]

（3）医疗纠纷案集中在外科和妇产科。医疗纠纷在这两个科室出现概

---

① 黄宙辉，吴欣. 2015年广东医患纠纷总量下降而“医闹”案件上升. 羊城晚报，2016-03-05.

② 据广东和谐医患纠纷人民调解委员会提供。

③ 李秀婷，吴欣. 粤医疗纠纷案数进入下降拐点. 南方日报，2015-12-05.

④ 黄宙辉，吴欣. 2015年广东医患纠纷总量下降而“医闹”案件上升. 羊城晚报，2016-03-05.

⑤ 黄宙辉，吴欣. 广东：医患纠纷下降　广佛惠三地最多“医闹”. 羊城晚报，2016-03-05.

率更高的原因是外科和妇产科的手术较常见，医疗风险高，再加之医患沟通不到位，医患之间缺乏信任。

（4）医疗纠纷多发生在大、中型医院，特别是二、三级医院。医疗资源的分配不均，社会医院等重要力量仍未能发挥作用。

（5）医疗纠纷案件中，患者死亡案件占总数的 78%，非死亡案件占 22%。

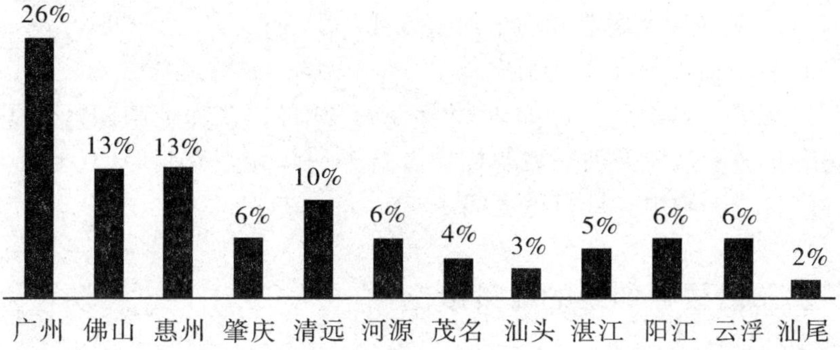

图 4－1　2015 年广东医患纠纷分布情况

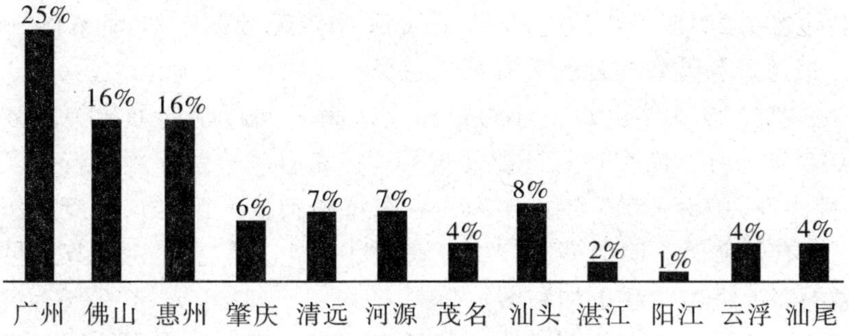

图 4－2　2015 年广东"医闹"分布情况

（6）"医闹"事件中存在精神病患者犯罪。

比如，2015 年 10 月 23 日凌晨，广州医科大学附属第三医院住院部八楼病区，一名 28 岁的护士在值班时，被一名住院患者持刀刺伤。经调查发现，犯罪嫌疑人叶某在住院期间经常失眠，心情烦躁，出现幻觉，怀疑医务人员对其进行迫害。另外，2015 年 10 月 24 日惠州市中医院菱湖院区急诊室内，42 岁的博罗县男子杨某明突然抱起吸痰器玻璃瓶，冲到附近的一个配液室内砸伤 18 岁实习护士张玉萍头部后，还持玻璃片继续行凶。警方证实，杨某明此前曾有精神病史。

二、医疗纠纷及“医闹”事件产生的原因

（1）由诊疗服务质量方面引发；

（2）由医疗服务流程不符合诊疗规范引发；

（3）由医疗服务态度方面引发；

（4）由设备、设施、材料方面引发；

（5）患者自身疾病造成病情加重或死亡引发；

（6）患者精神状况不佳引发；

（7）患者无理取闹。例如2015年4月30日，在深圳南山区人民医院产科病房，护士江明亮被一名孕妇患者打了一耳光。究其原因，是因为孕妇觉得该名护士给她打针打得太痛。

三、防治医疗纠纷的政策措施

国家对医疗纠纷问题一直持高度重视的态度，2015年11月1日起，“医闹”被列入刑法。而为进一步维护正常医疗秩序，建立和谐医患关系，国家卫计委在2015年年底也起草了《医疗纠纷预防与处理条例（送审稿）》，报送国务院并向社会公开征求意见。

广东省在2015年也对医疗纠纷和“医闹”问题制定了相关的政策法规。2015年3月，广东省卫计委公布了《广东省改善医疗服务行动实施方案》，提出在2015—2017年3年内，广东将做到让人民群众便捷就医、安全就医、有效就医、明白就医，患者满意度、社会满意度、医务人员满意度明显提高，医患关系更加和谐。

6月24日，广东省卫计委、省综治办、省公安厅、省司法厅、广东保监局五部门联合召开广东省依法维护医疗秩序构建和谐医患关系工作会议。会议内容包括：要运用法治思维和法治方式破解医患难题，保护好医患双方合法权益，促进医患关系更加和谐。二级以上医院要普遍设立警务室或治安室，加强警医联动机制，保持打击违法犯罪的高压态势，对暴力伤医等涉医违法犯罪行为“零容忍”；医疗机构要完善院内投诉管理制度，二级以上医院要明确专门机构或安排专门人员规范处理医疗投诉及1万元以下小额纠纷；做好院内调解、人民调解、司法调解的有机融合和有效衔接，人民调解机制力争做到县域全覆盖，着力提高调解满意度；医疗责任风险分担机制覆盖全部三级医院和90%以上的二级医院，探索基层医疗风

险分担机制的有效形式；抓好医疗纠纷的源头防控，切实改善医疗服务，提高医疗安全管理水平，提升患者和医务人员满意度。

7 月 17 日，广东省卫计委发出《关于进一步防范暴力伤医事件的紧急通知》，通知要求所有医疗场所都设立警务室或者设置警车，建立 24 小时中心监控室，配齐安保人员，建立预警和快速反应机制。对医疗场所的暴力伤医行为从严从重处置，并依法追究刑事责任。

广东的各地方政府同样为改善医患关系、减少医疗纠纷和“医闹”事件发生做了相关努力。

2015 年 5 月，广州中院召集法官、学者、律师、医生等多方人士召开了“广州法院医疗纠纷研讨会”，研讨会发布了《广州医疗纠纷诉讼情况白皮书（2010—2014 年）》。白皮书指出了医疗纠纷诉讼中面临的问题：①案件专业性强，审理周期长。由于医疗纠纷涉及医学专业问题，法官不具备医学专业知识，对这些问题难以作出准确判断，通常需要借助医学鉴定来认定。广州中院近 5 年判决的 270 件二审案件中，一审做过医疗鉴定的有 227 件，占 84. 07%。②赔偿额与患者主张相差大。近五年，广州中院二审医疗纠纷案件患者的请求金额平均为 344 730. 49 元，最终支持的金额平均为 63 895. 90 元，这在一定程度上说明，患者对医疗纠纷缺乏理性认识，提出的诉讼请求超过正常标准。③病历潦草，法官都难以辨认。白皮书披露，较为多见的是病历漏记或记录过于简单。如未书写门诊病历、麻醉未记录麻醉药剂量、手术记录对重要情况欠缺描述、手术和抢救记录没有在规定时间内完成等。另外还有病历书写不严谨。一些医务人员对病历书写不重视，书写时出现基本信息错误，如写错日期、床号、页码、年龄，前后矛盾，不按病历规范格式书写，修改不规范，资料不完整等问题。

12 月 1 日，江门市医疗纠纷人民调解委员会挂牌成立。该委员会独立于患方、医方和卫生计生行政部门之外，为医患双方之间提供了一个平等沟通、和谐对话、公平公正的第三方调解平台，200 余位专家将按照免费咨询、免费受理、免费调解的“三免政策”受理调解江门市医院发生的医疗纠纷。

2015 年，广东省为解决医疗纠纷和“医闹”事件带来的各种问题，采取了一系列措施。

强化保险制度是解决医疗纠纷和“医闹”事件的有效手段。据介绍，医患之间纠纷涉及赔偿的矛盾是通过医疗责任险转化解决，由九家保险公司共同组成共保体，医院投保后，出现纠纷由保险公司赔偿。目前，广东省 2 000 余家公立医院，已有约 880 家投入“共保”，保费已达 1. 2 亿元。

为了建立这种长效的运营机制，广东省医疗安全协会与广东医调委联合启动了广东医疗意外保险项目，其中包括手术意外险、母婴安心险。该医疗意外险是帮助医患双方分担医疗风险的重要方式。

佛山市南海区的医疗机构参加广东省医责险统保机制三年来，相关工作人员共参与应急处理“医闹”行为60次，防止民事转刑事案53件，有效防止了袭医伤医等暴力案件的发生。来自广东保监局的数据显示，自医责险统保启动以来，医调委累计受理调解案件5 617件（包含未参加医责险统保医疗机构的案件）。其中，已结案中成功调解4 668件，调解成功率为91.91%。

2015年，深圳市也出台重特大疾病补充医疗保险制度，成功构建基本医疗保险、地方补充医疗保险、重疾补充医疗保险的三层次医疗保障体系。

除了完善医疗保险制度外，《广州医疗纠纷诉讼情况白皮书（2010—2014年）》中还提出了其他防止纠纷案件发生的建议。①专业化案件可指定1~2家法院审理。对医疗纠纷这类高度专业化的案件进行全市集中管辖。广州可将所有市区基层法院管辖的一审医疗纠纷案件指定由1~2家基层法院审理，并参考知识产权审判经验，设立医学技术调查官。②医患双方共同保管病历。白皮书指出，从审判实践来看，医方病历不规范导致患方对病历真实性提出质疑的情况非常普遍。白皮书认为，应当严格执行病历管理制度，保障病历制作公信力。白皮书还建议，要变医院单方保管病历资料为医患双方保管，降低医院病历资料保管的风险，增加透明度，缓和医患双方的对立情绪。③规范诊疗行为，加强职业培训和医德医风教育，严格落实首诊负责制及值班制度、三级检诊、三级查房、重症监护及治疗跟踪等诊疗质量监控核心制度，严格执行医生资质管理制度。④完善医患沟通告知机制，保障患者知情选择权。⑤依法保护患者权益和严厉打击“医闹”并重，引导理性维权。⑥完善医疗损害鉴定机制，制定医疗损害鉴定的程序规范，建立远程网络视频鉴定体系。⑦完善多元化医患矛盾调处机制，发挥“医调委”等社会各界力量，形成合力。

第二节　惠州龙门伤医事件与舆情分析

一、事件概述

据广东省卫计委统计，2015年广东发生“医闹”事件共计208起，相较于往年，广东省医疗纠纷事件发生的比率明显下降，但由于我国医疗卫生资源整体匮乏，医患沟通存在严重的障碍，2015 年广东省发生暴力伤医事件的概率依然位居全国各省之首，频频发生的暴力伤医事件一直是各大媒体热议的话题。

2015 年 7 月 15 日，惠州市龙门县人民医院内科医生欧丽志在查房时惨遭患者廖某追砍。上午 9 时许，廖某找到正在查房的欧医生，希望她能帮忙看病，欧医生称要等查完病房、开完医嘱再帮他看，廖某随即拿出身上携带的菜刀就朝欧医生砍去，一路穷追不舍、连砍数刀，致使欧医生右手拇指、食指跟左侧肩胛骨处多发骨折，经中山一院治疗后暂时脱离生命危险，但手部功能或受影响。事发后据龙门县公安局调查称，患者廖某有蓄意行凶的嫌疑，廖某本人自述他并非因不愿等候而砍人，而是怀疑欧医生曾给自己看病时开错了药方导致其长期遭受头痛的折磨故而发泄怨恨。龙门县人民医院相关负责人则表示在就医档案里并未找到廖某的就诊记录。

15 日事发当天，网友“吼一声”发帖称，龙门县人民医院一医生被患者连砍数刀，图片显示医院的通道上布满了血迹，被砍医生的双手险些掉下来。该帖一经发布，立即引发了强烈的舆论和媒体关注度。7 月 15 日，《南方都市报》和《人民日报》率先刊登此消息，陈述事件发生经过；17 日开始，医疗界人士纷纷捐款，强烈谴责暴力伤医行为，联名声援被砍女医生，全国各级媒体对此事件展开追踪报道；7 月 20 日至 8 月初，各大报刊对医患关系的现状、原因及解决措施纷纷展开讨论；8 月中旬，继惠州伤医事件后，全国的医疗纠纷事件是一波未平，一波又起，媒体引发了有关“医科招生”的话题。8 月 15 日之后，舆论风波渐显平静，媒体对此事件的报道持续一个月之久，直至 12 月，《广州日报》和《人民日报》才分别于 17 日和 18 日刊登了两篇有关暴力伤医/医患关系和医闹者廖某案件审理情况的报道。

惠州伤医事件作为 2015 年广东省最大的一起暴力伤医事件，具有一定的典型性和代表性。对该事件的相关报道进行舆情分析，不仅有助于快速掌握 2015 年广东省医疗纠纷事件发生的整体情况，也能够了解媒体对于此类“医闹”事件报道的态度及特点，以及群众的舆论反应。

二、舆情趋势分析

本研究将广东省作为主要研究地，因此在媒体的选取上以地市级媒体为主，在 12 家对此事件进行了相关报道的各类媒体当中，地市级媒体就占

7家。各媒体有关惠州伤医事件的报道共有64篇，如图4-3所示，《南方日报》和《人民日报》的报道数量最多，分别为17篇（占比27%）、16篇（占比25%）；《惠州日报》《东江时报》以及《健康时报》的报道数量最少，分别为2篇、1篇、1篇；其他几家媒体的报道比例相当，均为3、4篇。

各级媒体报道数量分布如图4-4所示，从图中可以看出，省级媒体的报道数量最多，总数量为23篇，占比为36%；地市媒体报道总数量为20篇，占比为31%，屈居第二，这与最初选择以地市媒体作为主要样本类型的猜测出现了偏差，事实数据说明《南方日报》和《南方都市报》这两家省级媒体才是惠州伤医事件报道的主力军。

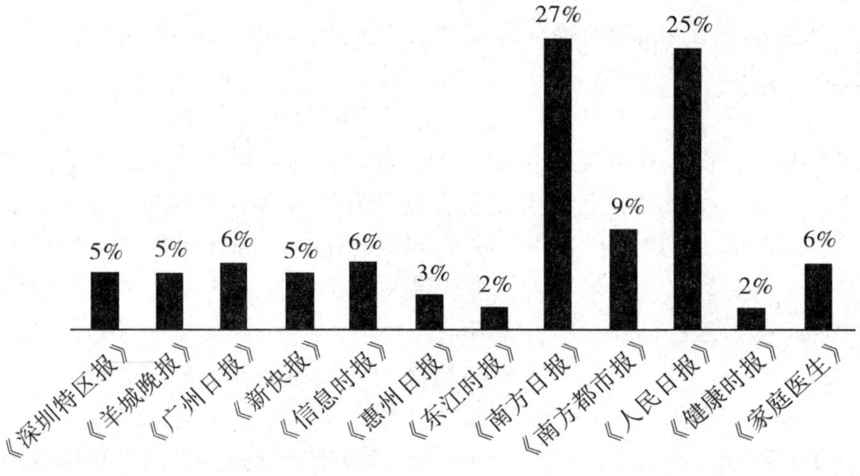

图4-3　惠州伤医事件媒体报道数量分布百分比

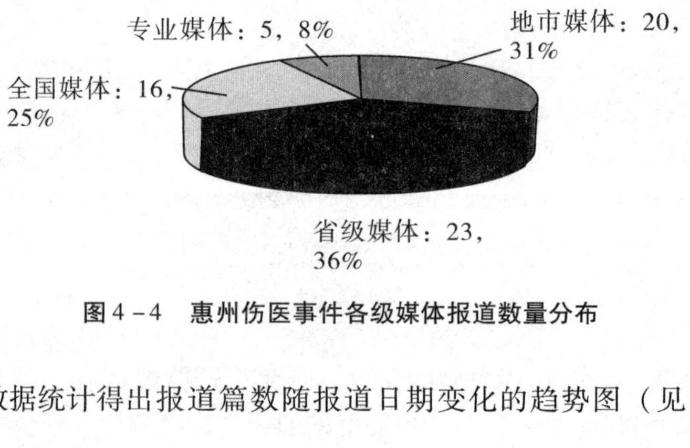

图4-4　惠州伤医事件各级媒体报道数量分布

通过数据统计得出报道篇数随报道日期变化的趋势图（见图4-5），

此图有助于我们从整体上把握惠州伤医事件的舆论走势。由于 8 月 14 日之后各大报刊没有再出现关于惠州伤医事件的报道，一直到 12 月 17 日和 18 日才又相继出现了 2 篇报道，因此，为了确保图表的清晰美观，图 4－5 的统计时间省去了 12 月份。

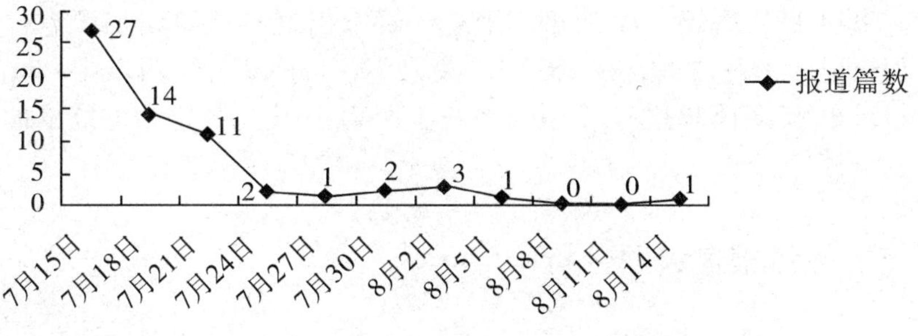

图 4－5　惠州伤医事件媒体报道趋势

如图 4－5 所示，惠州伤医事件的报道从 7 月中旬到 8 月中旬，大概持续了一个月的时间，从图中的线条运动规律可看出惠州伤医事件的报道存在一定的周期性，线条的前 1/3 段呈陡然下滑的趋势，后 2/3 段持续平缓，并未出现较大的波动。为了更好地分析舆情走势，本研究将 2015 年惠州伤医事件的舆情发展分为四个阶段：

1. 高峰期（7 月 15 日—7 月 17 日）

7 月 15 日至 7 月 17 日正是惠州伤医事件发生的初期，3 天的报道数量达 27 条。舆论起点源于 15 日上午 9 时，网友“吼一声”发布的一条附有现场图片的帖子，该帖一经发出，网络舆论一片哗然。《南方都市报》与《人民日报》快速抢占报道先机，图文结合，并以即时消息的形式分别在“即时发”和“社会焦点”的版面位置刊登了此事件，将舆论的声音推向制高点。

2. 下滑期（7 月 18 日—7 月 23 日）

图中的曲线走势表明，7 月 18 日至 7 月 23 日这一阶段是媒体报道的下滑期。18 日起，媒体的报道篇数由 27 篇持续下降至 14 篇、11 篇，到了 24 日时，甚至陡然下降为 2 篇的报道量，这一时期的媒体关注度逐渐减小。

3. 平稳期（7 月 24 日—8 月 14 日）

继 7 月 24 日之后，媒体的报道趋势一直保持平稳状态，没有较大幅度的波动，报道数量持续控制在较低水平，且在 0～3 篇之内小幅度变化。上述媒体的报道趋势呈现出这样的发展规律：距离事件发生的时间越长，相关媒体的报道数量就越少。这表明，对于医疗纠纷这类突发公共事件的报道通常只有遵循快速、及时、高效的准则，才能确保新闻的新鲜感，不失新闻本身的价值。

4. 回升期（12 月 17 日—12 月 18 日）

8 月 14 日之后媒体舆论渐渐平息，暂未出现有关惠州伤医事件的报道。但时隔 3 个月之后，在 2015 年 12 月 17 日和 12 月 18 日这两天，《广州日报》和《人民日报》又相继刊登了两篇报道，引起了小范围的舆论波动。

三、媒体报道议题分析

分析惠州伤医事件的有关报道，可将舆论议题分为七大类：事实经过、事件追踪、网络辟谣、声援行动、暴力伤医/医患关系、医科招生、案件审理，具体分布如图 4－6 所示。这七类议题具有较强的代表性，能够在一定程度上反映出医疗纠纷事件在媒体报道中的常态。其中：

（1）事实经过是指媒体依据相关爆料人、受害医生及家属的口述以及医院监控视频提供的事实信息对事件本身进行的客观、真实的报道。

（2）事件追踪是指媒体根据主治医院及医生、市级及地区非医疗卫生政府部门及单位（如龙门县公安局）对被砍女医生现状的介绍、对患者廖某砍人原委的调查以及对公安部门采取的处理措施等事件的相关进展进行的追踪报道和进一步的解释说明。

（3）网络辟谣是指媒体针对网络上广泛流传的欧医生背部砍伤的假照片进行的官方辟谣的报道。

（4）声援行动是指媒体对医疗界人士及群众在该暴力伤医事件发生之后，自发举行的捐款慰问、联名声援等正义行动进行的正面报道。

（5）暴力伤医/医患关系是指媒体针对医患关系紧张这一社会现象，根据医院及医护人员对暴力伤医事件个人情感经验的表达以及专家学者对医患关系的解决办法提出的专业意见而进行的深度报道。

（6）医科招生是指媒体根据目前社会上频频发生的医疗纠纷事件对于高校医科专业招生以及学生自主选择医科院校所带来的负面影响进行的相关报道。

（7）案件审理是指媒体对龙门县公安局及龙门县人民检察院对因暴力伤医事件构成刑事犯罪的患者廖某依法审判的结果进行的后续报道。

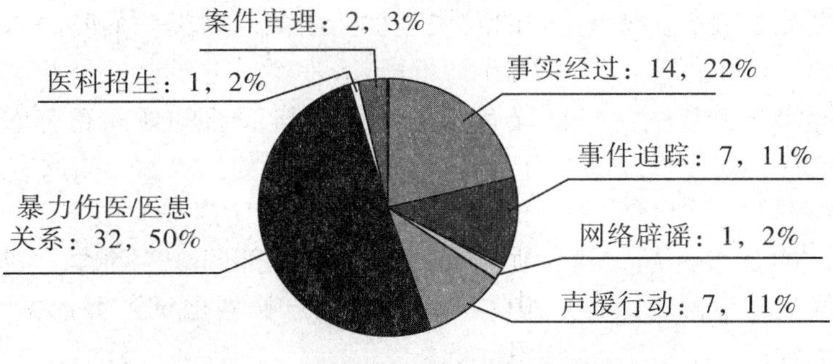

图 4－6　惠州伤医事件报道议题分布

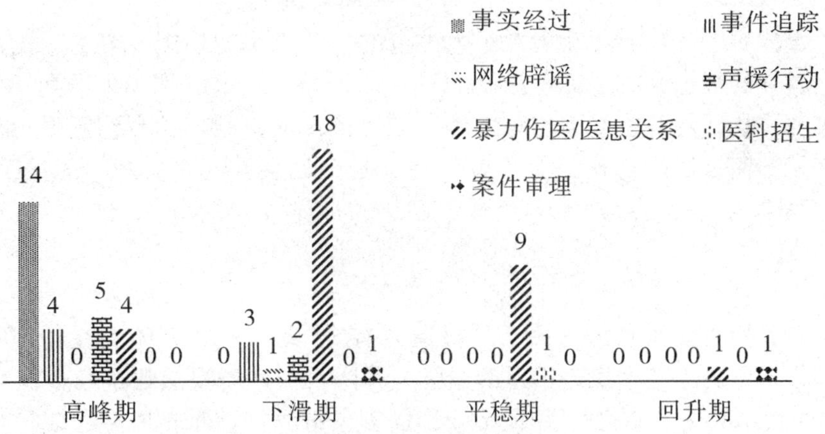

图 4－7　各时期不同议题媒体报道数量分布

由图 4－7 可知在不同时期各类议题的分布情况，有关事实经过的报道全部集中在高峰期，也即事件发生的初期，报道数量总计为 14 篇。7 月 15 日，《南方都市报》和《人民日报》率先刊登了惠州龙门县女医生被患者砍伤的消息，此消息一出，各大社交媒体大量转发，造成了不小的舆论波动。这些报道大多采用即时消息报道的体裁，内容简短而概要，且态度中立，把握住了消息报道即时、高效的特点，能够帮助受众群体快速、准确地获取信息。

有关事件追踪的报道共有 7 条，平均分布在高峰期和下滑期。这段时间距离 7 月 15 日事发当天已有一个星期，再以消息报道陈述事实经过已经过时，因此，这一时期多对事件的进展展开详细而全面的追踪报道。如果说及时、准确地公布信息是突发公共事件报道的首要环节，那么，全面、多元地展现事件的来龙去脉则是媒介沟通不可或缺的环节。

（一）网络辟谣

所有媒体报道中，有且仅有一条关于网络辟谣的新闻且分布于下滑期，但它作为媒体议题的一个种类具有不可忽视的代表性。2015 年 7 月 19 日，《人民日报》刊登了一则题为“网传背部砍伤照非广东惠州受伤女医生本人”的官方辟谣报道，官方、医院及有关部门作为科学、权威的代表，积极主动地回应谣言，媒体与官方的信息畅通保证了辟谣的有效性，降低了谣言带来的危害和不利影响。

（二）声援行动

媒体对于医疗界主动为欧医生进行的有关“暴力伤医零容忍”的声援行动展开的报道共有 7 篇，占比 11%，主要分布在高峰期和下滑期。广东省医师协会针对此次暴力伤医事件发表官网声明：强烈谴责伤医暴行，要求有关部门依法严惩伤医肇事者，并呼吁全社会要尊重生命、尊重医学、尊重医生。

（三）社会现象（医患关系/医科招生）

有关暴力伤医和医患关系的报道共有 32 篇，占比 50%，在各个时期都有分布，贯穿整个媒体报道的始终，其中下滑期的报道数量最多，为 18 篇。各大媒体发布题为“如何不让伤医现象重演?”“谁把医生逼成‘惊弓之鸟’”等相关的话题新闻，对当前紧张的医患关系展开深入的思考和讨论，积极引导舆论走向。平稳期《南方日报》报道了一篇有关医科招生话题的新闻，详细论述了长期不断的医疗纠纷对学生专业选择及医科院校招生现状带来的负面影响，引发了对另一社会现象的深思。

（四）案例审理

有关案件审理的报道在下滑期和回升期各有一篇，二者有所区别。下滑期的这篇报道主要是关于龙门县公安局在事发后以涉嫌故意伤害罪对廖某进行立案侦查；回升期的这篇报道为案件审理的后期阶段，是针对龙门县检察院对廖某刑事犯罪的法律宣判结果进行的后续报道，该报道给了事件本身和公众一个完美的结局跟答案。

第三节　广州市民对医疗纠纷事件的态度调查

本研究为了解广州市民对医疗纠纷事件的态度，设计了一份调查问卷。问卷包括对医患关系的熟悉程度、医生与患者关系情况、医生与患者应保持的关系、对曾经就诊医院的服务印象、对曾经就诊医生的满意度、就诊时与医院或者医生产生纠纷的情况、看到医疗纠纷的第一反应、医患关系紧张产生的原因、减少医疗纠纷的措施，以及了解医疗纠纷事件之后，是否会改变与医生的沟通方式。

本问卷的发放工作主要由本课题小组完成，问卷发放形式以广州市街头拦截为主，问卷发放地为广州市天河区石牌社区、体育中心及荔湾区、海珠区等。问卷的统计和分析工作主要由课题小组完成。

本次发放问卷 200 份，有效问卷 188 份，有效率为 94%。主要选取的对象为户籍在广州的广州市民。

一、对医患关系的熟悉程度

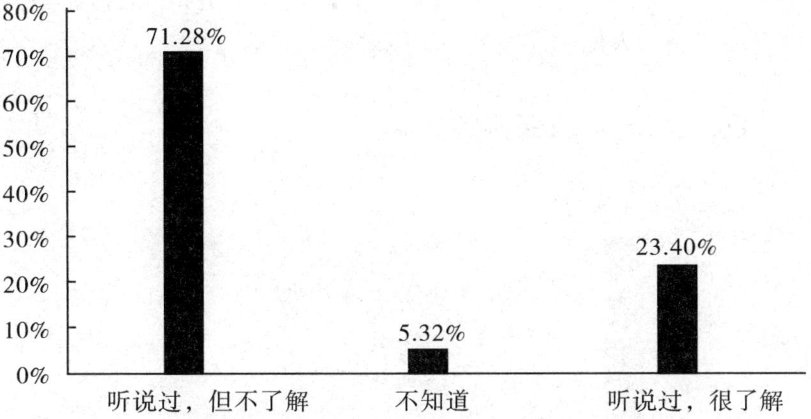

图 4－8　公众对医患关系的熟悉程度

71.28% 的人听说过医患关系，但并不了解；23.40% 的人听说过并很了解；5.32% 的人不知道医患关系。说明对于医患关系的了解程度，大部分人也只是知道，并没有很了解。

二、医生与患者关系情况

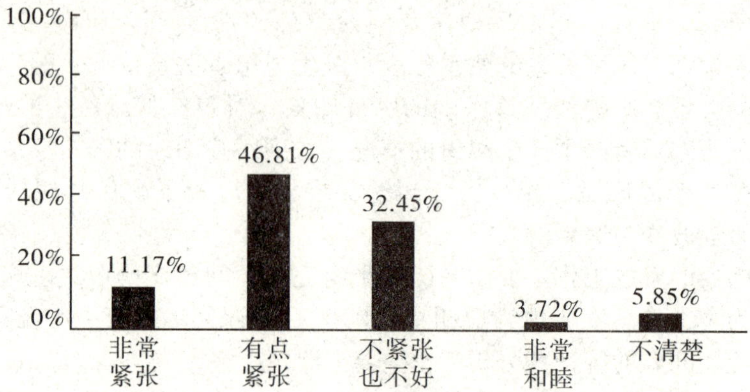

图4－9　公众对医患关系的认知

46.81%的人认为医患关系有点紧张，32.45%的人认为医患关系不紧张也不好，11.17%的人认为医患关系非常紧张。认为非常和睦以及不清楚的分别占3.72%和5.85%。有接近一半的人认为医患关系有点紧张，说明医患关系应该受到人们的高度关注，需要进一步改善。

三、医生与患者应保持的关系

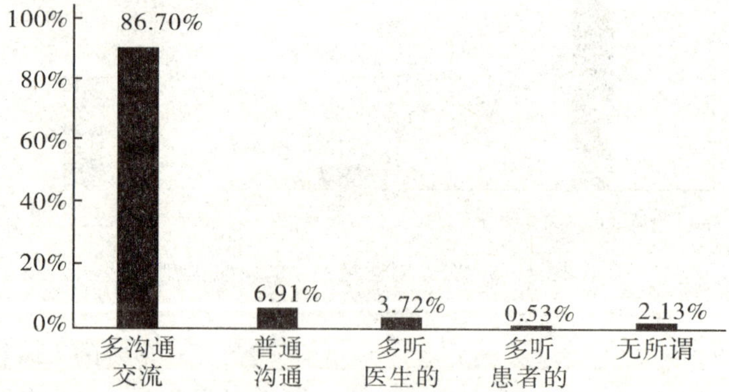

图4－10　公众对医患交流程度的认知

86.70%的人认为医生和患者之间要多沟通交流，普通沟通、多听医生的、多听患者的、无所谓的分别占6.91%、3.72%、0.53%、2.13%。由此可知，绝大多数人都认为医生和患者之间要多沟通和交流。

四、对曾经就诊医院的服务印象

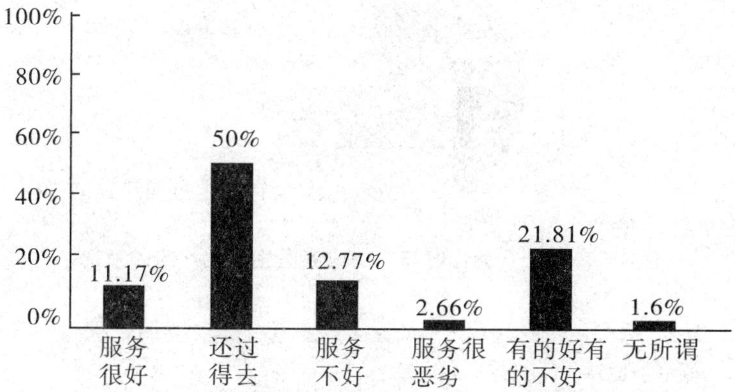

图4-11　公众对曾经就诊医院的服务印象

在得到的数据中，认为服务还过得去的占50%，服务很好的占11.17%，服务不好的占12.77%，服务很恶劣的占2.66%，有的好有的不好的占21.81%，无所谓的占1.6%。有一半的人认为医院的服务态度还过得去，当然，也有12.77%的人认为医院的服务不好，仍然需要改进。

五、对曾经就诊医生的满意度

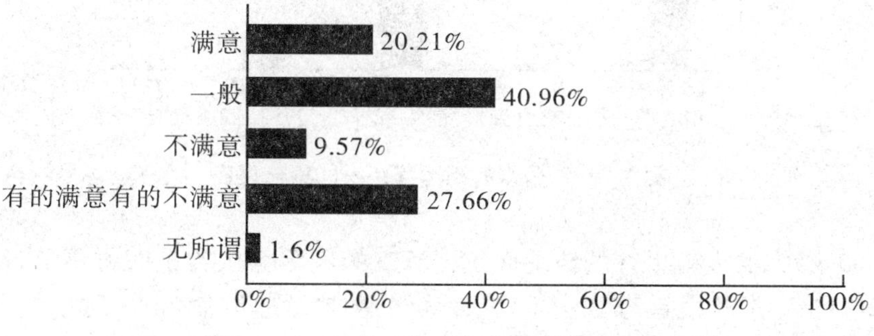

图4-12　公众对曾经就诊医生的满意度

只有20.21%的人表示满意，认为一般的占40.96%，有的满意有的不满意的占了27.66%，而不满意的则为9.57%。

六、就诊时与医院或者医生产生纠纷的情况

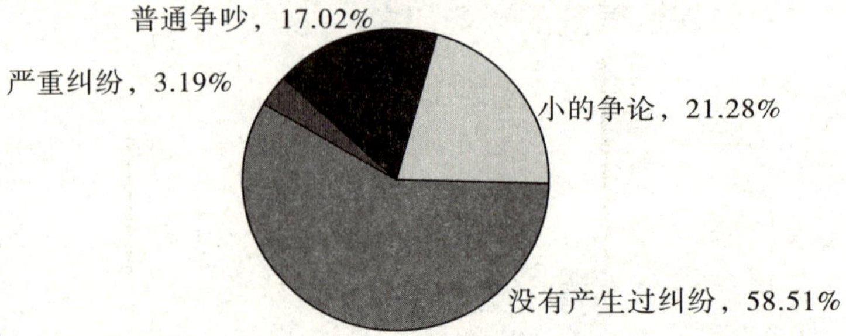

图 4－13　公众就诊时与医院或者医生产生纠纷的情况

有小的争论、普通争吵、严重纠纷的分别占 21.28%、17.02%、3.19%。说明在就医过程中，争吵可能在所难免。

七、看到医疗纠纷的第一反应

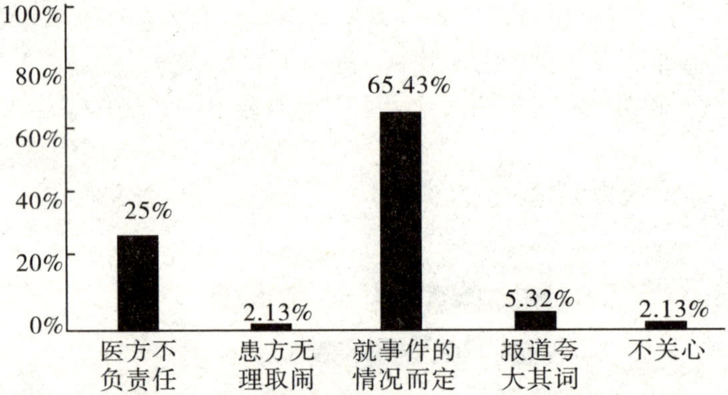

图 4－14　公众看到医疗纠纷的第一反应

65.43% 的人就事件的情况而定，25% 的人则会认为是医方不负责任，5.32% 的人觉得报道夸大其词，而认为患方无理取闹和不关心的则各占 2.13%。

其中，有 45.21% 的人是根据媒体报道的情况来判断的，有 44.68% 的人是根据自己或身边人所经历的来判断。

八、医患关系紧张产生的原因

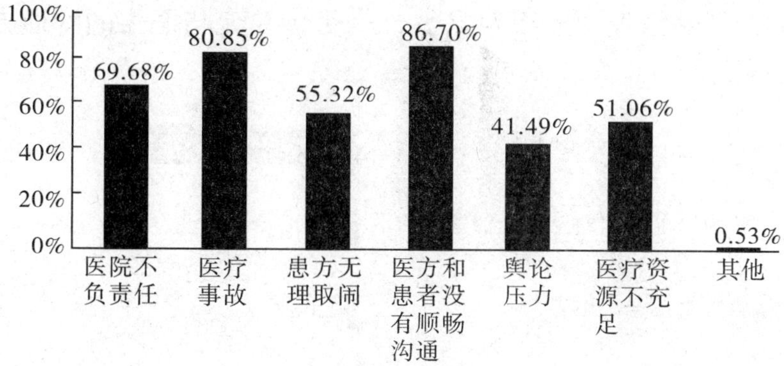

图 4－15　公众对医疗纠纷的责任归因

认为医院不负责任的占 69. 68%，认为是医疗事故的占 80. 85%，患方无理取闹的占 55. 32%，医方和患者没有顺畅沟通的占 86. 70%，舆论压力的占 41. 49%，医疗资源不充足的占 51. 06%。

九、减少医疗纠纷的措施

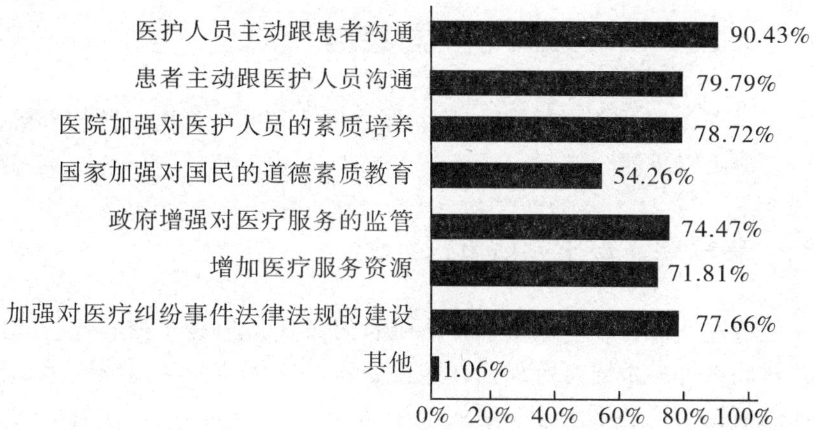

图 4－16　公众对减少医疗纠纷的措施建议

医护人员主动跟患者沟通占 90. 43%，患者主动跟医护人员沟通占 79. 79%，医院加强对医护人员的素质培养占 78. 72%，国家加强对国民的道德素质教育占54.26%，政府增强对医疗服务的监管占74.47%，增加医疗服务资源占71.81%，加强对医疗纠纷事件法律法规的建设占77.66%。

十、了解医疗纠纷事件之后，是否会改变与医生的沟通方式

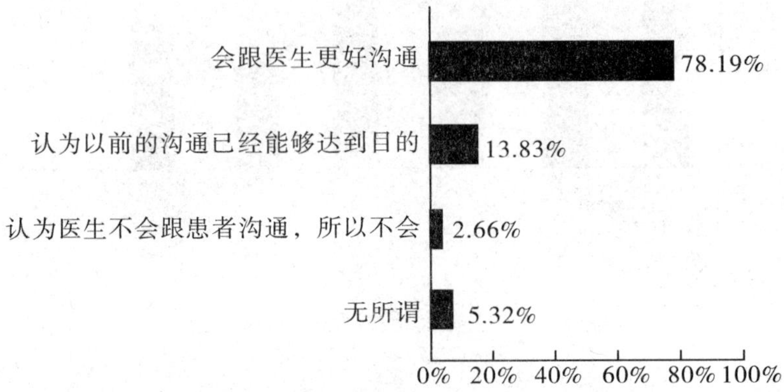

图4-17　公众了解医疗纠纷事件之后与医生的沟通方式

会跟医生更好沟通的占78.19%，认为以前的沟通已经能够达到目的的占13.83%，认为医生不会跟患者沟通，所以不会的占2.66%。从图中可以看出，有很大一部分的人会选择和医生更好沟通。

第四节　总结与反思

通过对于2015年广东医疗纠纷、医疗损害理赔与伤医议题的分析，本研究可以得出以下四个结论：

一、省级媒体占主导话语权

从报道媒体看，所有的报道媒体中省级媒体报道居于核心地位，而地方媒体对此事件的报道有待加强，这说明省级媒体占领话语权高地，而地市媒体的信息沟通还不十分畅通或者受到权级制约。因此，在日后的报道中，地市媒体要加强与本地医疗部门的信息沟通，争取实现既占领舆论高地，又占领行动高地，从而塑造更好的官方专业形象，获取更高的公信力。

二、报道立场应全面客观

从报道的立场看，在传统媒体舆论场中，广东省卫计委、医疗研究机构、专家教授等权威、官方的舆论声音始终扮演主角，因而忽视了就医群众的广泛意见。专家作为主要的发言人，一般基于专业知识和最新数据，较为系统、科学地对医患关系进行评论，缺乏深入基层的体验过程，因此没有基于个人情感的感性认知，在评论和建议时存在一定的情感偏向性和偏见。但是，医患双方都是造成医患关系不和谐的重要因素，舆论的声音似乎总是把责任过多地给予了直接造成“医闹”事件的患者及家属。因此，媒体要确保公平公正的报道立场，同时要强化社会责任感，主动加强医学科普知识的宣传，为改善医患关系贡献一份力所能及的力量。

三、拓展报道视角的广度和深度

从媒体报道议题看，有关网络辟谣、医科招生、案件审理的报道太少。这不仅导致网络辟谣不全面、不彻底，引导错误的舆论趋势和情感偏向等一系列问题，更体现了媒体报道视角和专业认知的局限性。另外，虽然人们对医患关系都有一定程度的了解，但还处于并不是很清晰的状态；民众对医疗纠纷的了解大多来自媒体，渴望看到真实客观的健康报道。因此，各大媒体都要努力提高媒介专业素养，畅通多个媒介渠道，拓展网络辟谣的广度和深度，积极引导舆论走向；同时，还要拓展报道视野，寻找新的报道议题，呈现媒体报道的多元性和丰富性。

四、多方沟通改善医患关系

在改善医患关系方面，需要多维角色的共同努力，加强沟通交流，提高医疗信息流通的便捷性和效率。从医生角度来看，医生作为专业医护人员，有较高的专业素养，应以主动积极的态度和患者沟通交流，向患者传递真实及时的健康信息，避免因沟通不当而造成医患关系紧张、僵化；从患者角度来看，患者应放下对医护人员的刻板印象，以正面的态度跟医护人员沟通，并提高辨别真假医疗信息的专业素养；从官方角度来看，官方医疗机构应加强对国民的道德素质教育，增强对医疗服务的监管，增加医疗服务资源，立法机构应重视对医疗纠纷事件的法律法规建设。

第五章　2015 年广东医疗改革现状及发展趋势

医疗是一个关系到国计民生的行业，任何风吹草动都会引起全民关注，各种医疗纠纷和医疗改革也十分容易触及社会敏感神经，引起社会舆论热议。截至 2015 年，2009 年开始的医疗改革已经进行了 6 年，作为深化改革的重要一环，医疗改革意义重大；而广东医疗改革作为中国医疗改革的前沿，其改革实践与发展更值得观察。

第一节　2015 年广东医疗改革回顾

一、医疗改革的方向

医疗改革包括三方面内容：一是医疗保健体系改革，关乎医药卫生消费资金来源，属于医疗服务需方管理体制的改革。二是医药生产和流通体制改革，关乎规范和监督生产与配送医疗器械、药品等医药物耗品，属于医药物耗品供方体系管理体制的改革。三是医疗服务提供体制改革，关乎医院和医生的定位和行为规范，属于医疗技术服务提供方的管理体制改革。以上三个方面被称为“三医”。

“三医”的改革之间密切联系，却是不同的领域。其中，一个是需方管理体系，两个是供方管理体系。在两个供方体系中，一个是关于物耗品的生产和供应，一个是关于技术劳务服务产品的生产和供应。

当前医药卫生领域的很多政策都被贴上了“医改”的标签，“改革”在中国是一个极具时代象征意义的词语，即在新的社会环境下，改变原来由行政命令配置社会资源的体制，革除计划经济体制下的一些不符合经济发展进程的弊端，建立一个市场机制在社会资源配置中起基础性作用的体制。

改革在中国引起了翻天覆地的变化，被奉为一条强国之路。改革是否有成效，要用是否符合市场经济体制这个标准来检验。

毫不讳言，在“三医”领域，还遗留了许多计划经济体制下形成的制度和机制，至今都没有完成彻底革新，这是出现当今看病难、看病贵的重要原因。医疗体系的改革，就是要改正和变革计划经济下形成的“三医”制度和机制，建立符合市场经济体制的“三医”制度和机制。

二、2015 年广东省医疗改革的动态

（一）政府层面的政策设计

在计划经济的医疗体制基础上进行改革。由于长期的制度实践，已经形成了较为稳固的制度政策框架，利益纠葛繁复，因此尽管医疗改革的目的是打破计划经济体制，利用市场的手段重新整合医疗资源，但政府的政策规划对界定利益区间，实践医疗改革，起着十分重要的基础性作用。

2015 年，广东省关于医疗改革的实践，在政策上提供了十分丰富的指导与实践：

2015 年 1 月 13 日，广东省卫生和计划生育工作会议在广州召开。会议制定了一批改革惠民新举措，以此加快推进卫生计生事业改革发展，推进医疗改革的纵深发展，构建更加合理的医疗服务体系。

3 月 9 日，广东省卫计委等五部门联合印发《转发国家卫生计生委等五部门〈关于推进和规范医师多点执业的若干意见〉的通知》，该通知为医生多点执业提供了可行性的政策依据。

此外，城乡家庭医生式服务是重塑国家卫生服务体系的一项长期的、基础性的医改任务。3 月 30 日，广东省卫计委联合省人力资源社会保障厅、省发改委、省财政厅和省中医药局等五部门下发了《广东省城乡家庭医生式服务试点工作指导意见》，响应《中共中央关于全面深化改革若干重大问题的决定》中明确提出的“建立基层医生和居民的契约服务关系”。并要求按照“覆盖广、签约实、服务好”的原则，分阶段推进广东省城乡家庭医生式服务。

5 月 19 日，广东省政府召开省医改领导小组 2015 年第一次全体会议，部署广东省深化医改重点任务，主要从公立医院综合改革、建立分级诊疗制度、巩固完善全民医保制度、推进药品供应保障制度改革、放开价格管控、加快推动社会办医的办医体制、完善人才培养使用制度和切实加强组织领导等八个方面进行医改部署工作。

省政府对广东省医疗改革进行上层部署之后，地方政府也相继推出各

自的医疗改革方案。

5月21日，广州市发布改善医疗服务行动计划十大目标，涉及预约挂号、护理、急诊、信息公开等方面。根据目标要求，在2016年年底前，实现三级医院预约诊疗率≥50%的目标。

5月28日，深圳市出台《深圳市深化公立医院综合改革实施方案》，计划在公立医院彻底打破医生的“铁饭碗”，不再实行编制管理，取消行政级别，实行全员合同制管理。在3年内，深圳将有近3万名医生与编制脱钩。此方案的亮点在于实行合同制管理，既可以激励医务人员的工作积极性，同时也为医务人员的合理流动提供了可能。

7月14日，广东省人民政府办公厅下发《关于印发广东省深化医药卫生体制改革近期工作要点的通知》，主要从降低医院运行成本、提高医务人员收入水平、鼓励公立和民营医疗机构合作以及完善短缺药品供应机制等几个方面，在全省范围内推进广东医疗体制的改革。

医疗行业由于行业的特殊性，向来是政府严加管控的领域之一，任何改革都会对社会各个层面产生联动效果，长期以来对医疗行业的改革很少触及核心区域，此次广东省政府对本省的医疗改革作出了一系列的改革规划，且力度之大超越以往任何一次改革方案设计。而这一点，也为作为实施医疗改革主体的医院提供了更为明确的、具备可操作性的指导意见。

（二）医院的医疗改革实践

医疗改革是政策设计与基层实践相结合的产物，医疗改革对于医务工作者而言，也是一次利益的重新切割与分配，在广东省各级政府作出政策规划以后，医院方面的各项工作落实与否是医疗改革能否成功的关键，医院的实践主要是从医疗服务、医院体制建设、医生管理等方面进行的。

1. 医疗服务方面

广东省打破公立医院和民营医院的藩篱，积极引导各方面力量合作，探索开办“民办公营”的医院，采用由社会资本投资、公立医院管理运营的模式。

2015年6月14日，暨南大学附属穗华口腔医院正式挂牌营业，医生在此注册行医，他们与原医院的关系则变成了“多点执业”。民办公营的制度设计通过有别于传统的运营模式，让患者在享受民营医院的环境、服务的同时，也享受到了公立医院专家的技术。这从另一个角度而言，也是对公立医疗资源和民间资本的充分开发。

农村医疗的服务改革也是医改的重要部分，以珠海斗门为例，“家庭医生”是该地区医疗改革的重要模式，家庭医生团队的组成为“全科医生+公共卫生医生+护士+乡村医生”，主要为签约村民提供基本医疗、健康管理、预约看病等服务。

6月25日，农村卫生服务中心宣布计划年内将覆盖珠海斗门，镇内各村居村民在签约家庭医生服务协议之后，在家里就可以享受到“专属医生”的专业医疗服务。

“互联网+”在医疗行业的应用早已有之，但医保与互联网的结合始终没有得到官方层面的认可。互联网已经渗透到当前社会的各个行业，对于广东省的医疗改革而言，只有将互联网纳入改革的手段与工具，才能算是一次具有里程碑意义的医改。8月27日，广州试点网上医保，参保人利用互联网平台，足不出户即可网购药品。甚至尝试突破地域限制，只要符合医保管理规定，即便是异地购药也可享受医保结算。

2. 医院体制建设方面

新医改为医疗行业带来了结构的变革，而医院的转型正是医院重新建构适应新时代发展所必须迈出的一步。

以广东省人民医院为例，将党建工作结合到医院的质量管理中，调动党员的带头作用和工作积极性，并将这种创新管理应用于该医院的学科建设、人才培养中。

深圳市全面取消药品加成，实施公立医院管理体制、人事管理制度、运行监管制度、诊疗服务制度、物资管理制度等重点改革，“管办分开”取得实质性进展，推行“去行政化管理”。

香港大学深圳医院也作为深圳公立医院改革的样本，在此前开创了“分级诊疗”的全新就医模式。当前该医院已经推行“去编制化”改革，医务人员没有编制，消除行政级别，通过对医务人员实行高薪聘用，大幅度减小了医生的创收压力，为维持医院廉洁环境提供了最为直接有效的解决方案。

3. 医生管理方面

各医院也推出了相应的改革措施。医生是医院与患者进行直接接触的重要群体，无论是从患者对医院的认知态度、医生的职业尊严获得上，还是从医疗行业自身的健康发展来看，优化对医生的管理制度都是当前医疗改革必须面对的问题。

一直以来，对公立医院医生采取的是“单位人”管理制度。一旦成了行政审批准定身份的事业单位人，就不能擅自在其他医疗机构执业，这既阻断了医疗资源的合理配置，也阻碍了医疗卫生人员的合理流动。从本质上来说，医疗资源属于社会公共资源，对于公立医院而言更是如此。但是由于一定程度上的市场竞争，使得医生群体在资源的流动性上，显然与其公共属性存在较大的差距，“医师多点执业”向来备受争议。

2015年5月26日，深圳宣布“医师多点执业”7月起全面放开，在深圳注册的医师，可以在全市所有取得医疗机构执业许可证的医疗、预防、保健机构执业，实现“统一注册，全市通用”。通过全面放开“医师多点执业”，在医生管理上迈出了重要一步。

全面放开“医师多点执业”之后，医生的执业点数量不受限制，不再需要原医院审核、同意，只需事先向其进行书面报备。全面放开“医师多点执业”意义十分重大，从社会资源的利用来看，不仅可以让更多的优质医疗资源更充分地发挥其作用，同时也能让民营医院、基层医院共享高端医学人才，在一定程度上缓解看病难问题。

从医师价值的实现来看，“医师多点执业”打破了其自身身份属性的局限，医生真正成为社会资源，而非某一家单位的雇佣工作者。这一身份的转换，对医生群体的自我认同而言意义十分重大，也为医生获取社会尊重、实现其职业尊严提供了更多的渠道。

医生管理的另一个重要方面是医生的薪酬问题，根据《广东省深化医药卫生体制改革近期工作要点》，严禁向医务人员设定创收指标，医务人员个人薪酬不得与药品、医学检查等业务收入挂钩。与此同时，逐步提高医务人员的劳务性收入，使2015年医疗机构人员经费支出占业务支出的比例提高到35%左右。

除此以外，在乡村医疗改革上也有进展：落实乡村医生多渠道补偿政策，提高乡村医生收入，落实农村接生员和赤脚医生生活困难补助政策，完善乡村医生养老政策，建立乡村医生退出机制。

提高医生的薪酬待遇，是提高医生社会地位的重要手段。医生的高薪有助于维持医疗队伍的纯洁性，使其更容易得到社会的信任和尊重。当前社会医患关系异常紧张，时常出现伤医甚至是更严重的事件，除了反映社会的戾气以外，更是患者及其家属对医疗工作者的不信任所致。通过制度性措施改善医务人员的收入水平，即使无法立即修复医患间的理解与信任，但至少从长远角度来看提供了一定的可能性与可行性，而这也是医疗改革的重要目标之一。

三、广东医疗改革过程中的舆情分析

医疗行业的重要性使得医疗改革成为公众普遍关注的社会议题，资源配置、程序的便利性以及医疗改革的利益倾向，都是社会的核心讨论话题。

2015 年 1 月 13 日，广东省卫生和计划生育工作会议在广州召开，媒体关注的焦点是如何解决看病难的问题。看病难问题的关键在于优质医疗资源分配不均衡，珠三角特别是广州的医疗水平高，而广东省其他地区却难以享有同等水平的医疗资源。

此现状虽然是由市场经济的基本规律决定的，但从共享发展成果的角度来看，显然在实际操作层面上有悖于社会共享原则，这也是当前社会舆论普遍不满医疗资源配置的主要原因之一。

广东省卫计委为改变这种情况，提出实施“巩固广州医疗高地、优化珠三角、提升东西北”的发展战略，以加强县域内医疗卫生服务能力建设为重点，探索建立分级诊疗制度，解决“病人外流现象严重”的问题，努力实现 90% 病人看病不出县的目标，具体做法包括控制公立医院规模、推进社会办医等。

一系列的具备可行性的政策规划得到了舆论的肯定，在当前深化体制改革的宏大背景下，正如媒体评论所言，此番广东率先提出“努力实现九成病人看病不出县”的目标，暂且抛却其在实践可能性上的讨论，光是这份先行先试的勇气就值得我们叫声好。

长期以来，提及医疗卫生的话题，总绕不开“看病难、看病贵”六字，反映出社会各界对于目前医疗行业发展和改革现状的失望。3 月 9 日，广东省卫计委等五部门联合印发《转发国家卫生计生委等五部门〈关于推进和规范医师多点执业的若干意见〉的通知》。

根据媒体的分析，医生多点执业的作用在于，市民在公立大医院以外的医疗机构看上优秀医生的机会有望提升，同时医疗机构服务水平有望提高，过度治疗情况有望减少，对改善当前的就医环境而言有莫大的帮助。

3 月 24 日，广东省卫计委等五部门发布了《广东省城乡家庭医生式服务试点工作指导意见》，试图通过开展家庭医生式服务，建立绿色转诊通道，把签约服务对象留在基层，提高基层首诊比例。

关注广东医疗改革的媒体认为，这一举措在目前全科医生缺口很大的现实下，有助于为社区居民和农村居民提供更优质的医疗服务，也有助于强化基层医务人员的队伍建设，使其成为“健康守门人”的角色，同时也有利于缓解大医院的接诊压力，实现社会医疗资源的充分利用。

广东省人大常委会组织全国人大代表在省内展开专题调研“深化医药卫生体制改革”时提出，新一轮医改的重点是公立医院的改革。在推进公立医院向公益性回归的同时，也应该积极推动社会办医。

消息传出后，引起了舆论对社会办医逐利化的担忧。但有媒体认为社会办医之所以需要，在于一方面它可以成为公立医院的重要补充，弥补公立医院的缺口，另一方面它也可以向一部分有特殊医疗需求的群体提供优质医疗服务。

总体而言，对于广东省的医疗改革，媒体的报道主要集中在官方政策以及专家学者的意见上，且持明显的正面评价。但也不乏对广东省此次医疗改革工作的反思性报道，如专家学者对医改提出的建议，主要涉及医改要符合科学规律、在“互联网+”领域达成共识以及改革步调要联动一致等。以“医师多点执业”为例，即便从政策角度来说，对医生和患者而言都是利好消息，然而在实际操作上面临管理等方面的问题，在业界并未引起更大的反响。

也有社会人士意识到医疗改革面临的困难：医改要成功的关键是社会形态要改变，如果社会形态仍然是城乡二元结构、医生有编制、异地医保不能转移，那么社会形态没有变化，大型公立医院改革要获得突破并不容易。

此外，也有部分媒体报道了中国工程院院士钟南山的看法，他认为政府应负责医务人员工资，而广东省的医疗改革并未将此原则纳入改革规划，改革没有突破，他对此表示了不满。

四、小结

医疗改革由于牵涉太多的社会部门实际利益，改革面临很多的难点：广受追捧的分级诊疗，虽然在理论上是缓解当前看病难问题的有效方式，但在基层落实上存在许多障碍，如患者自身对基层医院的不信任等。而社会资本办医，就政策而言，虽然持鼓励社会资本参与公立医院改革的态度，但社会资本出于运营难题，往往不愿意投入资本参与，落地难。

一场关涉社会各方利益的改革，必然要在持续的纠葛中艰难前行，社会舆论是各方在利益重新分配过程中的意见表达。尽管存在各种分歧，但随着意见的充分交流，分歧逐渐减少，此次医疗改革就可以被称为是有突破意义的行业改革。

第二节　公众对广东医保新政的态度调查

此次问卷调查总共有效回收了262份问卷，调查样本中，城镇户口人数占比 64.5%，农村户口人数占比 35.5%。在性别比例上，男女比例分别为 47.3% 和 52.7%，基本相近。调查对象以年轻群体为主，34 岁以下的人数占比 68.3%，45 岁以上者占比仅 17.6%。在职业上，以公司职员相对较多，占比 35.5%；其次是学生群体，占比 22.5%，与此次接受调查者的年龄分布相对应。

学历以高中及以上学历为主，其中拥有大专/本科以上学历者占比 77.1%，普遍接受过良好的学校教育，文化水平比较高。在收入水平上，大多数被调查者的月收入在 5 000 元以上，占比 61.1%，结合广州的平均工资水平，该收入属于中等收入水平。

在调查中，大多数被调查者认为自己的健康状况良好，占比 56.9%，有 22.1% 的被调查者认为自己处于亚健康状态，仅有 21% 的被调查者认为自己面临疾病的困扰。在生病后，大多数被调查者选择前往省市级医院就诊和接受治疗，占比 72.76%，另有 18.27% 的被调查者会选择社区卫生服务中心（站）、乡镇卫生院。① 这说明人们在选择医院时，首先考虑的是信任程度和便捷性。相对应地，选择民营或私营诊所的被调查者仅占 1.60%，表明民营医院的社会信誉度仍需培养和发展，在各方面提升患者的体验与信任。

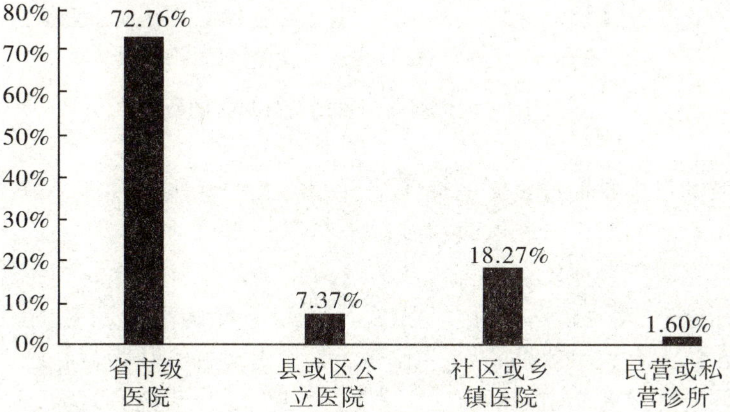

图 5－1　公众在生病后会选择的医疗机构

问卷调查结果显示，大多数人参与了职工医疗保险（63.4%）和城镇居民医疗保险（50.8%），多数人参与了不止一类保险，而完全没有购买

① 限于篇幅，图中简称“社区或乡镇医院”。

医疗保险的人仅占比3.8%。表明医疗保险的重要性得到了社会的普遍认同，人们愿意参与医疗保险，降低就医的成本和经济风险。

尽管人们首选省市级医院就诊和治疗，但是在调查中发现，大多数人认为在省市级医疗机构看病最难，占比88.60%。相对应地，其他几类医疗机构，如民营医疗机构由于就诊的人数较少，被调查者认为此类机构的看病难度最低。而在看病难的原因中，大多数人选择了等候时间长（72.1%）、好医生少（35.1%）和看一次病要多次排队（28.6%）。

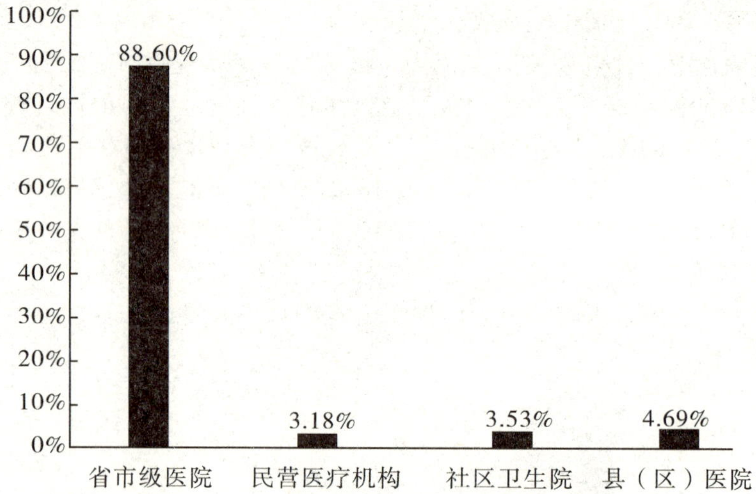

图5-2　公众对看病难的医疗机构的看法

医改的目标是通过资源的优化配置和相关的政策扶持等，解决好看病难和看病贵的问题。自新医改实施以来，尽管媒体普遍持积极的态度引导舆论，但是对于普通民众而言，新医改取得的效果并非像媒体报道的那样显著和乐观。认为新医改很大程度上改善了看病难的问题的人仅占比18.3%，认为有一定效果的人占比38.6%，更多的人认为，新医改对于看病难的问题并没有实质上的改善，占比42.4%。出现这种现象，一方面是由于大多数人扎堆前往大医院看病，医疗资源与患者之间的供需严重失衡，大医院难以提供及时的医疗服务，以致患者对大医院产生了这类印象。除了供需比失衡以外，还存在医疗资源如优秀的医务人员不足，以及就医程序上还有很大的进步空间等。此外，分级诊疗和引导患者前往基层医院就医的措施也应当尽早推出，缓解大医院的治疗压力。

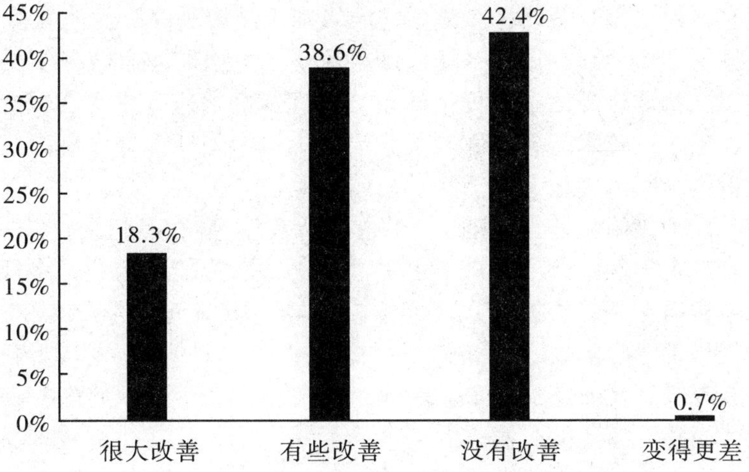

图 5－3　公众对新医改实施后看病便捷性改善状况的认知

而在“看病贵”的问题上，人们的意见主要集中在药费贵（68.91%）、检查费贵（67.95%）和床位费贵（37.50%）上，所以在医改的制度架构中，降低这三个项目的收费标准，是当前医疗改革解决看病贵的问题的重点。

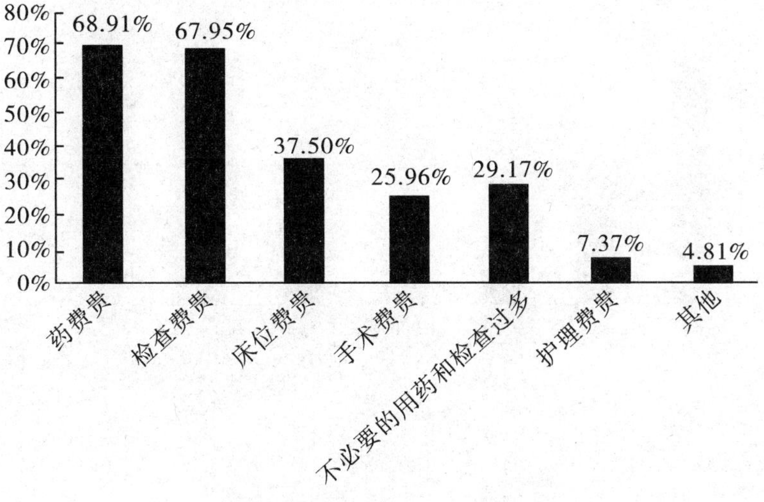

图 5－4　公众对看病贵问题的归因

广东将全面放开由省级主管部门定价药品的最高零售价格，药品实际交易价格主要由市场竞争形成，并与药品集中采购、医保支付方式等改革政策衔接，建立公开透明、多方参与的谈判机制形成价格。

根据深圳市卫计委出台的《深圳市深化公立医院综合改革实施方案》，深圳将建立科学合理的医疗价格体系。合理提高诊查、手术、护理、中医等体现医务人员技术劳务价值的服务项目价格，降低部分大型医用设备检查治疗价格和医用耗材定价。

以上几项措施倘若得以落实，将在很大程度上减轻居民的医疗负担。

尽管广东省医疗改革出台了很多措施，试图降低医药费，降低患者的医疗成本，但在调查中发现，认为医改减轻了看病负担的人仅占比 42%，而认为效果不明显的人占比高达 56.1%，甚至有 1.9% 的人认为看病负担不仅没有减轻，反而还加重了。因此对于医改而言，最重要的不是政策如何规划，而是在落实的时候，能否贯彻下来，能否真正让患者享受改革的福利。

在对当前的医保及其服务水平的评价上，认为“满意”与“不满意”的人数大致相当。不满意者略多于满意者。对当前基本医疗制度不满意者认为，最需要改革的部分在于进一步提高报销比例，降低患者自付费用，占比达 54.17%，另有 22.02% 的人认为应当监管医疗行为，减少过度医疗。因此人们的普遍共识在于，医改的目标应该是降低就医成本，解决看病贵的问题。

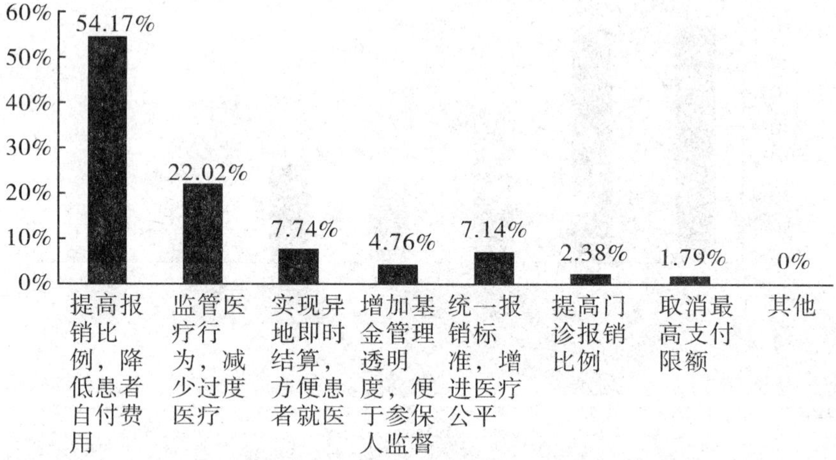

图 5－5　公众对基本医疗保障制度主要改进方面的期望

当前的医患关系如此紧张，原因是多方面的。在此次调查中，人们认为医患关系之所以紧张，主要是因为医院方面追求经济利益，而不是将救治患者放在首位，持此种态度的人占比 71.8%；认为医务人员的医德和医风应当对此负责的人，占比 53.4%；认为与医疗技术不高或对医疗效果失望相关的人，占比 56.1%。因此，解决看病贵的问题，同时不损害医院的正当经济利益，保障医院的正常运转，对于改善医患关系也有着重大的意义。

关于医保个人筹资的收缴问题，支持定额收缴的人占比 18.3%，相对较少。30.5% 的人认为应当分不同的档次供参保者选择，强调收缴参保费用的可选择性。但绝大多数（51.2%）的人认为应当按照收入比例进行收缴，希望医保政策可以向低收入者倾斜。

对于个人筹资缴费标准，人们普遍支持缴费额度控制在每年 200 元以下，占比 95.8%，其中认为收费在 150 元至 200 元之间较为合理的人占比 63.4%，2015 年广州市医保个人缴费基数为 152 元，因此人们对于当前的缴费额度的支持认可度较高，说明这一收费标准也比较合理。

个人筹资缴费标准是一个浮动的数字，每年都会随着当年的实际情况进行一定程度上的变更，支持缴费额度逐年提高的人占比 31.73%，希望缴费额度根据医保基金结余水平增减的人占比 53.53%，表明大多数人希望医保基金能够提供一定的透明度，为居民个人缴费提供参考。

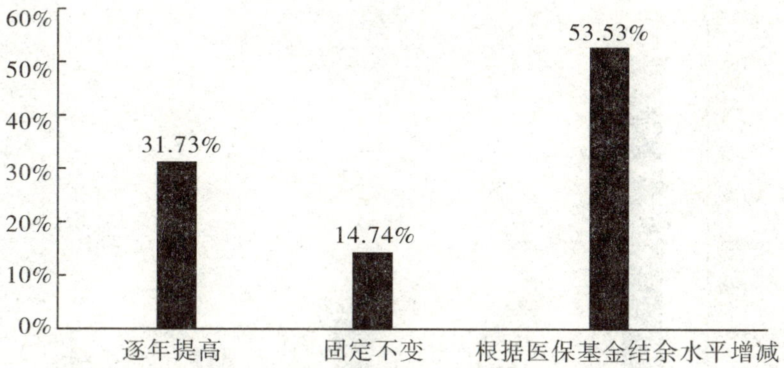

图 5-6 公众对医保个人缴费的调整意见

医保药品支付标准实际上是药品生产企业、医疗机构与保险方之间的博弈，基本医保药品支付标准制度由于直接关系亿万人的切身利益，成为改革的重点领域。

在参保者个人缴纳数额的问题上，人们的意见有较大的分歧，16.8% 的人认为应当统一标准，保证绝对的社会公平。认为应当按照年龄段划分缴费标准的人占比 48.5%，很显然希望政策向老幼群体倾斜的人比较多。但是还有一部分人认为享受的福利应当与付出的成本成正比，应该按照缴费标准来确定医保药品支付标准，持此种观点的人占比 34.7%。

基本药物制度是医保制度中的重要制度，但是对基本药物制度的了解程度的调查表明，对该制度了解程度不高的人占比 85.9%，了解该制度的人占比仅 14.1%，差距悬殊。表明关于医保工作的宣传，还有很大的进步空间。

基本药物的主要特征是安全、必需、有效、价廉，然而在调查中，有 50.8% 的人认为实施了基本药物制度以后，药价并没有什么变化，仅有 35.1% 的人认为药价降低了，但也并不明显。

目前基本药物制度已经实现了基层医疗卫生机构（社区、卫生院）全覆盖，下一步要逐步扩大到各级医院，人们普遍认为县级以上医院都应配备基本药物，占比高达 83.2%，但是对于是否应该规定使用比例，意见存在较大的分歧，支持与反对的人数基本相同。

调查发现，人们认为当前最需要在医院增加的基本药物是治疗慢性病的药物，占比高达 70.83%。说明人们对于缺乏价格合适的、治疗慢性病的药物非常关注，希望改变这一状况。

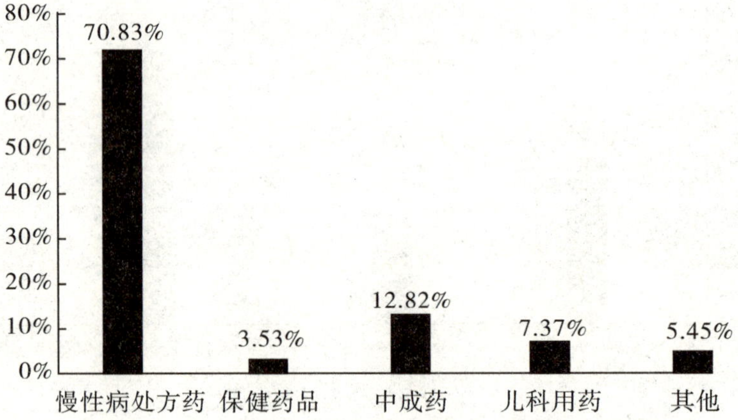

图 5－7 公众认为广东省基本药物主要应增加的品种

当前的医疗服务体系存在诸多的弊端，这也是实施医疗改革必须解决的问题，调查表明，人们对于当前医疗服务体系的不满主要集中在政府财政投入不够（69.23%）、“以药养医”的模式（69.87%）和医疗质量不高（44.87%）上。

此外，多达 56.9% 的人认为应当降低大型设备检查价格、药品价格，适当提高诊疗费、护理费、手术费等医疗技术服务价格，表明人们普遍希望政府通过看得见的手，使用财政投入，纠正“以药养医”的模式，同时，也渴望更高的医疗水平。

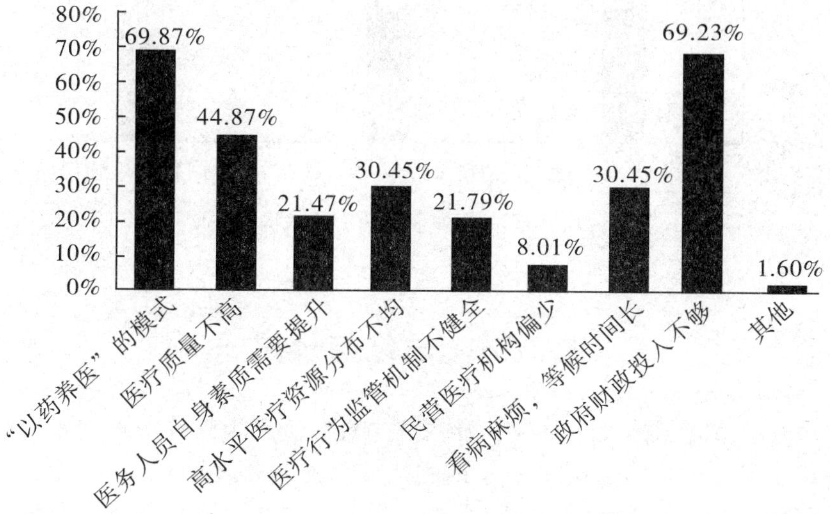

图 5－8　公众对当前医疗服务体系弊端的认知

对于社会的顾虑，广东已经建立起县级公立医院补偿机制明确县级公立医院取消药品加成政策，由此所减少的合理收入 80% 调整为医疗服务价格补偿，10% 由各级财政补助，10% 由医院自行消化。此项举措是希望取消药品加成，进而打破“以药养医”模式。

关于商业保险机构参与基本医保服务，人们普遍支持社会力量介入医保服务，占比达 61.8%，但也有将近三分之一的人反对商业资本介入医保。50.64% 的人认为应当大力发展民营医疗机构，仅有 20.19% 的人认为要严格控制民营医疗机构的数量和规模。说明目前人们对于社会资本的引入还存在一定的分歧，但大多数人对社会力量的介入抱有较高的心理预期。

当前的政策鼓励民营医疗机构发展，2015 年出台的各项医改政策也支持社会资本加入医疗行业，运营民营医疗机构。例如广东省人民政府办公厅发布的《广东省深化医药卫生体制改革近期工作要点》即提出，要进一步完善社会办医政策，力争到 2015 年年底，全省民营医疗机构诊疗量达到总量的 25% 左右，进一步清理妨碍社会办医发展的制约因素，取消对社会办医疗机构的具体数量和地点的限制。

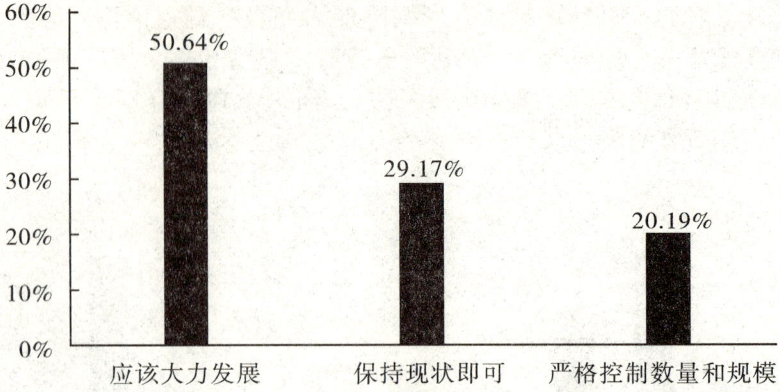

图5－9　公众关于发展民营医疗机构的态度

第三节　总结与反思

医疗改革是保障民生之要，看病难、看病贵成为医疗改革绕不开的话题。广东省在近几年采取了一系列的措施，尤其是在2015年的医疗改革中，取得了一定的成绩，同时也存在资源分布不均、管理效率相对低下等问题。

一、广东省医疗改革取得的进展

（一）公立医院综合改革

以调整医疗服务价格和适当的财政补助为重点，建立现代公立医院管理制度，积极探索建立符合医疗卫生行业特点的薪酬制度。加强了卫生医疗系统信息化建设，进一步推进信息互联互通、资源共享。

（二）加快建立分级诊疗制度

围绕“县域内住院率达到90%以上”的目标，实现重心下移、资源下沉。全面提升基层医疗服务能力，积极引导城乡居民与家庭医生团队建立契约式服务关系。医疗收费改革也纳入此次医改的范畴内，建立科学的付费机制如CPT，实行付费包干。

（三）巩固完善全民医保制度

至 2015 年 10 月底，广东已有 6 533 万人参加了城镇居民医疗保险，加上农村新农合参合人数，全省基本医疗保险参保率达 95.8%，这意味着广东基本实现了全民医保。在新一轮医保改革中，广东重在打破城乡差别、人群差别，着力提高医保公平性。“十二五”期间，通过整合城镇基本医保和新农合，逐步建立覆盖各类人群、城乡统筹、大小病兼顾的城乡居民基本医保制度。

二、医疗改革面临的困境与障碍

广东省的医疗改革存在一定的问题，既有广东省医疗行业传统固有的制度造成的问题，也有改革攻坚阶段医疗体制转型过程中出现的新障碍。

（一）基层医疗卫生资源仍相对薄弱，医疗服务能力不足

广东省医疗资源分布不均衡，提高广大农村人口的健康水平是卫生工作的重要组成部分。尽管广东省基层医疗卫生机构无论是在数量上还是在从业者的水平上都已经得到了提升，但是在部分地区还不能满足人民群众的基本卫生需求。

广东省大部分医疗资源主要集中在大城市，其中大部分又在大医院。基层医疗卫生机构数量的相对不足和优质医疗服务的缺失，使大中型医院吸引了大量常见病、多发病患者，门诊患者人满为患。

（二）卫生事业财政投入相对不足，流向不合理

从总体上看，广东省卫生事业财政投入虽然逐年增长，但总量仍显不足。卫生事业财政投入占财政的比重虽然略有增长，但在基层还存在着医疗基础设施不足的矛盾。

从卫生投入领域看，政府支出主要侧重于医疗机构，对公共卫生的投入不足，传统的重治轻防观念并没有转变，即使是公共卫生领域，分配也不尽合理，对疾病预防控制的投入相对较多，但是对卫生监督和妇幼保健的投入不足，未建立起规范的卫生监督管理体系。

从城乡卫生投入比例看，公共财政对城市的投入明显高于农村；在医疗机构财政投入方面，主要集中在县及县以上医疗机构，乡镇医疗机构卫生投入较少，越到基层，经费投入越是不足。

（三）监管体系不完善，管理效率较低

政出多门的现象依然比较突出，管理机构重叠，部门间职能分散、监管效率不高。一些基层医疗卫生机构存在不规范诊疗行为，管理机关对基层医疗卫生机构的监管不到位；对地方医疗机构人才队伍建设缺乏相应的绩效考核机制；对于鼓励和引导社会资本举办基层医疗卫生机构的支持力度不够。

虽然从宏观上来看，监管体系已基本存在，但监管机构对微观性的问题深入不够，比如对有的地区少数基本药物配送不及时、回款周期长，乡村医生养老保障水平偏低等问题缺乏相应的处理能力。

（四）医保待遇存在群体性差距，公平性有待改进

政府采取了系列措施缩小不同人群间的医疗待遇差别，如逐步提高新农合和城镇居民医保的报销比例，加大对其筹资的补贴力度，在一定程度上缩小了不同人群和职业之间的医疗服务待遇的差别。

但从整体上看，医疗保险在不同人群之间的报销比例的差别并没有发生根本性的变化。不同医保项目的起付比例存在着较大的差异，不同群体享受的报销比例和数额存在比较大的差距。

三、广东医疗改革的发展趋势分析

医疗改革是一个复杂的系统性问题，涉及政府、医院、个人三方面的利益。但广东省相关的实践证明，合理的改革可以提高医疗服务体系的效率和质量。医疗改革的重点应当放在医疗卫生资源的公平均衡配置方面，研究如何提高医保管理水平和效率，以及如何更好地提高医疗服务的可及性和公平性。

（一）加大财政投入的力度，优化财政投入规模和方向

通过立法、制定政策等进一步加大对医疗卫生领域的财政支持力度，提高医疗卫生领域投资在整体财政支出的比例。

但为了保证社会公平和资源的充分共享，应当优化财政投入的方向，向基层医疗、农村地区作适当的倾斜，解决基层医疗卫生资源相对不足的落后现状，使城乡间和地区间医疗资源配置逐渐达到合理水平，提高医疗服务的可及性和公平性。

（二）整合医保管理机构，提高管理的效率

管理的低效率在于管理机构过多，部门间缺乏相应的横向联系体系，造成管理资源的浪费。广东省可以试点整合医保管理机构的方式，将现有的相关部门统一整合为省级医保管理机构，统筹全省医保业务，提高管理的专业性。

在此基础上，各地市设立管理分局或分支，负责具体事务。实施垂直管理，各地市分局或分支对省级医保管理中心直接负责，各地市分局之间实施横向关联，加强横向合作，以利于地区间医保关系的转移等。

（三）统筹城乡之间、行业之间的医保待遇，体现公平性

医疗改革既然是一次利益的重新分配，就应当保障利益分配的合理性和公平性。医疗资源作为公共资源，应当强化其社会共享的属性。医保本身附带强烈的社会福利性质，更应当突破城乡户籍限制，超然于社会分工之外。统合医保待遇，逐步提高新农合和城镇居民医保的给付比例，实现全民共享社会福利。

第六章　2015年广东主要癌症患病现状及防治

第一节　肺癌

肺癌是发病率和死亡率增长最快，对人群健康和生命威胁最大的恶性肿瘤之一。近50年来，全球肺癌的发病率和死亡率均明显增高，其中男性肺癌发病率和死亡率占所有恶性肿瘤发病率的第一位，而女性发病率则占所有恶性肿瘤发病率的第二位，死亡率占第二位。肺癌的病因至今尚不完全明确，但大量资料表明，长期吸烟与肺癌的发生有非常密切的关系。

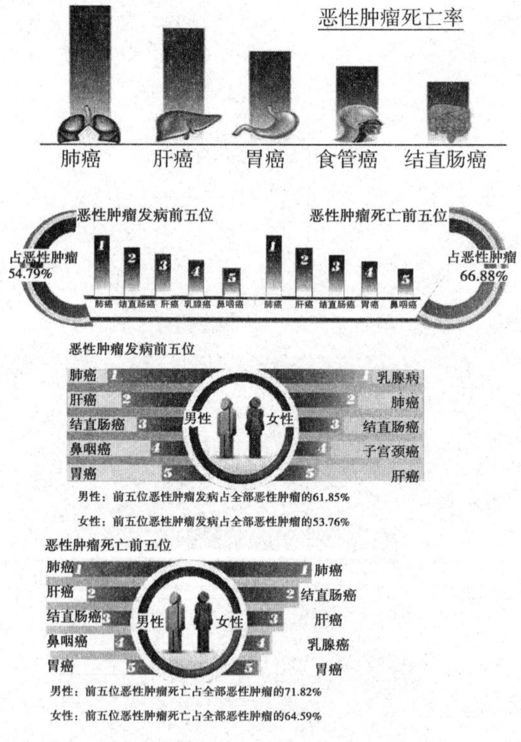

图6－1　恶性肿瘤发病率与死亡率

资料来源：智研数据中心。

现有的研究证明：长期大量吸烟者患肺癌的概率是不吸烟者的 10～20 倍，开始吸烟的年龄越小，患肺癌的概率越高。此外，吸烟不仅直接影响吸烟者的身体健康，还对周围吸食二手烟的人群健康产生不良影响，导致被动吸烟者肺癌患病率明显增加。另外，城市居民肺癌的发病率比农村高，这可能与城市大气污染和烟尘中含有致癌物质有关。中国将成肺癌第一大国，肺癌已成我国首位恶性肿瘤死亡原因，占全部恶性肿瘤死亡的 22.7%。中国肺癌发病率每年增长 26.9%。

一、广东省肺癌患病情况概述

2016 年，我国已然成为肺癌第一大国，肺癌发病率及死亡率居恶性肿瘤首位，而广东又是肺癌第一大省。广州市疾控中心、广州肿瘤和死因监测部门最新一期的统计显示，目前广州市民的癌症已上升到发病率 248/10 万人、死亡率 144/10 万人的水平。

广州市 800 万户籍居民中每年新发癌症患者 2.2 万人，0～74 岁居民累计发病率为 22%。户籍居民因癌症每年死亡约 1.2 万，癌症死亡占全死因的 25%。而广东省疾控中心表示，广东省的肿瘤发病率比全国整体水平高出 23.5%；死亡率比全国整体水平高出 7.5%。广东每死亡 5 人，就有 1 人死于癌症。

统计显示，在所有癌症中，肺癌和乳腺癌分别是男女性首位发病肿瘤，肺癌是男女性共同首位死亡肿瘤。与国内其他城市相比，广州的大肠癌、鼻咽癌、卵巢癌、乳腺癌、前列腺癌、淋巴瘤和白血病发病率相对较高，这七个癌种发病率均位列全国 31 个肿瘤登记城市前五位。

广东省疾控中心慢性非传染性疾病预防控制所副所长孟瑞琳主任医师介绍，目前广东全省共有广州、深圳、中山、四会和江门城区五个肿瘤登记地区。全省肿瘤登记地区户籍居民最新监测数据显示，男性最常见的恶性肿瘤为肺癌，发病率约为 60/10 万人，男性新发肺癌占男性全部新发肿瘤数的 22%，即每有 5 个被诊断患恶性肿瘤的男性居民中，就有 1 个是肺癌患病者。

监测结果还表明，肺癌是全省肿瘤登记地区户籍人口的首位恶性肿瘤死亡原因，每发生 4 个恶性肿瘤死亡病例，就有 1 个是死于肺癌。肺癌是男性癌症死亡数最高的癌种，约占男性当年全部癌症死亡数的 30%，表明全省肿瘤登记地区每 10 个死于癌症的男性中就有 3 个是死于肺癌。

广东省疾控中心慢性非传染性疾病预防控制所负责人、主任医师许燕君介绍，其实这一情况不仅广州如此，广东省乃至全国的情形都是一致的。根据全国1970—1992年、2004—2005年死因调查数据，肺癌是死亡率上升速度最快、增长幅度最大的恶性肿瘤。

据孟瑞琳主任医师介绍，只要采取积极主动的个体预防干预措施，至少1/3的肿瘤是可以预防的。但是，市民对癌症防控尚缺乏足够和科学的认识。一方面，一提到癌症，人们往往会恐慌、害怕；另一方面，人们又对癌症的早期、典型症状不重视，很多肿瘤患者早期筛查意识不强，所以一旦等到发病去医院治疗，往往都已经是中晚期，治愈率、生存率都比较低。

二、广东省肺癌筛查现状

据专家介绍，肺癌的治愈率根据分期而异，早期肺癌治愈率可达到70%以上，中晚期则不到30%，而且越往晚期，其治疗费用越高。中国工程院院士钟南山介绍，早期肺癌通过手术治疗的5年生存率能够提高20%~30%，总的5年生存率能超过60%，非浸润性肺癌的5年生存率甚至能超过95%。然而，对于早期肺癌，特别是位于周围肺野的小肿瘤，患者往往自己感觉不到症状，必须通过低剂量螺旋CT才能及时发现。因此，尽早发现肺癌是最有效的控制措施以及降低医疗资源损耗的关键。对于经济收入低的困难人群，往往由于他们未能进行常规体检，造成疾病发展至非常严重的程度才发现，不仅丧失了最好的治疗时机，而且对医疗资源造成更大的浪费。目前，广州已经建立完善的政府医疗救助和慈善医疗救助制度，低保低收入五保人员患病可享受每人每年最高35万元的救助。对低保低收入五保人员进行肺癌筛查，将慈善医疗救助从传统的事后救助转变为早期救助，帮助困难人员早发现、早治疗，进一步减少因病致贫情况的发生，对于完善医疗救助体系将发挥积极引领作用。

“爱肺计划”——困难人员早期肺癌筛查项目，主要为广州市3万多名50岁以上低保低收入五保人员进行早期肺癌筛查。该项目是广州市慈善会联合国内肺癌诊治权威机构广州医科大学附属第一医院、广州呼吸疾病研究所、金域医学检验中心共同开展，采用低剂量螺旋CT和肿瘤标记物血液检查进行筛查，双管齐下，结果更加精准，每年计划筛查1万例以上，每个困难人员早期肺癌筛查费用需要694元，广州医科大学附属第一医院和金域医学检验中心资助594元/人（包含低剂量螺旋CT胸部平扫检查费用525元/人、癌胚抗原检测69元/人），广州市慈善会通过社会捐赠筹集善款资助 100 元/人。广州医科大学附属第一医院还将提供免费的结果解读及配套的诊治计划，给居民提供全面、专业的预防及诊治。对于筛查结果阳性的居民，将与广州现行的政府医疗救助和慈善医疗救助办法衔接，及时进行救助，每人每年最高救助限额将达 35 万元。

三、公众对于肺癌的认知调查

关于公众对肺癌的认知调查，笔者采用了问卷调查的方法。此次调查共发放问卷 340 份，其中线下 240 份，线上 100 份。线下部分首先走访广州市中山大学附属第三医院、广州市暨南大学附属华侨医院等医院，再结合随机向路人发放的部分。340 份问卷中，有效问卷 328 份。调查对象情况如下表所示，其中男性 194 人，占比 59.15%，女性 134 人，占比 40.85%；28 岁以下 64 人、28～51 岁 231 人、51 岁以上 33 人；高中及以下文化程度 113 人、本科或专科一共 191 人，其余为研究生及以上；曾有肺部良性疾病史的 71 人，占 21.65%，有肺癌家族史的人，占比 25.30%，充分说明了广东为肺癌第一大省的严峻形势。

表 6－1　被试情况

人口统计变量	选项	比例	人口统计变量	选项	比例
性别	男	59.15%	年龄	16～21 岁	1.80%
	女	40.85%		22～27 岁	17.70%
文化程度	小学文化	2.70%		28～33 岁	22.00%
	初中或以下	9.10%		34～39 岁	18.60%
	高中或中专	22.60%		40～45 岁	17.70%
	本科或专科	58.20%		46～51 岁	12.20%
	研究生及以上	7.30%		52～61 岁	7.00%
职业	公务员	10.10%		62 岁以上	3.00%
	文教卫生人员	13.10%	家庭月收入	2 000 元以下	4.90%
	工人	24.10%		2 001～4 000 元	11.00%
	商业人员	28.70%		4 001～6 000 元	24.10%
	学生	9.80%		6 001～8 000 元	25.90%
	退休	5.80%		8 001～10 000 元	15.90%
	其他	8.50%		10 000 元以上	18.30%

（续上表）

人口统计变量	选项	比例	人口统计变量	选项	比例
婚姻状况	有配偶	70.70%	生育状况	已生育	63.70%
	无配偶	29.30%		未生育	36.30%
肺部良性疾病史	有	21.65%	肺癌家族史	有	25.30%
	无	78.35%		无	74.70%

调查问卷由四部分组成，第一部分是关于肺癌基本知识的认知及误区；第二部分是公众对于肺癌相关信息的了解渠道及程度；第三部分是关于肺癌的成因及临床表现；第四部分是肺癌的筛查与预防，包括对政府筛查计划的认知度。

统计结果显示，57.32%的人认为“肺癌是世界上发病率最高的恶性肿瘤”，28.66%的人对此题答案不太清楚，过半人数答对；但在“广州市连续八年肺癌发病率全国第一”中，仅有39.33%的人知晓，未过半数；剩下的肺癌基本知识问答中，正确率仅35.02%。

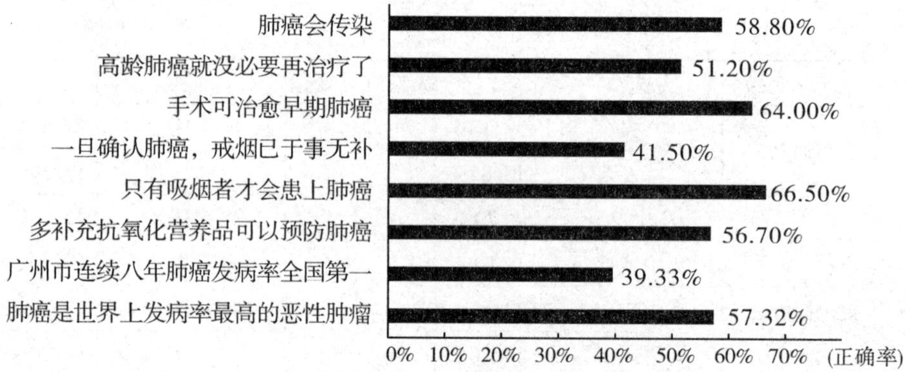

图6-2　公众对肺癌基本知识的认知

第二部分中，经常性关注肺癌信息的不到半数，甚至有18.00%的人从未关注过肺癌方面的信息，说明公众对肺癌并不是很重视。

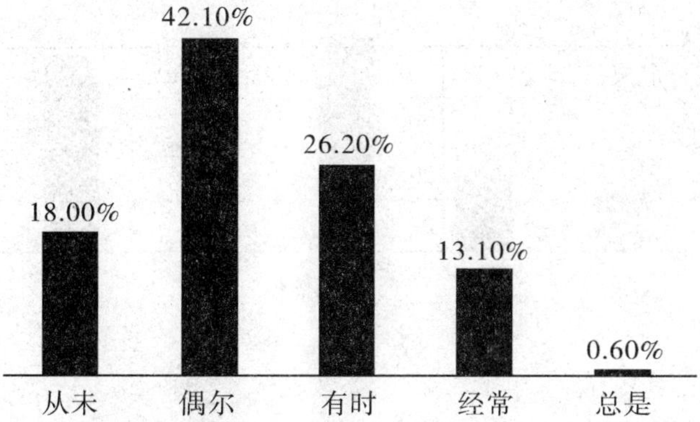

图 6－3　公众对肺癌信息的关注度

在公众接收信息的渠道方面，电视广播、门户网站、社交媒体是人们的三个主要了解渠道，分别有 188 人、180 人、168 人；而通过社区宣传了解的人则比较少。

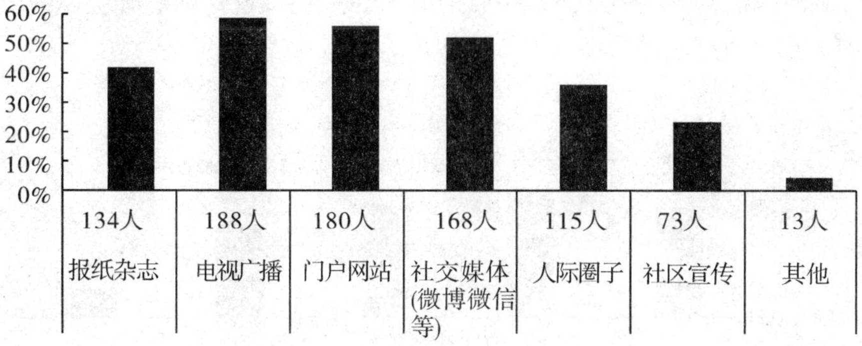

图 6－4　公众获取肺癌知识的渠道来源

但在消息的可信度方面，媒体则没有什么优势。如图 6－5 所示，仅有 10. 10% 的人表示相信媒体对肺癌的报道，更多的人更相信专业人士和部门所提供的信息，如医护人员、医疗卫生政府部门等。其中，公众对医护人员的信任度最高，占据了所有被调查对象的 33. 80%。

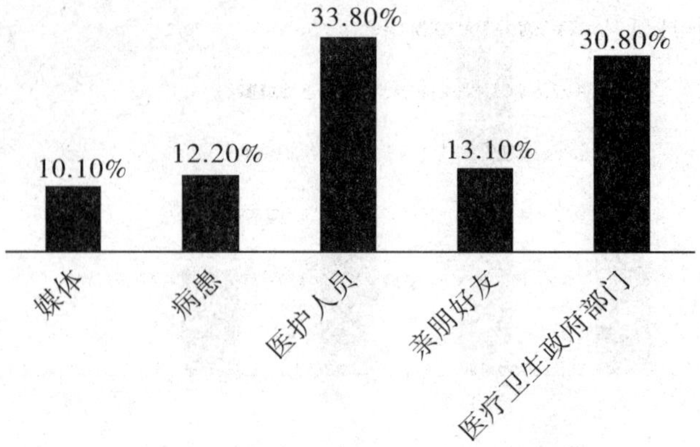

图6－5　公众对肺癌信息来源的信任度

第三部分中，对于肺癌发病的高危因素中，多达 80.18% 的人认为是大气污染造成的，其余选项的选择人数较为平均；同时，有 250 人选择了长期接触氡、镍、铬、砷化物等人员（石棉瓦拆除工、安装保温工、石棉加工工人等）为肺癌高发人群。综合来看，人们仅仅对肺癌有主观的个人理解，缺乏对肺癌知识的全面了解和预防意识。

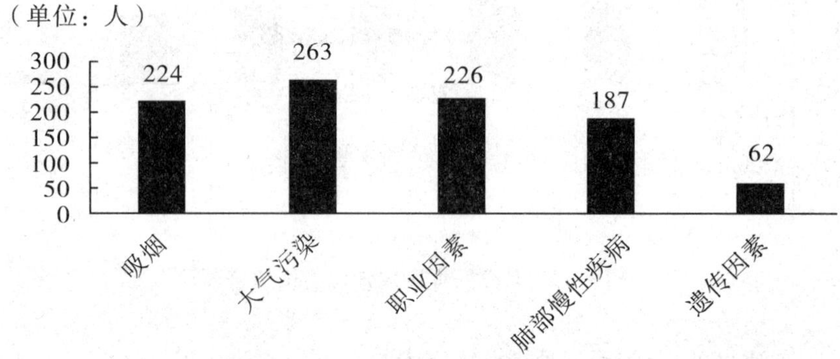

图6－6　公众对肺癌成因的认知

最后一部分中，对于肺癌的早期筛查与预防方法，人们的选择分布也不平衡，仅仅停留在表象认识；大部分人对肺癌早期筛查还停留在通过胸透和筛查癌细胞层面，对于肺穿刺、淋巴结穿刺和活检等更有效的筛查方法则处于比较模糊的认知状态。这说明市民对肺癌早期筛查的知识了解明显还不够，因而不能做到有效预防。

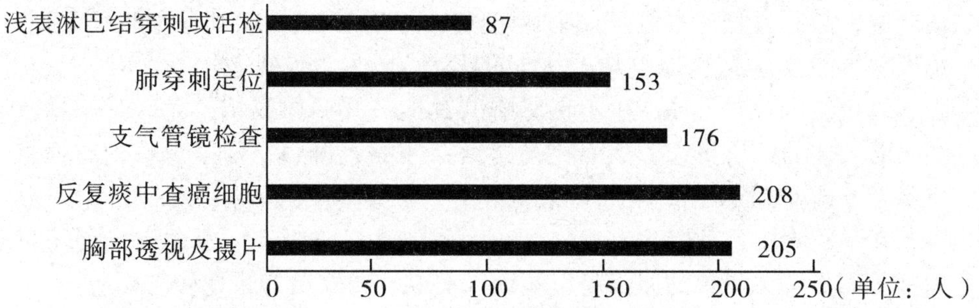

图6-7 公众对早期肺癌筛查方法的认知

与此同时，对于广州市的肺癌免费筛查项目——“爱肺计划”，仅有51.52%的被调查者知道此项目；更严重的是，仅有156人表示所在的社区和单位组织过团体肺癌筛查。最后一项公众对政府的期望调查，结果如图6-8所示，可以看到，人们的期望趋于一致，都希望政府在普及知识、加大资金投入、完善制度方面采取措施。同时，这也从侧面显示，政府对于肺癌问题的重视程度还有所欠缺。

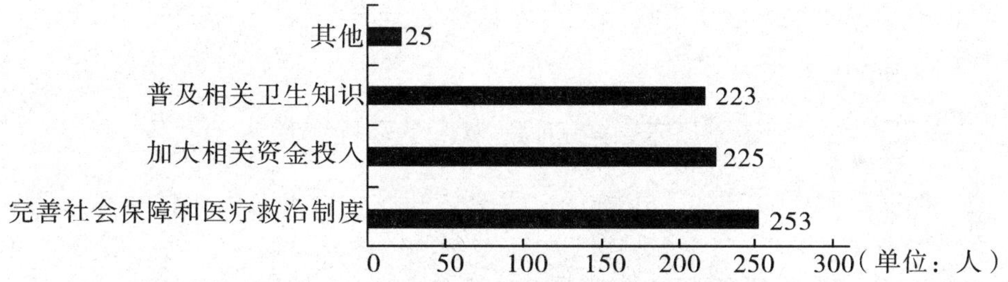

图6-8 公众对“爱肺计划”中的政府期望

四、问题及建议

通过对背景资料和问卷调查结果的分析，笔者发现居民对于肺癌相关知识的认知存在以下问题：

（一）公众对于肺癌的预防的重视程度不高

虽然在发放问卷的过程中，很多被调查者都对肺癌的形成原因有所了解，熟悉大气污染、吸烟与“二手烟”等不良因素会导致肺癌，但在日常生活中，并没有多少人形成良好的预防习惯。虽然广东省的雾霾情况不是很严重，与北方相比空气质量较为良好，但对于在城市中居住的人来说，每天都可能会遇到交通拥堵与大量的尾气排放，汽车尾气中含有一氧化碳、氧化氮以及对人体产生不良影响的其他一些固体颗粒，尤其是含铅汽油，对人体的危害更大。然而在马路上穿梭的人群中，却很少看到有佩戴口罩者。即使偶尔看到佩戴口罩的情况，经过沟通采访后发现是由于感冒，并不是为了预防吸入有害气体。大家似乎对于吸入大量尾气已经习以为常，而不佩戴口罩的原因是影响面部美观、口罩戴起来比较麻烦等。

此外，吸烟会引发肺癌这个话题早已宣传了几十年，十几年前电视台就已经开始播放相关内容的公益广告。吸烟是国际公认的导致肺癌的最重要因素之一。吸烟者因患肺癌死亡的概率约为不吸烟者的10倍。我国男性肺癌的发生，70%～80%由吸烟引起，女性肺癌约30%归因于吸烟与被动吸烟。吸烟的年龄越早，患肺癌的危险越大。烟龄60年者的肺癌死亡率要比烟龄20年者高出100倍左右。在问卷调查中，不同年龄段的被调查者都对此有着深入的了解，但被调查者们在面对吸烟、吸“二手烟”的问题时，往往没有表现出过多的重视。主要原因在于吸烟不仅是一种习惯，更是一种交际手段，在面对“二手烟”污染时很多妇女儿童不好意思向吸烟者说不。即使大家都知道吸烟是诱发肺癌的原因之一，但也不会主动提出戒烟等话题。

（二）公众普遍对广东省内的肺癌状况认知程度低

虽然被调查居民对于肺癌有一定的认知度，但提及省内的肺癌状况，大多数人并不知道“广州市连续八年肺癌发病率全国第一”这一信息。对于免费筛查肺癌的“爱肺计划”，仅有一半的人知道，而且由于大家对此并不重视，被调查者纷纷表示，只有企事业单位组织才会参与筛查，而愿意主动抽出时间以个人身份检查的却寥寥无几。由此可以看出，广东省对于肺癌的相关信息宣传到达率较低，需要进行有效改进。

根据统计结果得知，被调查者都希望政府能够充分运用资源优势与权威公信力，投入资金、人力、物力，主导预防肺癌的相关宣传。与此同时，相关部门应成立专项调研小组，从气候、饮食、生活习惯等方面寻找广州市肺癌频发的原因，制订详细而有效的改进方案，对症下药积极预防肺癌。

（三）媒体需积极发布有效信息，增强内容权威性

进入新媒体时代获取信息更为便捷，这原本可以更加顺畅地助力传播

疾病预防的相关信息。然而近年来在网络上各种虚假医药消息频出，夸大药品疗效的现象屡禁不止，这使得正确的消息传播遭遇到层层阻碍。在调查过程中很多被调查者只愿意亲自到医院询问医护人员，并不相信媒体上关于预防肺癌的报道。对于媒体上刊登医学类型的宣传文章，大多数受众已形成打着预防疾病的幌子攫取经济利益的刻板成见。

为改变这一现象，媒体应与政府职能部门加强合作，通过行政手段治理医疗宣传乱象，在当地广播、电视台上投放预防肺癌的公益广告，充分利用新媒体推送等功能，让不同年龄段的人群能够时常看到相关信息，培养良好的肺癌预防氛围与习惯。同时广州在治疗肺癌方面拥有较强的科研实力，可以邀请呼吸科专家钟南山院士等正规医疗部门的权威人士出面，讲解预防肺癌的相关知识，以增强内容的可信度。

第二节 大肠癌

大肠癌是结肠癌和直肠癌的合称。大肠癌在我国大中城市的发病率已经上升到第二位，在农村地区的发病率在第五位。近年来，大肠癌总体发病率是逐年上升的，以升结肠癌（右半结肠癌）的上升幅度最快。从临床上看，大肠癌的发生是越来越年轻，每周入院的35岁以下患者就有7~8人。

根据全国肿瘤防治研究办公室主任陈万青教授的《2015中国癌症统计》文献报道，中国结直肠癌的发病率为376.3/10万人，死亡率是191.0/10万人。

随着我国大中城市里生活质量的提高，人们在生活方式上发生了巨大改变：常年高脂肪饮食、缺少膳食纤维摄入、久坐少动、不按时排便或习惯性便秘等，这些都是大肠癌的常见诱因。在欧洲国家，大肠癌的发病率是第二位。大中城市居民饮食、久坐等生活习惯非常西方化，结直肠癌的发病率也越来越向西方发达国家靠近。

一、广东省大肠癌患病情况概述

近年媒体报道数据显示，我国大肠癌发病率为29.44/10万人，是发病率第三高的癌症。广东省是全国大肠癌的高发区，其发病率和死亡率均已超过全国平均水平。据广州市疾控中心副主任刘华章介绍，目前广东省大肠癌发病率并不存在明显的地域性差异，但城乡差异较大，广州、深圳两大城市成为大肠癌的高发区。

广州市肿瘤监测资料显示，广州市大肠癌粗发病率已达34/10万人，而且接近90%的患者在发现时已是中晚期，治疗效果差。十年间发病率上升了50%，而排位也超过肝癌排在恶性肿瘤第二位，死亡率位于第三位，成为广州市居民癌症第三号杀手。每天，广州市有7.5个户籍居民被确诊为大肠癌，占所有恶性肿瘤的13%，每个人一生中（0～74岁）有3%的概率罹患大肠癌。究其原因主要有，经济发达地区生活水平高、节奏快、压力大，居民摄入高蛋白、高脂肪、高热量食物过多从而导致大肠癌高发。

“目前，香港的大肠癌发病率已经超过50/10万人，成为当地发病率第一大肿瘤。广州的饮食习惯、生活方式和香港相近，大肠癌发病率近年来也一直攀升，给社会和家庭带来了严重的经济负担和精神负担，值得我们警惕。”广州市疾控中心副主任刘华章说。

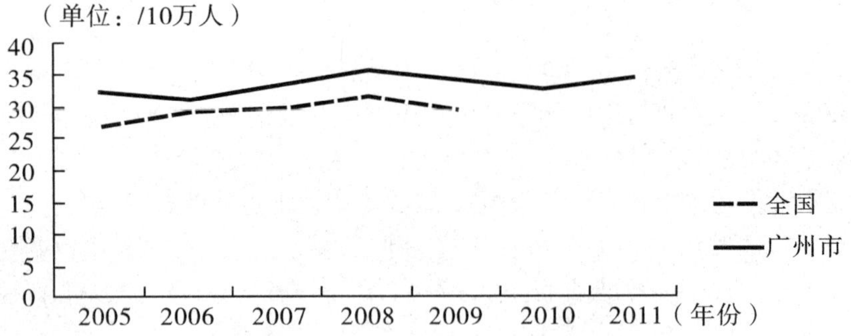

图6-9　全国与广州市大肠癌发病率趋势

表6-2　全国与广州市大肠癌发病率数据

（单位：/10万人）

年份	2005	2006	2007	2008	2009	2010	2011
全国	26.89	29.07	29.62	31.39	29.44	—	—
广州市	32.36	31.08	33.05	35.25	34.33	32.87	34.3

广州市男性大肠癌发病率略高于女性，约是女性的1.2倍，尤其在60岁以上居民，性别差异更为明显，男性发病率约是女性的1.5倍。

像许多肿瘤一样，年龄越大，大肠癌的发病风险越高。20岁之前，大肠癌发病罕见。20岁之后，年龄越大，大肠癌的发病率越高。40岁之前发病率低于万分之一（10/10万人），40岁之前发病例数仅占全部发病例数的 3.8%，40～50 岁的发病例数占 17%。从 50 岁开始，大肠癌的发病率达到万分之四，到 60 岁接近千分之一，70 岁接近千分之二，80～84 岁达到最高峰，为 250/10 万人，男性超过 300/10 万人。50～80 岁的病例总数超过全部大肠癌病例数的 70%。

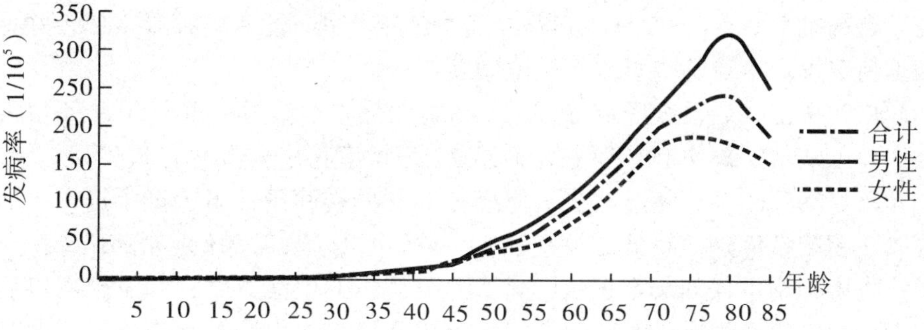

图 6－10　广州市大肠癌患者年龄与发病率趋势

二、广东省大肠癌筛查项目

目前，大部分国家大肠癌的发病率和死亡率皆呈上升趋势，而在美国、加拿大、法国等地大肠癌的发病率和死亡率呈现了下降的趋势。就拿美国来说，研究显示，1975 年后大肠癌发病率和死亡率的下降，12% 归因于医疗进步，35% 归因于生活方式改变，而有 53% 归因于大肠癌筛查。特别是 2000 年之后，美国大肠癌发病率和死亡率下降均很明显，大肠癌的筛查依从率也从 19% 上升到 55%。研究显示，通过大肠癌筛查并且切除腺瘤可降低大肠癌的发病率达 76%～90%。

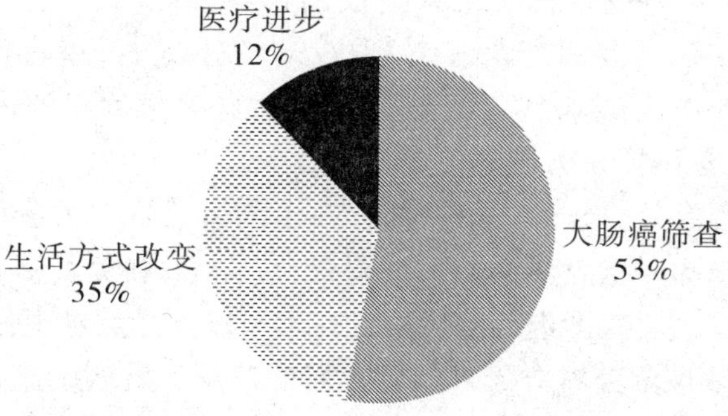

图 6－11　美国大肠癌发病率与死亡率降低因素分布

广州市政府从 2015 年正式启动大肠癌筛查工作，并将此项目纳入“广州市重大公共卫生项目”，拟在 2015—2017 年完成首轮对全市 210 万 50 ~ 74 岁常住人口的大肠癌筛查，预计能把早期大肠癌诊断率从 10% 提高到 70%。

具体安排为：2015 年度重点筛查 65 ~ 74 岁常住人口；2016—2017 年度重点筛查 50 ~ 64 岁常住人口。今后每三年开展一轮人群筛查工作，并将根据情况确定重点筛查对象年龄范围。

广州市正式启动大肠癌筛查工作，首轮筛查对象为广州市 50 ~ 74 岁常住人口。从市疾控中心了解到，截至 2015 年年底，全市共有 8.97 万人参加初筛，初筛阳性率超过两成，但只有 14% 的初筛阳性者去做了进一步的复查，粗略计算这一较低的复查率或导致 7 000 个异常病例“潜伏”。广州市疾控中心副主任刘华章表示，除了养成健康的生活方式，四五十岁以后定期做肠镜检查很有必要，呼吁广大市民积极参与大肠癌筛查项目，尤其是初筛阳性者，切莫忽略肠镜检查。

三、公众对于大肠癌的认知调查

为了解公众对于大肠癌的认知情况，笔者采用了问卷调查的方式，线上线下同时进行。线下主要走访了广州市中山大学附属第三医院、暨南大学附属华侨医院；线上的被调查人群扩散至广州市的周边其他地区。据统计，共发放了问卷 200 份，回收有效问卷 195 份。调查对象中，男性 95 人，女性 100 人；21 岁及以下的 20 人，22 ~ 27 岁 35 人，28 ~ 33 岁 47 人，34 ~ 39 岁 52 人，40 岁及以上 41 人；未婚的占比 14.87%（29 人），已婚的占比 85.13%（166 人）；高中及以下文化程度被调查者占比 59.49%（116 人），大学本科或专科文化程度被调查者占比 29.74%（58 人），研究生及以上文化程度被调查者占比 10.77%（21 人）。值得注意的是有良性肠癌疾病史的占比 42.05%（82 人），有大肠癌家族史的占比 40%（78 人），由此可见预防广东大肠癌迫在眉睫。

此次调查问卷分两部分，第一部分在于测试公众对大肠癌相关知识的了解情况，第二部分重点在于了解被调查者对大肠癌免费筛查项目的认知及态度。笔者将问卷数据进行分析后，得出了以下几点发现：

（1）大多数被调查者对于大肠癌方面的信息、发病的高危因素、临床表现、高发年龄段等基本知识了解较少或基本不了解。

调查显示，在过去一年只有 13.85%（27 人）的被调查者关注过大肠癌方面的信息，从未关注过大肠癌方面的信息的被调查者高达 86.15%（168 人）。可见绝大部分被调查者不了解大肠癌方面的信息，对大肠癌的重视程度有待提高。

另外对于大肠癌发病的高危因素，71.43% 的被调查者认为是“高脂饮食”，35.71% 的被调查者认为是“腺瘤癌变”，21.43% 的被调查者认为是“遗传因素”，32.14% 的被调查者认为是“炎症性肠病”，10.71% 的被调查者认为是“血吸虫病”，7.14% 的被调查者认为是“主动或被动吸烟史”，7.14% 的被调查者认为是“盆腔放射长期饮酒史”，14.29% 的被调查者认为是“环境因素（如土壤中缺钼）”，可见被调查者对于大肠癌发病的高危因素认知还不够全面，很多人都是一知半解，只知道部分的因素，知道所有关于大肠癌发病的高危因素的被调查者很少。

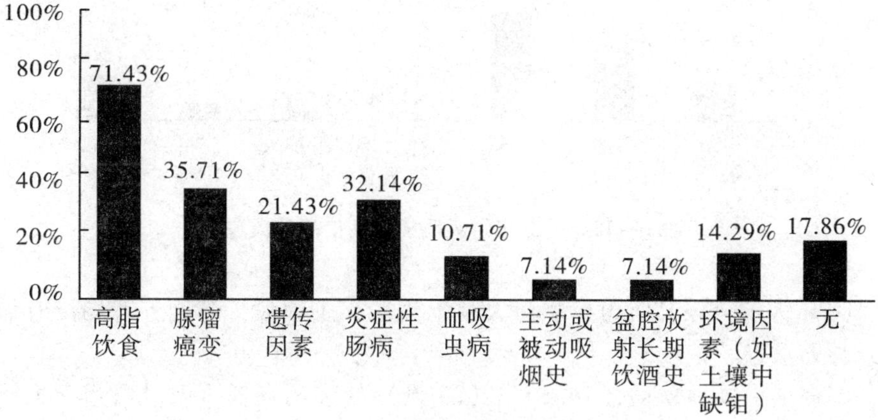

图 6－12　公众对大肠癌发病的高危因素认知情况

在关于大肠癌的病因及临床表现等相关知识了解程度调查中，“不了解”的被调查者占比 64.62%（126 人），而“了解较少”和“比较了解”的被调查者只有 35.38%（69 人），可见民众对于大肠癌的病因及临床表现等相关知识了解程度不高，情况不容乐观，很多人并不知道大肠癌的临床表现，这对于出现前期症状的患者来说，很容易对疾病的严重性产生忽视，从而错过最佳治疗时间。

（2）网络成为人们自发了解大肠癌信息的最主要渠道，社区或医护人员主动宣传信息的力度有待加强。

调查显示，超过三成（35.71%）的被调查者更倾向于从网络上了解大肠癌的信息，其次两成多（21.43%）的被调查者通过听广播、看电视获知大肠癌的信息。而一成多（10.71%）的被调查者通过报纸杂志了解大肠癌的信息。通过亲朋好友来了解的也接近一成（7.14%），通过社区或者医护人员来了解的被调查者相加不足一成，均占比3.57%。

可见，公众对于大肠癌信息的了解渠道还是以自发了解为主，作为承载一定社会公益职责的社区和医疗部门来说，对于大肠癌信息的普及工作还有待加强，并且民众的普遍心态是更信任医护人员或医疗卫生政府部门，所以相关部门更要肩负起宣传职责。

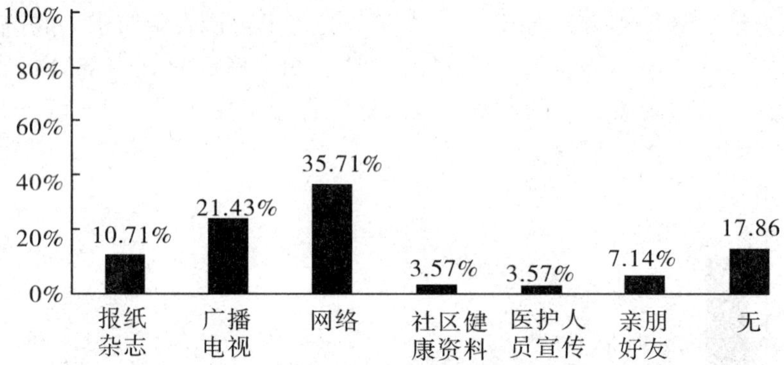

图6－13　公众了解大肠癌方面信息的渠道

（3）大部分没有听过广州市大肠癌免费筛查项目，被调查者均没有做过大肠癌筛查。

调查结果显示，只有14.36%（28人）的被调查者听说过广州市大肠癌免费筛查项目，而85.64%（167人）的被调查者没有听说过。可见大肠癌免费筛查项目的落实情况不太乐观，普及率不高。

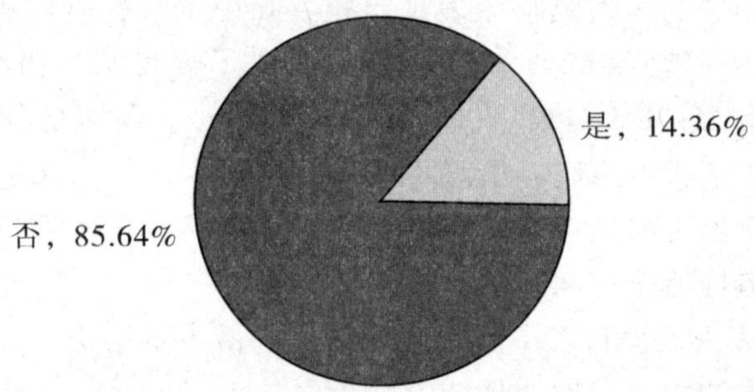

图6－14　公众是否听说过广州市大肠癌免费筛查项目

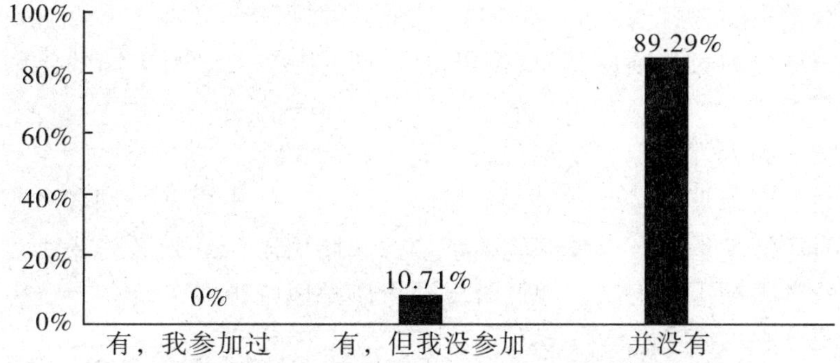

图 6－15　公众所在的社区或单位是否组织过大肠癌筛查

四、问题及建议

通过资料分析和问卷调查，笔者发现大肠癌相关知识的传播及筛查项目中存在以下问题：

首先，公众对大肠癌知晓度偏低。在发放问卷的过程中，很多被调查者都对大肠癌的相关信息知之甚少。对病因、病症缺乏起码的认知，更别提预防。举个例子，因大肠癌没有特殊可自检症状，且早期多出现的便血现象又与常见肛肠疾病症状"雷同"，多被误认为痔疮，甚至是"热气"。受传统认知的影响，很多居民觉得，痔疮便血是个常见病，没啥好在意的。尤其是对于年轻患者而言，多因"面子"问题羞于检查就诊，出现便血疼痛等症状会选择置之不理，而并未认识到是肠道病变发出的"警报"，这也是加剧大肠癌高发的重要原因。

权威专家指出，大肠癌的早期症状和痔疮很像，其中便血、长期腹泻及黏液便、排便不畅、便秘、腹痛为五大高风险症状。临床上八成以上的患者，都是在自诊自治盲目用药的情况下，遭到肠恶变的"暗算"。因此，一旦出现便血要引起重视，及早确诊预防大肠癌的发生。

一方面，政府要加大对大肠癌的宣传，创新宣传方式，除了广告牌、传统媒体等宣传外，还要加大对新媒体的运用，来传播大肠癌的相关信息。另一方面，公众自身也要加强对大肠癌知识的关注，为了预防大肠癌，人们要多食用高纤维食物，减少脂肪摄入，适当补充钙剂和维生素 D，并且要戒烟、戒酒，多运动。

其次，大肠癌筛查项目尚未惠及全省各地市。

美国是发达国家，但大肠癌只在常见癌症中排第四位，早年间他们便开始进行筛查，大大降低了发病率，国民的筛查意识也比较强。根据国际权威的医学指南，普通人群50岁以上都要参加筛查，如果有大肠癌、腺瘤性息肉家族史的人，则应从40岁开始，或者比家人诊断患病的年龄提早10年进行筛查。

大肠癌的大规模筛查要花费较大人力物力，所以这是个系统工程。国内只有北上广深等大城市推出大肠癌筛查项目，尚未惠及全国各省市。广东省作为经济发达地区，政府应继续加大大肠癌防治的财政投入力度，建立全面的大肠癌预防机制，增加财政对大肠癌医疗器械的支持，确保癌症控制资源分配均衡。

最后，媒体对于大肠癌相关报道数量有限，且渠道单一。

通过百度搜索，2015年年初到年末一整年媒体对广州市大肠癌仅有9篇报道，并且报道转载情况一般。其中，2015年7月6日，《南方日报》刊登的《广东胃镜早癌精查联盟成立》一文被其他媒体转载9次，是关于大肠癌报道中被转载次数最多的。其他报道转载情况并不乐观，公众知晓情况可想而知。

近年来大肠癌发病率逐年上升，呈现越来越年轻化的趋势，严重威胁了居民的生命安全。新闻媒体要多发声，推送权威的新闻报道，确保居民对信息的知晓。同时要多渠道、多形式地进行宣传，在利用传统媒体宣传的基础上，多利用新媒体进行宣传，宣传过程中也要注重人性化，更贴近公众，让居民能主动参加大肠癌筛查，做到早发现、早诊断和早治疗。

第三节　乳腺癌

乳腺癌作为严重威胁女性健康的恶性肿瘤之一，近年来在我国的发病率呈明显上升趋势，尤其是在北京、上海、广东等经济发达地区，其城市化、低龄化倾向十分显著。2015年，内地青年歌手姚贝娜因罹患乳腺癌病逝，年仅33岁。这一消息使人们惊讶地发现，以往多发生在中老年妇女身上的乳腺癌也会出现在年轻人身上。

随着社会经济的发展，人们生活方式发生了很大改变，性成熟期提前、绝经期延后、不生育、晚生育、不哺乳、焦虑、不良情绪、肥胖、高热量及高脂肪饮食的摄入、不健康的生活方式、外源性雌激素摄入增多（某些药物、保健品、化妆品）等因素，使乳腺癌发病率逐年增高。目前全球每年平均约有130万人新患乳腺癌，中国占了其中20余万。此外，近年我国的乳腺癌发病率的增长速度高出高发国家1～2百分点。据Fan Lei等人2014年6月发表在*Lancet Oncology*上的报告，如果这一增速保持不变，到 2021 年，中国乳腺癌患者将高达 250 万，发病率将从不到 60/10 万女性（年龄在 55 岁到 69 岁之间）增加到超过 100/10 万女性。

一、广东省乳腺癌概况

广东省作为国内经济较发达地区，居民的乳腺癌患病形势不甚乐观。2015 年 9 月，广东省统计局发布了《广东省实施妇女发展国家纲要和省规划中期监测统计报告》。数据显示，2010 年以来，广东省妇女乳腺癌死亡率加速上升。到 2014 年，乳腺癌死亡率已达 11. 28/10 万人，是 2010 年 2. 95/10 万人的 3. 8 倍。“3. 8 倍”这一数据分外挑战人们神经。近日，笔者就广东省乳腺癌形势专门采访了广州市妇女儿童医疗中心乳腺外科主任马宏民，从他那里，我们了解到了关于乳腺癌发病、检查、宣传等各方面信息。

马宏民主任表示，目前广东省乳腺癌发病率并不存在明显的地域性差异，但城乡差异较大，城市妇女患乳腺癌的概率比农村妇女高。拿广州来说，广州市疾控中心最新肿瘤监测数据显示，广州市女性乳腺癌发病率为 51. 49/10 万人，每天有 5. 6 个户籍女性被确诊为乳腺癌。乳腺癌已成为广州女性发病率最高的恶性肿瘤。究其原因主要有，城市女性生活节奏快、生活压力大，相应的，其饮食、作息时间都不能得到很好的保证，此外，晚育、雌激素和动物脂肪摄入过多、精神压力导致的内分泌变化等也是致患乳腺癌的高危因素。

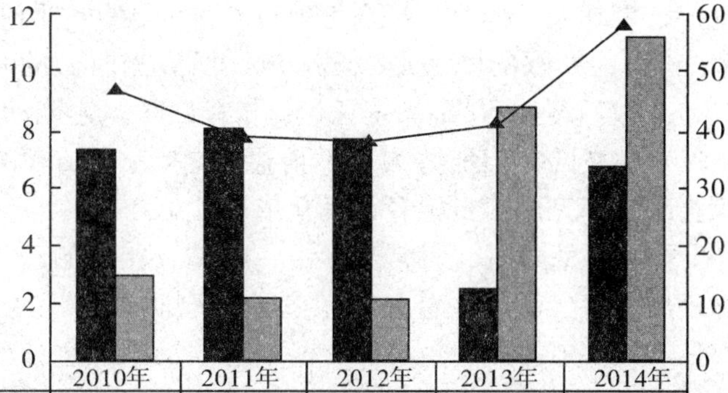

	2010年	2011年	2012年	2013年	2014年
宫颈癌死亡率（/10万）	7.36	8.06	7.64	2.48	6.79
乳腺癌死亡率（/10万）	2.95	2.19	2.23	8.79	11.28
妇女常见病筛查率（%）	47.1	39.18	38.12	41.13	58.18

图 6 – 16　妇女“两癌”（宫颈癌、乳腺癌）死亡率及常见病筛查率

其次，除城市化外，越来越多的年轻人被确诊为乳腺癌让人们发现，

这个疾病还有年轻化的趋势。最近的统计显示，广州市女性患者从20岁开始出现乳腺癌病例，在20～40岁之间一直呈现出发病率向上攀升的趋势。而且，与欧美国家乳腺癌发病年龄多集中在50岁以上不同，在中国，有60%～70%的患者都是50岁以下。发病峰值年龄为45～50岁。

二、广东省乳腺癌筛查项目

自2009年起，为提高农村妇女宫颈癌和乳腺癌的早诊早治率，降低死亡率，广东省卫生厅推行了户籍农村妇女“两癌”免费检查项目。该项目以两到三年为周期及定点筛查的方式，覆盖了广州从化、汕头金平、肇庆广宁等地，截至目前已完成了三批。2014年，全省共为173.2万妇女进行了乳腺癌筛查，检出乳腺癌545人。而2013—2015年最新一批筛查的总数据，该项目负责人马宏民主任称：“数据还在统计中。”

事实上，乳腺癌是属于早期筛查肯定有效的肿瘤，西方国家乳腺癌死亡率显著降低，主要就是通过对有乳腺癌高危因素的妇女进行筛查和早期发现。那么，如何让这样一个能惠及民众的项目被公众知晓呢？其中必少不了宣传动员。马宏民主任告诉我们，在关于乳腺癌筛查项目及其预防知识的宣传方面，妇联的作用最为突出。

“两癌”检查工作领导小组是由广东省卫生厅和省妇联共同成立的，省妇联主要做好项目的组织动员和宣传工作，也就是流程的第一步。它们要联合各地卫生行政部门、妇联加大对项目和宫颈癌、乳腺癌预防知识的宣传，提高人民群众，特别是项目人群的预防“两癌”知识知晓率和参与率。“因为妇联的网络是很强大的，所以当时做的时候，发现没有妇联的参与是做不下去的。”马主任说，“有妇联，才能动员那些人出来做检查，虽然是免费的，但那些人还不情愿。”因为有妇联的介入，广东省乳腺癌筛查次次都完成了目标量，民众依从性100%。

除了妇联以外，日常生活中，医院及相关的医疗卫生机构也会针对乳腺癌展开宣传活动。譬如，印发乳腺癌防治知识的册子、举办相关讲座、在三八妇女节时开展免费检查活动等。马宏民主任作为广州乳腺检查项目的负责人，经常去深圳、肇庆等地举行讲座，各个单位、街道、居委都讲过。但当被问及效果如何时，马主任表示：“讲完一阵子，有一点效果，但之后很难持续。最好的效果是什么？像陈晓旭、姚贝娜这样的事情。因为名人效果是最好的。”

三、公众对于乳腺癌的认知调查

为了解公众对于乳腺癌的认知情况，笔者采用了问卷调查的方式，线上线下同时进行。线下主要走访了广州市中山大学附属第三医院、暨南大学附属华侨医院和广州妇女儿童医疗中心三家医院；线上的尽量将被调查人群扩散至广东省的其他地区。经统计，我们共发放了问卷 200 份，回收有效问卷 196 份。其中，男性 71 人，女性 125 人，高中及以上文化程度者 136 人。值得注意的是，调查对象中曾有乳腺良性疾病史的高达 27 人，占 13.78%。这也从侧面说明乳腺癌在城市中发病率之高。

此次调查问卷分两部分，前半部分在于测试公众对于乳腺癌相关知识的了解情况，后半部分重点则在于乳腺癌免费筛查项目的知晓率及公众对于早期检查的重视程度。笔者将问卷数据进行分析后，得出了以下几点发现：

（1）对于乳腺癌的病因、高发年龄段、高危因素等基本临床知识，大多数公众了解较少。

调查对象中，有 27% 的人认为“乳腺癌是女性疾病，男性不会患此病”，21% 的人对于这点并不清楚。但事实上，男性是有可能患乳腺癌的，只不过相对较少。而对于乳腺癌发病率最高的年龄段及乳腺自检的最佳时间，知道正确答案的也分别只占了 40.5% 和 50%，并未达到大半人数。

除此之外，51.5% 的人称对乳腺癌的病因及临床表现等相关知识了解较少，16.5% 的人称非常不了解。而对于哪些属于乳腺癌高危人群、哪些是乳腺癌的高危因素，真正知晓的民众也屈指可数，不超过 10 人。就答题正确率来看，被调查者对于乳腺癌的基本问题都不太了解，甚至产生误解，仅停留在听说或者知之甚少的层面上，尚未形成正确完整的认识。

（2）网络成为人们了解乳腺癌信息的最主要渠道，医护人员及机构仍旧是公众最信任的有关疾病信源。

从统计结果看，大部分被调查者更倾向于从网络上了解乳腺癌信息，但有趣的是，对乳腺癌免费筛查项目的消息，人们又主要通过听广播、看电视获知。而当问及最相信哪个消息来源提供的关于乳腺癌及其筛查信息时，公众纷纷表示，相比其他来源，如媒体、病患、亲朋好友，他们还是更倾向于信任医护人员或医疗卫生政府部门，这一点很符合日常实际。详细数据如下图所示：

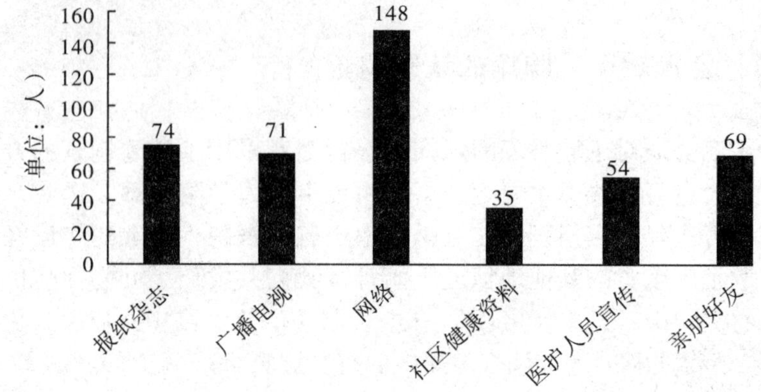

图 6－17　公众了解乳腺癌信息的渠道

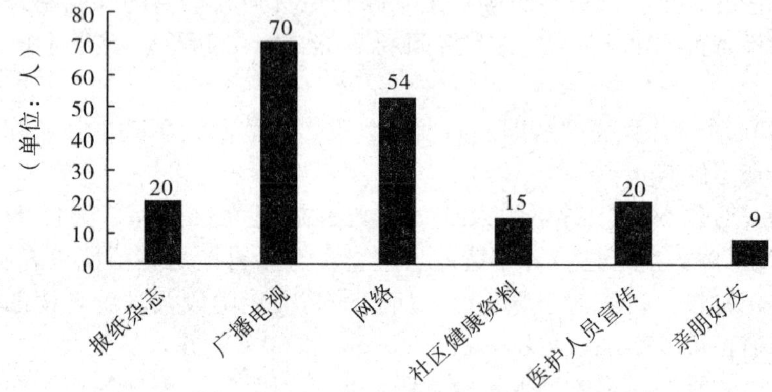

图 6－18　公众了解乳腺癌筛查项目的渠道

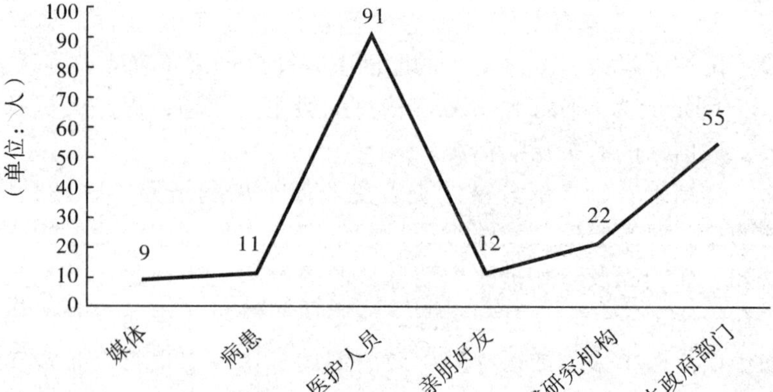

图 6－19　公众对筛查项目信源的信任情况

（3）虽然公众大都认为关于乳腺癌的早期筛查是重要的，但很少有人真的做过相应检查。民众对于乳腺癌的重视程度还是不够。

数据显示，70%～85%的人认为不论是乳腺自检还是临床甚至X线摄片检查都是重要的，但是只有11%的人经常自己给自己检查。另外56.5%的人从未做过乳腺临床检查，74.5%的人从未做过X线摄片检查。自检只能通过观察、触摸感受乳房异常情况，而后两种检查方式可靠性和准确性更高。女性在到达一定年龄段后，应当定时去医院检查乳腺，防止病变。

（4）经常从亲朋好友处获取乳腺癌相关信息的民众，对于乳腺检查的重视程度相对较高。

笔者通过SPSS分析，将被调查者获取乳腺癌信息的来源，与其对乳腺检查的重视程度两者放在一起做相关分析，结果如表6－3所示：

表6－3 被调查者对乳腺癌检查重视程度与信源的关系

信源	报纸杂志	广播电视	网络	社区健康资料	医护人员宣传	亲朋好友
p值	－0.135	0.002	－0.195	－0.084	－0.02	－0.207
显著性	0.056	0.98	0.006**	0.236	0.778	0.003**

从显著性看，"网络"和"亲朋好友"这两个来源与被调查者是否重视乳腺自检是显著相关的，再来比较二者的p值的绝对值，发现亲朋好友比网络对被调查者的态度影响更为显著。日常生活中，人们会通过与身边亲友交流来达到交换生活经验的目的，如果周围的人都重视乳腺健康，自然会带动民众对这方面的关注。

四、问题及建议

通过资料分析和问卷调查，笔者发现乳腺癌相关知识的传播及筛查项目中存在以下问题：

首先，乳腺癌相关信息知晓度不高。

在中国，经济、文化发展的地域性差异较大，城市女性的受教育程度远远高于乡镇以及农村女性，科普的宣传力度和医疗资源在地区间也存在较大差异。此次我们对于公众的认知调查主要集中在广州市，然而得出的结果显示，民众对乳腺癌相关知识的知晓率低，免费筛查项目更是有70%的人没听说过。乳腺癌信息在城市女性中推广率尚且如此之低，可想而知，在信息相对闭塞的农村其传播情况了。

如今，我们已经迈入移动新媒体时代，媒体可以利用流行的 H5 页面、可视化图表等创新报道形式，来传播乳腺癌的相关信息，这样更易被年青一代接受。而对于中年妇女，以及农村偏远地区的妇女，则可以按照她们的媒介接触习惯进行定制化的宣传推送。

其次，免费筛查政策尚未惠及城市妇女。

事实上，城市妇女的乳腺癌患病率比农村妇女要高，但乳腺癌免费筛查并未将城市妇女列入检查对象。当然，其中存在客观的资金问题。据马宏民医生介绍，当时项目组曾做过一个测算报告，如果对广州全市 300 多万名妇女都进行免费筛查，费用预计要几个亿，出于经费原因只能将计划暂时搁置。

针对这个问题，政府不但应继续加大妇女乳腺癌防治的财政投入力度，全面均衡保健系统，增加财政支持以减少现款支付医疗费用，还要确保癌症控制资源分配时无遗漏。医疗机构、卫生局、妇联等各部门要互相协作，向广大妇女全面传授、普及防治乳腺癌的有效措施和方法。民众自身尤其是城市妇女不管有无症状，都要定期找医生做检查。

再次，国内肿瘤登记制度不健全。

我国肿瘤防治当前的“糊涂账”让所有肿瘤防治人员苦恼。相较于美国高达 90% 以上的登记覆盖率及详细的跟踪情况、数据库管理，我国癌症综合防控显得“家底不清”，缺乏有效的综合防控措施。第一，在很多基层和贫困地区连癌症诊断都成问题，更不用谈登记了；第二，我国癌症谱不同地区也不一样，高发病种也不一样，登记有难度；第三，各地通常只负责登记户籍与人都在本地的民众，漏掉了其他民众的信息。如此一来，肿瘤防治的难度也就加大了，如北京市肿瘤防治办公室副主任王宁所说：“就像打仗，如果不派出侦察兵，都不知道敌人在哪儿，你打哪儿呢?”

所以，中国真实的癌症负担不能仅依靠来自癌症登记系统的数据。要想对癌症负担估计得更加准确，就必须扩大更具代表性的全国癌症登记系统。对此，国家应制定政策综合考量医疗、经济、教育和环境因素。就乳腺癌登记和数据收集而言，有以下三点需要注意：①扩大国家和地区癌症登记规模；②收集来自不同科室和中心的医院的准确数据；③完成癌症控制的健康传播和成本效果的研究。

最后，媒体对于乳腺癌相关报道数量有限，预防知识少之又少。

笔者通过百度搜索 2015 年年初到年末一整年媒体对广州市乳腺癌的相关报道，只搜到 13 条符合要求的结果。值得注意的是，从搜索结果看，发稿的两个高峰，一个是 1 月尾姚贝娜去世，媒体在报道这一消息时顺带提到乳腺癌；第二个就是常规的节日出稿，如国际乳腺警示月或防治月、10 月 18 日防乳癌宣传日、粉红丝带关爱日等。总体而言，宣传力度过于薄弱。

由于恶性肿瘤的病因尚不清楚，加强二级预防就显得尤为重要。媒体在扩大宣传路径、创新宣传形式、丰富宣传内容上还要多下功夫，让居民能主动参加肿瘤的筛查，做到早发现、早诊断和早治疗，有效地降低死亡率。

第四节　总结与反思

本章以肺癌、大肠癌、乳腺癌为代表，分广东省内癌症患病概况、癌症筛查以及公众对癌症的认知三个方面进行了调查。调查结果显示，与国内其他城市相比，广州的大肠癌、鼻咽癌、卵巢癌、乳腺癌、前列腺癌、淋巴瘤和白血病发病率相对较高，这七个癌种发病率各自均位列全国 31 个肿瘤登记城市前五位，其中肺癌的发病率连续八年都位居全国第一，可见广州是癌症高发城市。

尽管广州市推出了许多专门针对低保、低收入人群的免费癌症筛查项目，但这些信息宣传到达率却不高，许多调查对象都表示并不知道这些免费筛查项目，许多人表示只有企事业单位组织才会参与筛查，而愿意主动抽出时间以个人身份检查的寥寥无几。因此，政府应该充分运用资源优势与权威公信力，投入资金、人力、物力，主导预防肺癌的相关宣传。

另外，公众对癌症相关信息的了解比较匮乏，对病因、病症缺乏起码的认知，因此更难以预防。一方面，媒体要加大对癌症的宣传，除了广告牌、传统媒体宣传外，还要加大对新媒体的运用，多传播癌症的相关信息；另一方面，可以看到媒体对相关议题的重视度不够，这方面的报道无论在数量还是质量上都不太乐观。近年来，癌症发病率逐年上升，呈现越来越年轻化的趋势，严重威胁了居民的生命安全。媒体在这个议题上要引起足够的重视，进行多渠道、多形式的宣传，宣传过程中要注重人性化，贴近公众，提高宣传效率，让居民能主动参加癌症筛查，做到早诊断和早治疗。

第七章　2015 年广东校园健康危机事件分析

第一节　2015 年广东校园健康危机事件回顾

近年来，中国已频频陷入健康危机，中国亚健康人口已超过 9 亿。儿童肥胖、糖尿病，知识分子陷入健康危机，癌症成为中国人的头号杀手……这些都给中国人民敲响了警钟。其中，教育系统也频现健康危机。以“毒跑道事件”与“高校地区艾滋病感染率急升”为代表的校园健康危机事件，引起了人们对教育系统健康危机的关注。

2015 年 10 月初，有家长爆料，深圳外国语学校初中部由泥岗校区搬入改建后的新校区后，疑受新建跑道和新装修教室影响，部分学生出现流鼻血、皮肤过敏等症状。经检测，跑道阳面和阴面各取样一块，阳面甲苯和二甲苯总和项检测结果为 1.31（标准要求为≤0.05），超标 25 倍；阴面甲苯和二甲苯总和项检测结果为 6.98，超标近 140 倍。而深圳并非此次“毒跑道”事件唯一波及的城市。苏州、无锡、常州、广州、珠海、南京、东莞、郑州等城市都爆出了类似情况。虽然并非所有被报道的学校都被证实使用了“毒跑道”，但此事已造成全国性的恐慌，暴露了塑胶跑道这个行业存在全局性漏洞，引发了媒体对此事的持续性报道和公众热议。

中国疾控中心性病艾滋病防治中心的数据显示，2011 年到 2015 年，我国 15 ~ 24 岁大中学生艾滋病病毒感染者净年均增长率达 35%（扣除检测增加的因素）。2014 年，全国 15 ~ 24 岁新增报告艾滋病患者人数为 1.5 万多人。2015 年 1—10 月，该年龄段有 1.4 万多人感染艾滋病病毒。与 2014 年同期相比，2015 年感染的青少年人数比上一年增长了 10% 左右。中国的艾滋病病毒感染总人数是 57.5 万，其中学生占 1.6%。可以计算得出，有 9 200 名学生感染艾滋病。虽然中国学生感染艾滋病的绝对人数不多，但就增长率而言，足以引起社会的高度警惕。最新的数据显示，广东地区的艾滋病感染人数居全国第五，其中高校地区（包括青少年）的感染率更是呈持续上升趋势，引起了有关部门的重视。

第二节　广东“毒跑道”系列事件及舆情分析

一、事件概述

“毒跑道”事件是指 2015 年发生的由于学校运动场铺设的塑胶跑道的质量问题，从而导致许多中小学生出现流鼻血、过敏、头晕、起红疹等症状。最早发生在江苏苏州元和小学，后蔓延至无锡、南京等地。截至 2016 年 2 月 1 日，“毒跑道”至少已波及江苏、广东、上海、浙江、江西、河南等 6 省市，具体城市则多达 15 个。“毒跑道”事件发生后，教育部门及时介入，要求立即核查并停用问题场地，明确塑胶跑道的质量检测标准。

早在 2004 年，人民网就曾报道过社会各界对学校铺设塑胶跑道会释放有毒气体的讨论，由于当时没有出现严重现象，故最终达成的共识为应继续提倡铺设塑胶跑道，但在此过程中要严格执行国家有关塑胶场地检测和监测标准。直到 12 年后的今天，塑胶场地的检测和监测标准仍是空白。

广东省“毒跑道”事件最早发生在 2015 年 10 月 24 日，深圳市福田区美莲小学出现 8 名学生流鼻血状况，同时，深圳市南山区北京师范大学南山附属学校小学部也有家长反映同样的状况。此后，“毒跑道”事件蔓延到佛山、东莞等地。涉事小学停课检查，“毒跑道”被铲除，“问题跑道”供应商被曝光，深圳全市排查学校塑胶运动场，纪检、环保、卫生、住建、安监、教育等部门对此事件联合进行调查。

二、舆情趋势分析

本研究关于“毒跑道”事件的报道，采样时间从第一次媒体报道时间 2015 年 10 月 14 日记起，至 2016 年 2 月 1 日止，共选取不同层次的 10 家媒体作为样本，分别是：

（1）全国性媒体 2 家：《人民日报》/人民网、新华社/新华网。

（2）省级媒体 2 家：《南方日报》/南方网、《南方都市报》。

（3）地市级媒体 6 家：《深圳特区报》《深圳晚报》《晶报》《羊城晚报》《广州日报》《信息时报》。

本研究关于“毒跑道”的报道共有 178 篇，各大媒体的报道篇数分布见图 7－1。其中，广东省级媒体关于“毒跑道”事件的报道共 44 篇，分别是《南方日报》/南方网23篇，《南方都市报》21篇。全国性媒体《人民日报》/人民网共报道24篇，新华社/新华网共报道22篇。在6家地市级媒体中，广州市的《羊城晚报》及深圳市的《晶报》报道数目较多，分别是26篇、19篇。另外，《深圳特区报》《深圳晚报》《广州日报》《信息时报》报道数目分别为13篇、9篇、11篇、10篇。

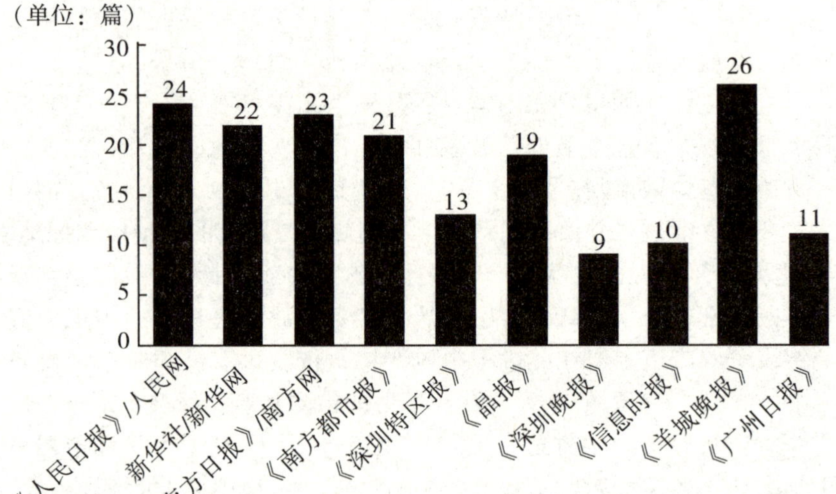

图7－1　“毒跑道”事件报道篇数的媒体分布

分析“毒跑道”事件的媒体报道趋势，得图7－2（从2015年12月起，关于“毒跑道”事件的报道只有零散的几篇，为求图表清晰明了，故将2015年10—11月报道设计为图7－2，12月及之后的报道仅作文字描述）。

由图7－2可知，在10月14日、11月12日、11月13日及11月27日媒体关于“毒跑道”事件的报道产生了高峰。10月14日，江苏最先曝光“毒跑道”事件，媒体报道数目达到12篇，其中7篇为全国性媒体报道，由于未发生在广东省内，广东省8家媒体共报道5篇。10月24日，深圳市发生“毒跑道”事件，媒体报道共4篇，其中广东省内媒体3篇，之后两天出现短暂的暂停期。11月12日、13日，深圳再现“毒跑道”，345个塑胶运动场有待排查，两天内，媒体报道数目高达31篇，其中广东媒体报道数量为27篇。11月27日，教育部回应“毒跑道”事件，称正在调查核实，即将公布结果，此时报道数量为13篇，其中7篇为全国性媒体，6篇为广东省内媒体。

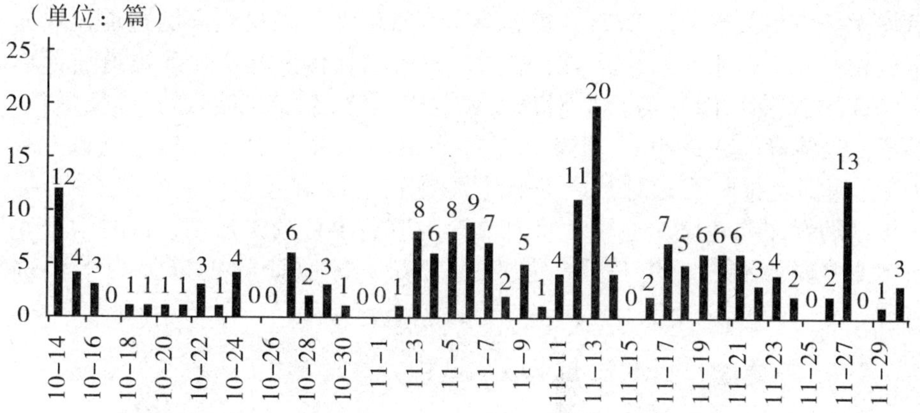

图 7－2　“毒跑道”事件的媒体报道趋势（2015 年 10—11 月）

2015 年 12 月至 2016 年 2 月 1 日，媒体共报道“毒跑道”事件 9 篇，其中 4 篇为全国性媒体，3 篇为省级媒体，2 篇为地市级媒体，关于“毒跑道”事件的报道出现明显的停歇期。为了更好地分析，本研究将 2015 年广东省爆发的“毒跑道”事件的舆情发展分为四个阶段：

（一）曝光期（2015 年 10 月 14—24 日）：31 篇

舆论起点源于 2015 年 10 月 14 日发生的江苏省“毒跑道”事件，此时的报道媒体多为全国性媒体。10 月 24 日，广东省深圳市发生“毒跑道”事件，这是广东省第一例“毒跑道”事件，由于江苏省“毒跑道”事件所造成的舆论影响，广东省“毒跑道”事件一经发现就引起舆论关注。

2015 年 10 月 24 日，《南方都市报》发表报道《美莲小学多名学生莫名流鼻血　官方：原因尚不明确，家长猜测可能与操场新的跑道有关》，称深圳市福田莲花村美莲小学多名学生出现了流鼻血、喉咙不舒服等不良反应。学生家长称，怀疑与学校新建的操场有关。福田教育局表示，无法简单判断是由何种原因造成。同日，《深圳特区报》发表报道《学生流鼻血，塑胶跑道惹的祸?》，对深圳福田区小学学生流鼻血的情况作了详细描述，此外，还曝光了深圳市南山区北京师范大学南山附属学校小学部也有家长反映同样的情况，称从本月起，部分学生出现流鼻血、头疼、咳嗽等症状，家长怀疑与学校暑假翻新的塑胶跑道有关。

（二）扩散期（2015 年 10 月 25 日—11 月 2 日）：13 篇

2015 年 10 月 24 日曝光深圳美莲小学“毒跑道”事件后，25 日、26

日均无任何相关报道。27日，美莲小学宣布停课一周检查问题跑道，媒体报道数量提高，共6篇，其中5篇为广东省内媒体。其中，除报道美莲小学停课的消息外，《南方都市报》发表报道《佛山也现毒跑道？家长爆料：孩子出现流鼻血、咳嗽》，曝光佛山市禅城区铁军小学出现问题跑道。此外，《深圳晚报》发表评论《别让“毒跑道”戕害起跑线上的孩子》，提出报纸的看法和建议。这段时间为“毒跑道”事件的扩散期，此时学校发表声明停课检测，政府还未发表任何建议。扩散期的报道多为事件进展型。

（三）密集期（2015年11月3—30日）：145篇

从2015年11月3日到11月30日，有关“毒跑道”事件的报道进入密集期，相关报道共145篇，平均每天5篇多。其中全国性媒体报道23篇，广东省内媒体报道122篇。密集期关于“毒跑道”的报道主要集中在五个方面，即事件进展、政府危机回应、问题追责、专家呼吁以及评论员文章。

如2015年11月6日，《深圳特区报》报道《美莲小学塑胶跑道昨日铲除　专家呼吁国家相关部门出台检测标准》。11月11日，《南方日报》发表报道《深圳实验小学新跑道也有问题　30多名学生流鼻血》，曝光又一所涉及“毒跑道”的小学。11月14日，新华社刊发文章《校长是校园跑道安全第一责任人》，指出“毒跑道”的监管出现问题，危害学生的健康成长，校长应负起责任。11月17日，《晶报》发表评论员文章《但愿“毒跑道”为学校建设戴上“黄头盔”》，提出希望借由此次“毒跑道”事件，能为学校安全敲响警钟。11月27日，教育部基础教育一司司长王定华在教育部新闻发布会上就近期多地发生的“毒跑道”事件作出回应。人民网报道《教育部回应“毒跑道”：主因监管不力　将严查责任人》。

（四）间歇期（2015年12月1日—2016年2月1日）：9篇

2015年12月，关于“毒跑道”事件的报道进入间歇期，12月共7篇，2016年1月1篇，2月1篇。其中包括一些“毒跑道”的事件进展、事件问责以及评论员文章。至2016年，“毒跑道”事件舆论基本停息，两个月内仅出现两篇文章。

三、媒体报道议题分析

分析“毒跑道”事件的有关报道，可以将舆论议题分为五大类：一是事件进展，二是政府风险应对，三是事故问题追责，四是专家意见，五是评论。其中：

事件进展指与“毒跑道”相关的学校、学生以及家长的相关信息报道。如涉事小学的处理情况、家长的反应，以及涉事学生的数量、病情等相关信息。

政府风险应对指政府部门对“毒跑道”事件的应对方法，如教育部关于“毒跑道”事件的通报及决策等。

事故问题追责指针对“毒跑道”事件的相关责任人处理情况，如校园塑胶跑道供应商的处理情况、校园负责人的问题追责，以及政府部门的追责。

专家意见指有关专家对“毒跑道”事件发表的意见，如针对政府部门及学校的建议，对相关法规标准建立的呼吁等。

评论主要是媒体人表达关于“毒跑道”事件的看法和评论。

（一）事件进展

关于“毒跑道”事件进展的报道，主要集中在曝光期、扩散期及密集期。在曝光期，报道主要围绕深圳的两所涉及“毒跑道”事件的小学：美莲小学及北师大南山附小，针对这两所学校出现多名学生流鼻血，家长怀疑学校塑胶跑道有毒进行报道。如 10 月 24 日《南方都市报》报道《美莲小学多名学生莫名流鼻血　官方：原因尚不明确，家长猜测可能与操场新的跑道有关》，10 月 24 日《深圳特区报》报道《学生流鼻血，塑胶跑道惹的祸?》。在扩散期，有关事件进展的报道主要围绕美莲小学的后续处理情况，如 10 月 27 日《南方日报》报道《美莲小学多学生流鼻血疑跑道有毒　停课一周检测》，10 月 27 日《深圳特区报》报道《两所小学塑胶跑道已取样送检　美莲小学停课一周，相关检测正在进行中》，称美莲小学将停课一周检测跑道质量问题。在密集期，有关事件进展的报道主要包括家长的反应，如 11 月 23 日《南方都市报》报道《广州一小学多名学生流鼻血　家长投诉学校跑道及周边工厂》。另外，其他涉事学校的后续处理情况也有报道，如 11 月 13 日《深圳晚报》报道《深外初中部“问题跑道”铲除　学校停课两日》，11 月 13 日《南方日报》报道《深圳三学校昨起铲除毒跑道　深莞全面排查问题跑道，福田纪检监察等部门已介入倒查工程问题》，11 月 21 日《晶报》报道《北师大南山附小跑道及人工草今起更换》。

（二）政府风险应对

从10月24日广东发生第一起“毒跑道”事件，到10月27日深圳市福田区教育局决定将涉事小学停课一周（10月27日《深圳特区报》报道《两所小学塑胶跑道已取样送检　美莲小学停课一周，相关检测正在进行中》），再到11月5日深圳市教育局会同市人居环境委等有关部门组成专项检查组，对全市中小学塑胶运动场地进行安全检查（11月5日《南方都市报》报道《深圳教育局专项检查全市中小学塑胶场地》）。总体而言，在舆论的曝光期和扩散期，政府的危机应对不足。事件发生3天后，涉事小学和政府有关部门才发出声明，此时的舆论被家长的担忧覆盖。事件曝光期是最佳的危机处理时间，政府应该在第一时间应对，消除群众恐慌，塑造有利的舆论局面。

在舆论密集期，政府应对状况较好，密集期的145篇报道中，绝大多数都是对政府处理情况的报道，如11月13日《人民日报》报道《教育部独家回应“毒跑道”事件：立即停用问题场地　明确跑道质量标准》，称教育部体卫艺司巡视员廖文科表示，教育部已要求相关部门对媒体或群众反映的“有毒塑胶跑道”进行认真调查和核实，并公布调查结果。对有质疑的问题场地设施要立即暂停使用，并请专业机构进行检测，根据结果采取相应的整改措施。对正在或即将建设的体育场地，要严格按照国家有关标准进行建设，防止类似问题发生。对造成体育场地设施不符合质量标准甚至“有毒”的责任人，要严肃查处。11月13日《南方日报》报道《深圳三学校昨起铲除毒跑道　深莞全面排查问题跑道，福田纪检监察等部门已介入倒查工程问题》，称深圳市福田区已加快倒查追责工作，调查涉事学校跑道的施工方、材料提供商，一旦发现问题，将严厉处罚。同时，区纪检监察等部门已介入调查，对涉事学校操场建设有关工程的招投标程序、施工监理、现场监管等展开全面倒查，如涉及违法违纪问题，将一查到底，严肃处理。11月13日《深圳晚报》报道《市建筑工务署：有害跑道铲除后考虑其他用材替代》，称深圳市建筑工务署将组织设计单位重新考虑跑道的其他用材替代方案，并要求今后所有涉及塑胶跑道材料的项目，特别是中小学校、幼儿园项目，在查验材料出厂合格证及检验合格证的基础上，必须做好进场报验工作，确保产品功能和环境检测符合相关要求。11月26日《广州日报》报道《广州市质监局强化塑胶跑道产品质量监管》，称针对近期各媒体报道的“毒跑道”事件，市质监局立即采取措施强化塑胶跑道产品质量监管。11月27日《南方都市报》报道《广州市质监局：抽查 11 批次塑胶跑道全部合格》。

此时政府有效地掌控了舆论的局面，显现出政府处理应对“毒跑道”事件的决心，阻止了不利舆论的进一步扩散。舆论间歇期，政府部门也应持续发力，进一步稳定家长及学生的担忧心理。

（三）事故问题追责

事故问题追责主要集中在报道密集期，是针对塑胶跑道供应商、校方负责人以及政府相关部门的问题追责。如 11 月 6 日《深圳特区报》报道《简陋厂房内造劣质跑道　市场稽查局将涉嫌为“三无”产品的原材料暂扣》，称市市场稽查局执法人员对生产不合格塑胶跑道的工厂进行查处。11 月 13 日《南方都市报》报道《深圳纪检部门调查“毒跑道”》，称目前纪检、环保、卫生、住建、安监、教育等部门正联合调查“毒跑道”事件，一旦发现有质量、管理及违法违纪问题，将依法严肃处理。11 月 14 日新华社报道《校长是校园跑道安全第一责任人》，提出“毒跑道”事件要对校长及负责人进行追责。11 月 18 日《南方都市报》报道《“毒跑道”工程转包疑云未除　有媒体报道深圳多家问题跑道施工企业无资质无安全生产许可，南都记者求证发现或因各级数据库未打通，但有业内人士爆转包内幕》。11 月 20 日《广州日报》报道《6 单位涉“毒跑道”被立案调查》，称在美莲小学“毒跑道”事件中，3 家施工单位在施工中涉嫌擅自变更材料供应商、欺瞒建设单位使用未报审的材料、偷工减料、未按图纸及规范要求施工等行为，3 家学校跑道的施工监理单位涉嫌对施工材料审查不严、施工过程监管不力的问题。福田区住建局已对涉事的 6 家施工及监理单位进行立案调查，并将根据相关法律法规严肃处理。11 月 27 日《人民日报》报道《教育部回应“毒跑道”：主因监管不力　将严查责任人》，称发生“毒跑道”事件，主要原因在于监管不力，存在无良逐利、责任不清、监管不力、标准缺失等问题。教育管理部门和学校绝不能袖手旁观，要从保护青少年健康成长的角度高度重视和认真处理这类事件。

“毒跑道”事件发生后，报道主要集中在事件进展及政府的应急处理方面，报道密集期开始出现了对问题企业及涉事小学和政府部门的问题追责。

（四）专家意见

专家意见主要见于报道的密集期，如 11 月 13 日人民网报道《校园频现“毒跑道”　专家：塑胶跑道空气检测标准存空白》称，业内专家指出，目前我国关于塑胶跑道的检测，只有材质检测标准，环境空气检测标准尚存空白。校园内的跑道，除了教育部门，环评、质检、建设部门都应负有监管责任。11 月 19 日《深圳特区报》报道《多地学校相继发生“毒跑道”事件　专家呼吁，加强各个环节质量管控》称专家呼吁，“毒跑道”不能一出问题就匆匆一铲了之，应启动问责机制追究责任。应对校方、施工单位、检测方、监管部门等多个当事方细化职责，加强各个环节中间品的质量管控。

（五）评论

评论多见于密集期及间歇期，无论是全国性媒体，还是省级媒体、地市级媒体，都针对“毒跑道”事件发表了自己的看法。如 10 月 27 日《深圳晚报》评论《别让“毒跑道”戕害起跑线上的孩子》；11 月 13 日《广州日报》评论《从监管入手　为“毒跑道”杀毒》；11 月 19 日《南方都市报》评论《处理“毒跑道”，不能仅满足于铲除》；11 月 26 日新华社评论《马后炮式监管难以杜绝“毒跑道”之害》称虽然民众对“媒体曝光—舆论哗然—领导重视—部门行动”的监管模式早就见怪不怪了，但这种马后炮式、运动式的监管很难杜绝类似事件重复发生；11 月 27 日新华社评论《招标必须抛弃唯低价标准，挤掉无良企业》指出根治“毒跑道”，既要将眼前的排查和问责落实到位，又要有系统思维和长远打算，不能停留在“头痛医头，脚痛医脚”的治标层面。改变目前校园塑胶跑道低价恶性竞争、监管“习惯性失守”才是治本之策。其中，《晶报》针对“毒跑道”事件一共发表了 7 篇评论文章，如《学校塑胶跑道是否有毒不能成为悬案》《但愿“毒跑道”为学校建设戴上“黄头盔”》《立案调查之后，还需有长效机制防止跑道中“毒”》《面对“毒跑道”，是谁在无动于衷?》《毒跑道事件需要什么样的结局》《“毒跑道”不是哪一个地方的问题》等。

四、小结

由以上分析可以看出，2015 年广东省“毒跑道”事件主要集中在 10 月底到 11 月底，舆论高发时间 40 天左右。在早期的曝光期及扩散期，政府及校方的应急机制不够及时，导致前期介入不足。报道密集期内，政府相关部门及时介入，发表多篇报道，表达出治理此事的决心及态度，有效地控制住了舆论。

早在 10 月 14 日，就有媒体曝光其他地区的“毒跑道”事件，相关部门应当提前做好检查工作，在这方面，政府的应急机制还应加强。面对“毒跑道”事件，各地加紧应对固然必要，但这不是一个地方性问题，甚至不只是与教育领域相关的问题。一方面，相关标准、规程和法规须有顶层设计；另一方面，若是有的地方重视，有的地方不重视，出了事就慌忙应对，暂时没出事就无动于衷，这显然难言正常，同时也是对公众健康的不负责任。

广东地区于 2015 年 10 月 24 日曝光第一起“毒跑道”事件，后来发展为多家小学牵涉其中。10 月 27 日，政府发表声明，称对涉事小学进行停课一周检查的处理，及时制止了家长的恐慌，11 月 5 日教育局成立专项检查组，检查全市中小学塑胶场地。从媒体反应来看，对“毒跑道”事件的风险沟通工作还算到位。

“毒跑道”事件发生后，人们除了愤怒和恐慌外，还格外关注对相关涉事企业、部门的追责，媒体应该及时报道，监督和督促有关部门对此事件的作为。另外，针对民众对“媒体曝光—舆论哗然—领导重视—部门行动”的监管模式不满的现状，政府有关部门也应该积极应对。

“问题跑道”并不是哪一个地区的问题，甚至不只是学校的问题。除了治标，还应治本，除了惩处几家涉事公司和责任人，还须防止类似的事件再次发生。关于塑胶跑道的质量标准以及安全的责任划分等，都应有更明晰的规章制度出台，唯其如此，才不至于“头痛医头，脚痛医脚”，才不至于一阵风过后，只是少数几个被曝光的学校解决了问题，其他一切照旧。

第三节　广东高校艾滋病疫情概况及舆情分析

一、广东高校艾滋病疫情现状

艾滋病是 20 世纪 80 年代开始流行的新发传染性疾病。自 1981 年在美国发现首例艾滋病患者以来，艾滋病已广泛分布于全球五大洲 200 多个国家和地区。控制艾滋病最有效的办法是预防，健康教育与健康促进是预防艾滋病的最有效手段。我国于 1985 年首次发现并报告艾滋病。疫情发生后，相关部门并没有及时采取措施，控制疫情蔓延，导致艾滋病在全国扩散开来。目前，艾滋病蔓延的趋势得到了一定的遏制，但在有些地区，艾滋病蔓延趋势仍然有增无减。

广东是艾滋病疫情较为严重的地区。据广东省疾控中心数据，截至2015年10月31日，广东累计报告艾滋病病毒感染者和艾滋病患者数居全国第五位。因吸毒感染艾滋病的比例逐年下降，目前，主要的传播途径是性接触。尤其在广东高校地区，艾滋病病毒感染者及患者的数字持续上升。

从2015年数据来看，艾滋病病例仍然呈现上升趋势。2015年1—10月，全省共收到新报告现住址为广东的艾滋病病毒感染者5 866例，艾滋病患者2 194例，死亡病例1 316例，分别比2014年同期上升7.7%、16.6%和下降1.8%。另有968例既往报告的感染者转化为艾滋病病例。

广东省艾滋病预防控制所副所长李艳介绍，广东部分地区疫情比较严重。2015年1—10月新报告的感染者和患者中，深圳、广州和东莞三地市占全省报告数的48.8%。近年来，粤东及粤西疫情上升趋势明显，主要原因在于吸毒。

此外，艾滋病病例中，流动人口的占比也很高，根据省疾控中心的数据，2015年前10个月，广东省报告艾滋病感染者和艾滋病患者中外省籍占47.3%。

2015年有关广东地区艾滋病的报道起始于1月，集中在12月1日（世界艾滋病日）左右，全国媒体如《人民日报》、新华社，地方媒体如《南方日报》《南方都市报》《羊城晚报》，专业媒体如《健康报》《健康时报》对其均有报道。

二、舆情趋势分析

本研究共统计了关于艾滋病的报道226篇，其中新华社/网、《人民日报》《南方日报》《南方都市报》《健康报》5个媒体的报道即占67.70%，共有153篇，具体报道篇数分布见下图。其中，新华社/网关于艾滋病的报道最多，为54篇，占比35.29%；《人民日报》《南方日报》《南方都市报》《健康报》的报道比较均衡，分别为31篇、24篇、23篇、21篇，分别占比20.26%、15.69%、15.03%、13.73%。

分析艾滋病报道趋势，可知在2015年，媒体对艾滋病的报道集中在12月1日，这与12月1日是“世界艾滋病日”有较大的关系。

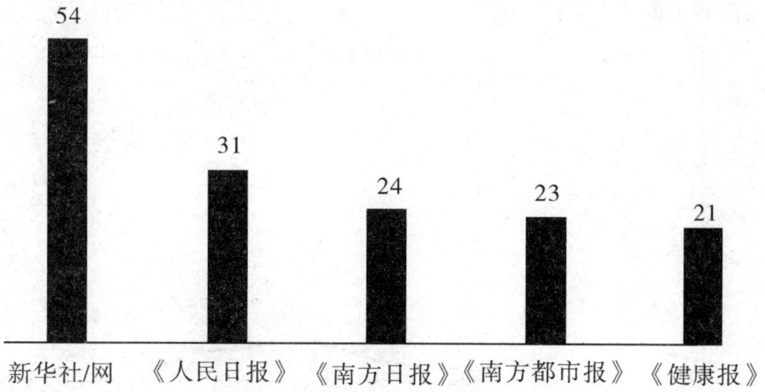

图 7－3　2015 年艾滋病的媒体报道数量

三、媒体报道议题分析

（一）报道文本分析

在此次取样的媒体报道分类方面，主要是根据报道文本的内容进行划分的。主要有艾滋病病情通报、艾滋病防治、艾滋病医疗进展、有关艾滋病的综合报道四大类。其中，有关艾滋病的综合报道所占比例最大，其次是有关艾滋病病情通报的报道。由于艾滋病病情通报的内容更偏向动态性和短时性，因而有关报道也就更多。

（二）报道趋势分析

本研究主要是针对广东地区 2015 年有关艾滋病报道方面的内容作整体性的分析。通过数据统计，得出报道数量随月份变化的趋势图。为了更清晰地呈现不同报道主题随月份的变化趋势，将报道主题与报道月份进行交叉分析。如图 7－4 所示，2015 年 12 月，有关艾滋病的报道占绝大多数。在 226 篇报道中，12 月份关于艾滋病的报道有 114 篇，占比 50.4%，是报道的高峰期。另外，11 月份有关艾滋病的报道相对来说也比较多，有 31 篇，占比 13.7%。除此之外，1 月份 10 篇，占比 4.4%；2 月份 3 篇，占比 1.3%；3 月份 7 篇，占比 3.1%；4 月份 6 篇，占比 2.7%；5 月份 6 篇，占比 2.7%；6 月份 8 篇，占比 3.5%；7 月份 14 篇，占比 6.2%；8 月份 13 篇，占比 5.8%；9 月份 11 篇，占比 4.9%；10 月份 3 篇，占比 1.3%。

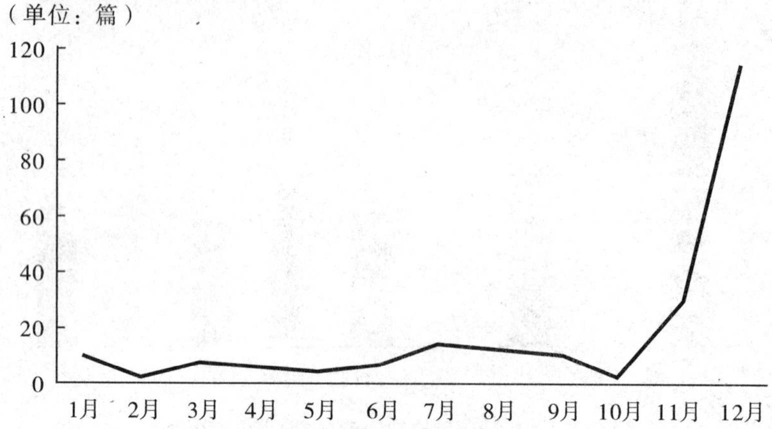

图 7－4　2015 年艾滋病媒体报道趋势

（三）报道媒体分析

本研究是将广东省作为研究地区，尤其是广东高校地区，但由于广东省艾滋病病毒感染人数在全国居多，也成为全国媒体重点关注的地区，因而在媒体选取上，主要考虑了广东本地的几大媒体，包括《南方日报》《南方都市报》《羊城晚报》《新快报》《广州日报》《信息时报》《深圳商报》《深圳晚报》《深圳特区报》《晶报》，以及专业媒体《健康报》《健康时报》，另外也选取了两家全国性媒体《人民日报》和新华社/网。本次媒体的报道文本分析均建立在以上媒体之上。

本研究所分析的关于艾滋病的报道共有 226 篇，其中，新华社/网关于艾滋病的报道最多，为 54 篇，《人民日报》居第二，为 31 篇。由分析可见，全国性媒体对艾滋病的报道多于广东本地媒体。究其因，一是由于全国性媒体的平台更大，发布的新闻更多；二是由于艾滋病疫情具有特殊性和严重性，受全国民众的关注，因而，全国性媒体会加大报道的力度；三是由于本次取样过程以“艾滋病”为关键词搜集资料，并未加上“广东”的地域限制。若将抽样样本加上“广东”的地域限制，则会使样本量不足。

（四）报道呈现方式分析

1. 报道篇幅

经统计，本研究所分析的 226 篇报道中，如图 7－5 所示，500 字以内的报道有 12 篇，占比 5.31%；500～1 000 字的报道有 66 篇，占比 29.20%；1 000～2 000 字的报道有 132 篇，占比 58.41%；2 000～4 000 字的报道有 16

篇，占比 7.08%。可见有关艾滋病的报道更趋于中等偏上篇幅。

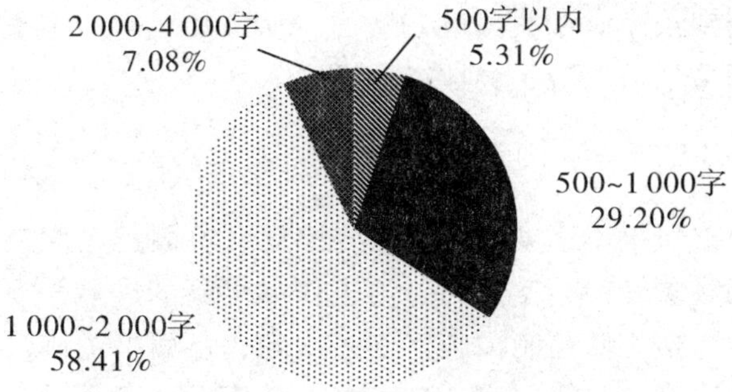

图 7－5 2015 年艾滋病媒体报道篇幅分布

2. 报道形式

从图 7－6 可以看出，在所有报道样本中，纯文字报道为 185 篇，占比 81.86%，占绝对主导地位；图文结合报道有 38 篇，占比 16.81%；纯图片报道仅为 3 篇，占比 1.33%。

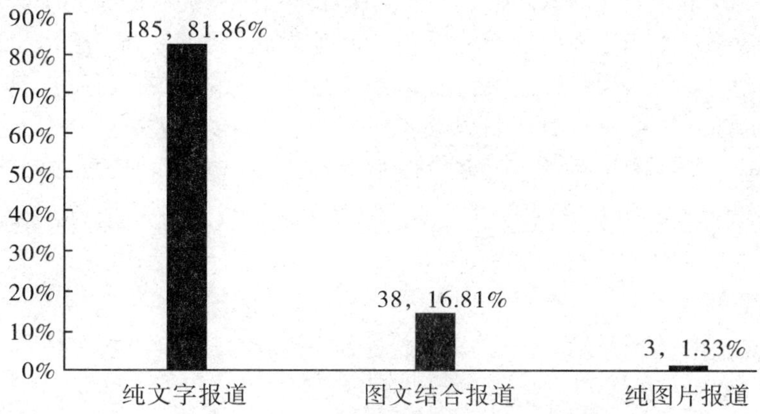

图 7－6 2015 年艾滋病媒体报道形式

图文结合报道中，图片主要有人物照片、事故或采访现场拍摄资料，以及易读性高的数据图表等。这是近年来纸媒改革的一部分体现，在大数据时代，数据可视化能够直观表现出新闻事实的一部分，同时也能增加报道的趣味性和可读性。

3. 版面位置

对报道版面位置进行统计分析得知，艾滋病病情通报类新闻及有关艾滋病报道的综合新闻排在前两位，而像专业版面中有关疾病/医药/保健/养生/健康的报道所占比例则很小。由于此次取样过程大多通过门户网站，故很少能查询到艾滋病相关报道在版面中所占的位置。但据能查询到的版面，艾滋病相关报道一般不会放在上半版。

（五）报道态度分析

本研究中，将报道态度分为正面、中立、负面三个倾向。正面报道一般是指艾滋病病情好转、艾滋病防治工作取得新的进展、有了新的科研成果等，同时也包括疫情控制措施得当等内容；负面报道则多为艾滋病病情加重、恶化或风险增加等内容。2015 年全年正面和负面报道均占有一定比例，但正面报道多于负面报道。

（六）报道主题分析

1. 依据日常/突发划分的主题分布

本研究就报道主题而言，涉及了两种分类标准。一种是根据报道主题的性质，分为突发性报道和日常报道两类；另一种是根据报道主题内容，分为艾滋病病情通报、艾滋病防治、艾滋病医疗进展、有关艾滋病的综合报道四大类。突发性报道主要包括病情突发，病例增加，疫情防控，病毒、风险来袭等内容；日常报道包括会议新闻、活动新闻、健康科普、科研进展等。

由图 7 -7 可知，对于日常状态下的艾滋病相关报道有 176 篇，占比 77.88%，占据报道主流；而突发性报道则为 50 篇，占比 22.12%。这说明媒体给予艾滋病一定程度的关注，但对于突发性事件的报道，疾控中心与媒体沟通仍有待加强。

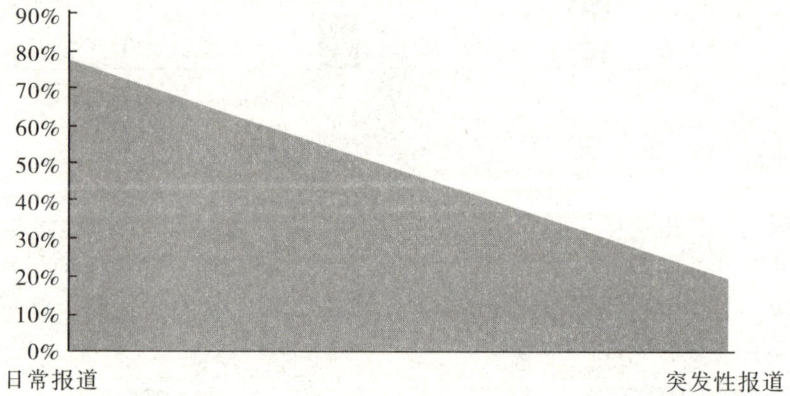

图 7 -7　2015 年艾滋病媒体报道主题分析

2. 依据主题内容划分的主题分布

如图 7－8 所示，在 226 篇报道中，除去有关艾滋病的综合报道，关于艾滋病病情通报类的报道是最多的，共计 79 篇，占比 34.96%；艾滋病防治类报道为 17 篇，占比 7.52%；艾滋病医疗进展类报道为 8 篇，占比 3.54%；有关艾滋病的综合报道为 122 篇，占比 53.98%。

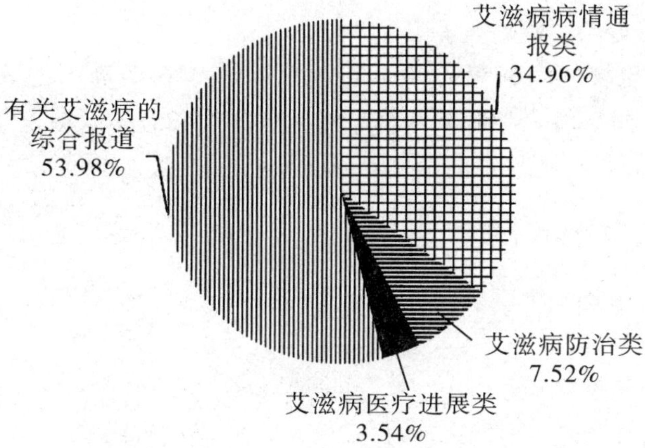

图 7－8 2015 年艾滋病媒体报道内容分析

将报道主题（性质）与报道主题（内容）进行分析得知，突发事件报道主要集中在艾滋病病情的通报上，在热点事件的比重上也较大。

（七）网络舆情分析（数据截至 2015 年 10 月 31 日）

1. 艾滋病病例数全国第五

截至 2015 年 10 月 31 日，现住址在广东的艾滋病病毒感染者和患者数量为 41 413 例；广东累计报告的艾滋病死亡病例数量为 13 734 例；广东累计艾滋病患者数量居全国第五位。

2. 疫情分布：外省籍流动人口患者占半数左右

广东艾滋病患者中外省籍占比 47.3%；2015 年前 10 个月，全广东省新报告的患者中，深圳、广州和东莞占比为 48.8%；部分地市累计报告艾滋病患者数量（包括已死亡的），深圳达 11 254 例，江门 4 000 例，东莞 3 325例，珠海 1 152 例。

3. 疫情趋势：病死率大幅降低

2015 年前 10 个月，广东新报告艾滋病病毒感染者 5 866 例，同比增加 7.7%；新报告艾滋病患者 2 194 例，同比增加 16.6%；新报告艾滋病死亡病例1 316例，同比降低1.8%。艾滋病病死率从2010年的16.8%，下降为2014年的5.4%。

4. 患者年龄：50岁以上病例增幅较大

在全省艾滋病患者中，50岁以上的艾滋病患者占当年病例的比例变化为：由2000年的1.3%上升为2015年的23.9%；全省15~19岁艾滋病患者占当年病例的比例由2000年的1.3%上升为2015年的2.6%。

5. 学生艾滋病病例数量

2002年至今，广东累计学生艾滋病病例为630例。在全省学生病例中，男男同性传播占比70%，大专及以上占比62.7%。截至2015年6月，广州累计报告艾滋病学生病例256例。

（八）报道分析结论

通过分析2015年广东媒体对艾滋病有关报道的综合情况，可以得出以下结论：

1. 舆论波动较小

2015年全年，广东地区关于艾滋病的报道只有一个峰值，即12月份前后。12月1日是“世界艾滋病日”，各大媒体都要借此契机进行有关艾滋病的报道。因艾滋病并非一个突然爆发并迅速蔓延的疾病，加之媒体长时间以来对艾滋病报道的探索，以及政府、卫生等相关部门致力于控制艾滋病的蔓延传播，因而艾滋病的报道幅度波动较小。

媒体往往只关注最时新、最有看点的议题，而艾滋病由于其长期存在性，使得媒体往往只抓住相关契机才会大幅报道。如何协调媒体报道的客观规律与疾控中心健康传播的宗旨，是值得媒体与各政府、卫生部门深思的问题。媒体、政府与卫生部门之间要形成联动效应，对艾滋病的问题要形成持续性的报道，并加强设置议题的主动性。只有这样才能扩大人们对艾滋病的了解途径，起到主动预防艾滋病的作用。

2. 本地媒体与全国性媒体报道侧重点不同

综观所有报道，全国性媒体对艾滋病的报道体现出强势的话语权。尤其是新华社，对艾滋病的报道高达54篇。全国性媒体平台更大，关注者更多，艾滋病作为一项重大疾病，受到社会大众的广泛关注。全国性媒体的报道是针对全国的，而地方媒体的报道主要受众则是地方民众。因而，关于广东地区的艾滋病相关信息，本地媒体应该作为报道的主力军，进行信息的传播。

分析226篇报道得知，本地媒体与全国性媒体对艾滋病的报道侧重点不同。全国性媒体《人民日报》、新华社/网重点报道艾滋病防治工作的进展、治疗艾滋病的研究工作的进展，而地方媒体则侧重于对艾滋病病情的通报。这与媒体的定位是有关系的。《人民日报》、新华社/网作为全国最大的媒体，必须要起到引导舆论的作用；而地方媒体受众决定了其主要的作用是告知。

3．报道风格保持平稳

综观所有报道，均以硬新闻为主，快速直接地表现出新闻事实，抓住新闻报道的重要性和接近性。由于在每年的“世界艾滋病日”前后，各大媒体都会策划艾滋病相关报道，因而媒体对艾滋病的报道风格几乎保持平稳。对于艾滋病信息的传播，媒体尽量在报道形式上更具吸引力，注重对信息的加工，使之更具趣味性和可读性。例如采用图文结合报道、运用大数据绘制图表等，从而更加引起公众的关注。

4．舆论环境整体趋平

从报道倾向和报道主题上来看，整体舆论环境趋于平稳。报道倾向上，中立报道占绝大部分，稳中向好；报道主题上，大部分报道是关于艾滋病病情的通报及艾滋病防治工作的进展，属于常规类报道。

四、小结

由以上分析可以看出，2015 年广东地区艾滋病疫情虽没有大规模爆发现象，却呈上升趋势。尤其广东地区高校的艾滋病病例数上升较快，此外，青少年学生的艾滋病感染率也呈快速上升趋势。从媒体报道来看，虽然相关的疫情信息沟通和风险沟通比较集中，但是在平稳期和间歇期，疫情信息较少，尤其是广东本地媒体，对相关知识的普及和风险提示比较少。因而，一方面，政府及各卫生部门要强化艾滋病疫情的全年监测机制；另一方面，媒体也要重视预防、科普报道，定期进行相关传播，更好地推进艾滋病的防治工作。

第四节　总结与反思

校园健康安全问题一直是大众关注的焦点，本章选取校园塑胶跑道有毒、校园艾滋病感染率急升两个案例进行分析，两者都反映出目前我国校园健康方面存在着极大的不足。

一方面，政府有关部门应当建立完善的法规制度，从上层完善校园健康教育。重视校园健康问题，填补教育监管漏洞，高度重视学生的健康全面发展。另一方面，对于校园健康问题，学校及其主管部门责无旁贷，无论是校园“毒跑道”问题，还是校园艾滋病感染率急升问题，都反映出校园管理不当，没有履行好教育监管职责。作为学生安全的第一道防线，学校应履行好监督、管理、教育的职责。

此外，教育安全问题不只是政府和学校的责任，社会各界也应对教育系统安全问题多多关注，对其进行有效的监督批评。作为社会监督者的媒体，也应履行好自己的责任，时刻关注校园安全问题，及时向社会各界传递信息。当然，作为校园安全主体的学生，更应该提高危机意识，时刻将安全问题放在心上，只有这样才能真正避免校园健康问题的发生。

第八章　2015 年广州控烟现状分析

第一节　广州市民控烟现状调查

广州市为我国最早实施控制吸烟条例的城市，2010 年 9 月 1 日，广州市开始实施《广州市控制吸烟条例》（以下简称《条例》）。为了评价《条例》的实施效果，了解当地居民对《条例》的知晓程度、认知情况，对烟草暴露危害的认知情况和今后《条例》的关注议题以及修改方向，我们设计了一份调查问卷，在广州市人口密集的公共场所对居住满一年以上的市民进行面对面的问卷调查，了解市民对吸烟与二手烟暴露危害知晓度、《条例》认知程度、控烟态度和实施效果评价等情况，为广州市进一步的控烟工作策略和措施的制定提供实证依据。

本调查研究的问卷发放工作主要由本研究课题组的三名成员完成，问卷发放方式为在广州市人口密集的公共区域进行街头拦访，问卷发放地主要包括广州市天河区暨南大学第三附属医院、花城广场、天河客运站、广州火车站、花都区塑胶工厂等。

本次研究共发放 331 份问卷，将大面积空白问卷和关键问题空缺的问卷视为无效问卷剔除后，回收有效问卷 304 份，问卷有效率为 91.84%。

一、广州市民对吸烟与二手烟暴露的危害认知

问卷的 A1 ~ A8 是对广州市居民对吸烟以及二手烟暴露危害的认知进行调查。问卷主要涉及被调查者的“吸烟”情况、吸烟量、烟龄，以及在吸烟时是否会留意禁烟标志、对吸烟者的态度、对二手烟的知晓程度这几个方面的内容。

在有效样本当中，有 70.07%（$N=304$）不吸烟，有 23.03% 的吸烟者，另有 6.91% 是戒烟者。吸烟者中，日平均吸烟量 1 ~ 5 支的最多，占 28.57%（$N=70$）；吸 31 ~ 40 支的最少，仅占 1.43%（$N=70$）。吸烟时

会留意周围是否有禁烟标志的人数达 72.53%（$N = 70$）。

由图 8－1 可知，虽然有 86% 的被调查者明白吸烟的危害，但仍有 5% 的人没有认识到吸烟对自己身体的危害性。此外，公众对二手烟的危害认知度也不全面。由图 8－2 可知，有将近四分之一（21%）的人不了解二手烟的危害。与此对应，被问及如何对待周围的吸烟者时也有 18.15% 的人表示无所谓，仅有 3.3% 的人表示会付诸行动，上前制止。

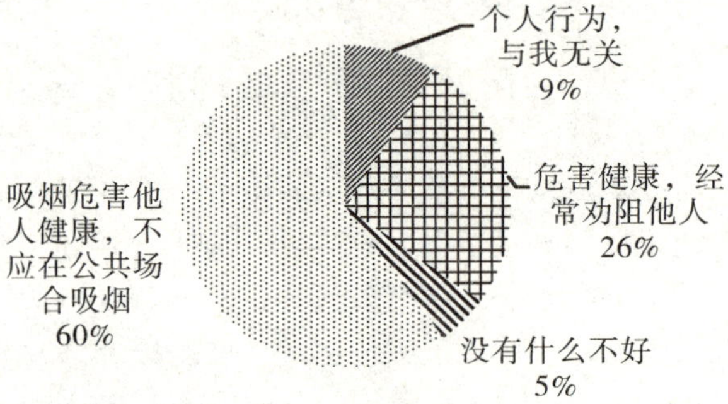

图 8－1　公众对吸烟的态度

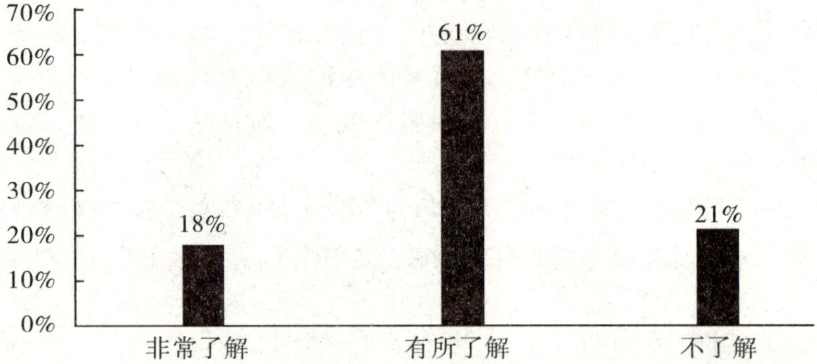

图 8－2　公众对二手烟危害的认识

吸烟者多认为吸烟的害处不大，对待二手烟的态度更是无所谓。在吸烟者中有 18.57% 的人认为吸烟没有什么危害；对于二手烟，虽然有 91.43% 的吸烟者听过或了解过二手烟的危害，但 57.14% 的吸烟者对待二手烟暴露在外的态度都是无所谓。

将“家中是否有人吸烟”与“对吸烟者的态度”作交叉分析可发现，“家中有人吸烟”的被调查者比“家中无人吸烟”的被调查者对吸烟者的态度更加宽容。"家中无人吸烟"的人中有71.43%的人认为吸烟危害他人健康，不应在公共场所吸烟，"家中有人吸烟"的有52.43%这样认为。

调查显示，男女的吸烟情况存在着明显的差异，男性中有34.34%（$N=198$）为吸烟者，女性中仅有1.89%（$N=106$）。女性对于吸烟者的态度明显比男性强硬，有高达97.17%（$N=106$）的女性认为吸烟会危害他人的健康，男性比例为79.8%（$N=198$）。在对二手烟的认知方面，女性的知晓率也比男性高，有高达99.06%（$N=106$）的女性都听过二手烟的危害或者有所了解，男性的比例为92.42%（$N=198$）。

不同年龄段的人吸烟的比例也不同，40~50岁和51~60岁年龄段的人当中吸烟者的比例最高，40~50岁年龄段里吸烟者的人数占42.31%（$N=26$），51~60岁年龄段里吸烟者的人数占50%（$N=12$）。60岁以上和18岁以下的戒烟者人数的比重相比其他年龄段的更大，60岁以上的人中有20%（$N=10$）的戒烟者。18岁以下的人中有14.29%（$N=7$）的戒烟者。

另外，有一个有趣的发现。由图8-3可知，在被问及会如何对待周围吸烟的人时，戒烟者当中选择上前制止的人所占的比例是三类人群中最高的，吸烟者次之，具体比例如下：戒烟者9.52%（$N=21$）；吸烟者2.86%（$N=70$）；不吸烟者2.82%（$N=213$）。

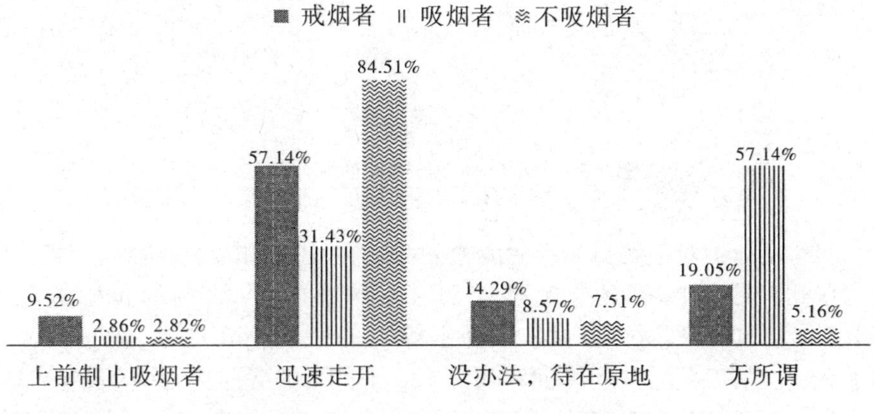

图8-3　不同人群对周边吸烟者的态度

（一）广州市民对《条例》的认知情况

问卷中的B1~B2是测量广州市民对广州市颁布的控烟条例的了解程度的。B2设计了六个小题来测量市民对《条例》的了解程度。

B1直截了当地询问广州市民对《条例》的基本认知，大概有40.97%

（$N=304$）的被调查者没听说过《条例》。听说过的人当中，只有2人称对《条例》十分了解，但分析数据发现，这2人在B2的问题中几乎全部勾选了不清楚的选项。所以，不具备代表性。16.12%（$N=304$）的被调查者称对《条例》有所了解。分析这部分的数据可以发现，这部分人很有控烟意识。其中，有75.51%（$N=49$）的不吸烟者，18.37%（$N=49$）的吸烟者，6.12%（$N=49$）的戒烟者。且100%（$N=12$）的戒烟者和吸烟者都会在吸烟时留意周围是否有禁烟标志；95.92%（$N=49$）对吸烟者的态度都是“吸烟有害健康”；0%（$N=49$）赞同“吸烟没有什么不好，可以提神醒脑”的观点；65.31%（$N=49$）对吸二手烟的危害有所了解，30.61%（$N=49$）对其非常了解。但问及“如果您是被动吸烟者，有人在周围吸烟您会怎么样”时，仅有1人勾选了“上前制止吸烟者”这个选项，高达87.76%（$N=49$）的人都选择迅速走开。

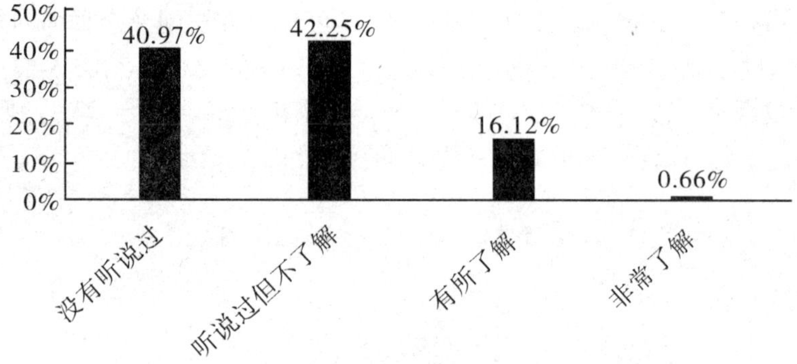

图8-4 公众对《条例》的基本认知

问卷设计了6个题目来检测调查对象对控烟条例的了解程度，第一题为“广州市最新的控烟条例是什么时候颁布的”，该题的正确选项是“2012年”。在自称对《条例》有所了解的人中，有40.82%（$N=49$）选对了选项。第二题为判断“面积超过120平方米的餐厅应设吸烟室”这一说法是否正确，只有6.12%（$N=49$）的人选对了答案“不是”。第三题为“广播、电视、互联网、报纸、期刊等媒体是否禁止发布烟草广告”，85.71%（$N=49$）的人选对了答案“是”。第四题为判断“在禁烟场所或区域内吸烟或者携带燃着的卷烟、雪茄烟、烟斗，责任部门可对违法吸烟者责令立即改正，并处以100元罚款”是否正确，这题只有12.24%（$N=49$）的人选择了正确答案“否”。第五题为判断“在本市禁烟场所发现吸烟违法行为，可以要求吸烟者立即停止吸烟”是否正确，有73.47%

(N=49)的人选对了答案“是”。第六题为判断“市爱国卫生运动委员会应向国家机关、企事业单位、社会团体和其他组织免费发放禁止吸烟标志、警戒标识和举报投诉电话号码标牌”是否正确，有 71.43%（N=49）的人选对了答案。经过统计发现，B2 中的 6 道题目全部选对了的人数为 0。由此可见，《条例》具体内容的普及程度还不够高，市民不了解《条例》内容也是广州市目前控烟效果有限的原因之一。

（二）广州市民控烟态度分析

对《条例》本身的态度和看法也将影响到之后新《条例》的改进方向和实施效果。从本研究问卷的 C1 来看，绝大多数被调查者对《条例》持支持态度，也有一成多的被调查者持中立态度。其中，非常赞成的占 39.27%，赞成的占 47.52%，如图 8－5 所示（N=304）。进一步对人群进行统计分析发现，被访的不吸烟者中有 96.70%（N=213）的人都支持《条例》的执行，而被访的吸烟者对其的支持率则为 61.43%（N=70），其中有一成的人反对执行《条例》。进一步分析职业发现，57.14% 的农民、工人、水利业生产人员持“反对”态度（N=7）。由此可见，吸烟与否对《条例》的态度存在认同差异，吸烟的人对《条例》的执行态度需要更多的理解空间。而从数据来看，《条例》的推行应更重视农民、工人、水利业生产人员的诉求，他们是相关部门应重点关注的对象人群。

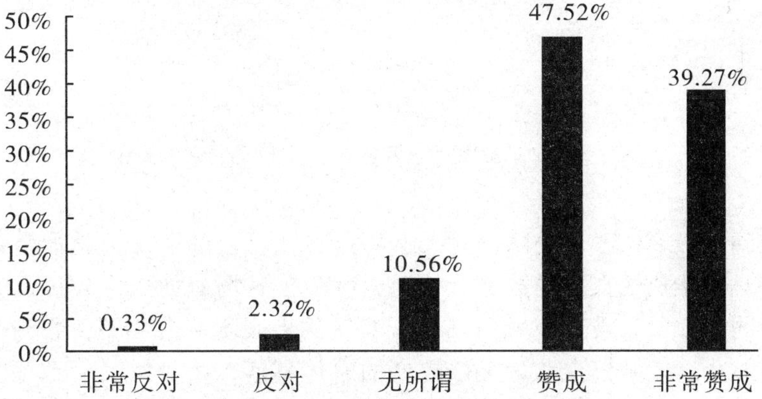

图 8－5　广州市民对执行《条例》的态度百分比

（三）广州市民控烟效果评价分析

问卷的 C3 ~ C8 部分是对《条例》的实施效果及评价进行调查，具体从室内禁烟区域、《条例》宣传力度、执法力度、控烟情况的定期公布、公众监督和投诉渠道、室外禁烟区域几个方面考查《条例》的实施情况。将这几个方面的满意程度评价制成图 8－6。由图可知：就满意程度来看，被调查者仅对室内禁烟区域的控烟实施情况基本满意，其中有 41% 的人满意，14% 的人非常满意。不满意率最高的为执法力度，为 43%；有过半的被调查者表示不清楚控烟情况的定期公布及公众监督和投诉渠道。但就所有选项来看，市民除了对室内禁烟区域实施效果有明确表态以外，“不清楚”成为市民的主流选项。调查过程中，经常有被调查者表示并不清楚控烟的投诉渠道以及具体控烟情况的公布。（$N=304$）

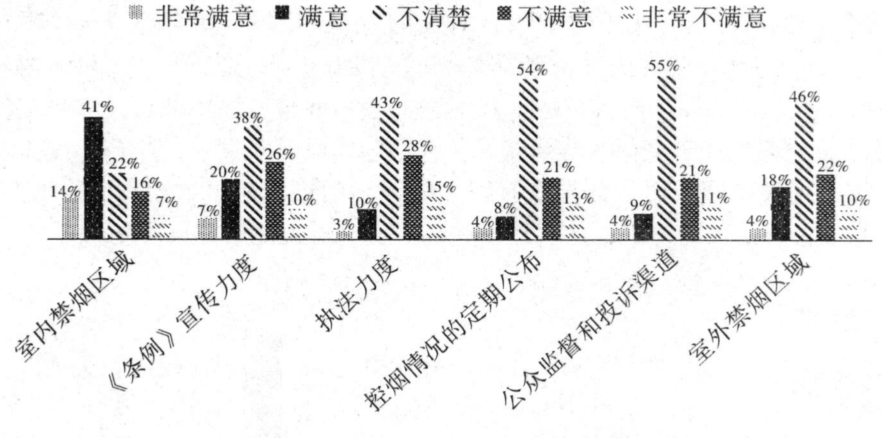

图 8－6　广州市民对《条例》实施效果的评价分布

被问到最应该改进的部分时，选项排名前三位的依次为：加强控烟广告宣传、加强执法人员的数量及处罚力度和公共场所的工作人员及时制止吸烟。同时，所有被调查者中只有 6.27% 的人表示在公共场所看到过控烟执法人员。这说明公众认为关于控烟的宣传不够，相关执法不到位，在执法力度上有待加强，特别是需要加派执法队伍的人员数量。

为了进一步了解《条例》实施以来，哪些区域的控烟效果最差以及相关原因，我们做了相关调查，得出了控烟效果最差的前三位分别为酒吧等娱乐场所，餐厅、旅馆、酒店等和公园景区等区域，分别有 204 人、124 人和 117 人选了这三项。这组数据在一定程度上反映出市民对于公共区域控烟划定范围与政府出台的《条例》认知存在偏差，在关于控烟区域的划定中，市民争议最大的区域为洗手间、娱乐场所、公园景区。有市民认为上述区域不需要禁烟。值得一提的是：有 66.56% 和 54.13% 的被调查者认为娱乐场所和旅馆、宾馆这两个区域应该划定室内吸烟区，而不是实行室内全面禁烟。因此，市民对于上述区域会与《条例》规定单位存在认知偏差，这也是导致上述区域控烟效果差的原因之一。进一步分析具体原因，数据显示：有 48.84% 的人认为这是由于场所经营者为了利益不对吸烟者进行制止或劝导导致，其次才是执法力度不足（46.20%）。当被问到“您觉得目前阻碍广州控烟的最主要因素是什么”时，从个人角度出发的选项“吸烟者的精神依赖”和“生活习惯”得票率最高，分别为 52.48% 和 44.22%。而外部管制的其他选项如相关法规不完善、烟草管理制度不完善只有 34.32% 和 32.01% 的得票率（$N=304$）。这说明控烟作为一个即时行为，光靠执法等外部管控是不够的，公众认为个人的抽烟习惯是阻碍目前广州控烟最主要的因素。这与公众认为《条例》最该改进的部分一题的结论不谋而合：有 46.20% 的市民认为应加强控烟广告宣传。这说明要加强宣传，让吸烟者真正意识到控烟的重要性才是最重要的，其他的外界干预措施只是辅助手段。

（四）广州市民控烟行为意向分析

如上所述，吸烟作为一个即时行为，光靠外部管控、执法来控制是不够的。按《条例》规定，在本市禁烟场所发现吸烟违法行为，可以要求吸烟者立即停止吸烟，或拨打投诉电话来维护自己的正当权利，免受二手烟危害。如前面所述，大部分市民了解过二手烟的危害，并知道《条例》赋予了他们这个权利，但调查结果如图 8－7 所示，在《条例》规定禁烟的公共场所看到有人吸烟时，有 15.51% 的人选择上前制止，而只有 10.56% 的人会选择拨打投诉电话。（$N=304$）这与调查中大部分人在作为被动吸烟者时选择待在原地或迅速走开的行为一致，就此访问大部分调查者，他们都表示“不敢直接制止，怕引起不必要的麻烦”。但有 73.92% 的人会劝诫身边的亲朋好友不违反《条例》。（$N=304$）这说明就劝诫吸烟这个行为来看，广州市尚未形成一个全面的禁烟环境，若将个人对他人的劝诫行为分为三个层面：自我劝诫（戒烟）层面→个人劝诫到家人朋友层面→对社会上的陌生人的劝诫层面，从数据来看最易做到的是第二个层面，因此《条例》可以从第二个层面出发，增强这一层面的行动力，从而渐渐推广到社会层面，达到《条例》的实施效果。

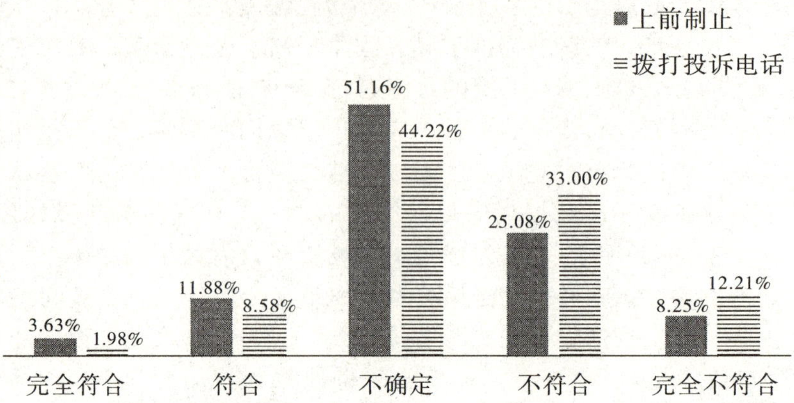

图 8－7　广州市民控烟行为对比

二、调查结论

（一）公众对烟草危害的了解程度仍有上升空间

在主流社会中，吸烟是一种不被倡导的行为，其对健康的不利是医学专家的共识。有学者称，吸烟是引起死亡的主要原因之一，全球每年有500余万人死于吸烟。吸烟已成为严重的公共卫生问题。研究显示，香烟烟雾中含有4 000余种化合物，其中至少有43种为致癌物。长期吸烟可致多种疾病如癌症、肺气肿、心脏病及脏器损害，并可引起依赖性（成瘾）。依赖性主要由烟草含有的尼古丁所致。经常吸烟者大多对尼古丁成瘾。此外，吸烟者呼出的烟雾和香烟燃烧所产生的烟雾形成的二手烟也对人体健康不利。研究表明，二手烟中含有焦油、阿摩尼亚、尼古丁、悬浮微粒、PM2.5、钋－210等超过4 000种有害化学物质及数十种致癌物质。①

香烟对人体的危害已成学界共识，每一个公民都应该知道并且了解吸烟及吸二手烟对人体的害处。数据显示，依然有少数人对吸烟的危害不了解，认为吸烟可以提神醒脑，没有什么不好。对于二手烟的认识更是缺乏，有21%的人没有听说过二手烟的危害。

控烟的健康宣传可以着重对男性群体加大力度。男性是“吸烟者”的主力军，男性中有34.34%的吸烟率。社区宣传方面应最大限度地降低对吸烟者的宽容度，形成舆论压力，迫使吸烟者戒烟，以从根本上消灭公共

---

① 俞银姣．吸烟的危害与尼古丁替代疗法．药物不良反应杂志，2008，10（5）．

场所的“烟味”。其次，戒烟者对于公共场所控烟的实施态度十分积极，相关部门或可成立控烟协会，并发展戒烟者成为控烟协会的会员。

（二）公众对《条例》的认知程度不深

《条例》自 2012 年修订后，至今已实施了 4 年，但公众对《条例》的认知程度依然不深。没听说过该《条例》的人接近半数，有所了解的人中，对《条例》的熟悉程度也不太高，6 道题中有 4 道正确率超过 60%，但对基本的问题“责任部门可对违法吸烟者处以 50 元罚款”竟很少有人给出正确的答案。有关部门应做好《条例》基本内容的宣传，不求熟背《条例》，但要求《条例》基本知识宣传到位。

（三）《条例》实施效果不乐观

首先，调查显示，《条例》的实施效果并不乐观，除了室内禁烟区域的实施情况受到明确的正面评价以外，市民对《条例》的宣传力度、执法力度、公众监督和投诉渠道等方面的效果评价并不明确。其次，调查中发现农民、工人、水利业生产人员群体对《条例》的认知与实施存在空缺。他们对《条例》的实施与执行态度与其他群体存在差异。应加大对相应人群的宣传力度，及时反映他们的诉求并采取措施、对症下药。再次，不难看出目前《条例》的执法队伍建设不够，应开放更多的信息活动和沟通渠道让市民知晓《条例》的执法情况。特别是在公众监督和投诉渠道上，《条例》应完善公众监督的投诉措施和奖罚机制，让市民有章可循、有法可依；定期公开各区域的控烟情况，及时反馈控烟信息，加大宣传力度和加强制度建设。

（四）《条例》应重新修订与市民存在认知差异的部分

《条例》的实施效果不明朗，除了《条例》的宣传力度不够、执法人员不足等外部影响因素之外，《条例》本身的制定也存在一定问题。从调查结果中不难看出，《条例》对控烟区域的划定与市民的认知存在偏差，导致娱乐场所、餐厅、宾馆等存在差异的区域控烟效果不乐观。这也是今后《条例》改进的重点范围。应及时了解市民对受争议区域的控烟情况的诉求，调整相关控烟范围的界定，并更新相应信息，让居民清楚地知道严格控烟的公共区域。

综上所述，公共场所控烟是一项长期而艰巨的社会工程，广州市实行《条例》后，公共场所控烟取得了一些效果，但离控烟目标仍差距甚远。

首先，要加大“二手烟”危害的知识普及与宣传力度，让市民认可控烟的重要性，鼓励全民参与控烟。其次，《条例》必须加大对控烟的宣传力度，提高公众对公共场所控烟的认识，从第一源头将吸烟变为不吸；要加强执法监督并实行广泛的社会监督，打通公众监督渠道，严格限制公共场所吸烟，完善投诉措施与奖罚机制，并加强控烟人员队伍建设。再次，市民对《条例》的熟悉程度和认可会直接降低控烟工作的难度，只有使全市人民团结一心、发挥监督作用，才能彻底实现公共场所全面禁烟。最后，对《条例》内容的制定需要及时与市民沟通形成良性反馈，减少争议性与不必要的误会，才能减少实施阻力，进一步确保《条例》的权威形象。

第二节　烟雾背后的人群画像

广东省现代社会调查与评价研究院发布了《九大城市控烟调查报告》和《广州青少年群体控烟调查报告》。报告显示，广州吸烟率在全国九大城市中排第五；广州青少年群体承认吸烟的比例达11.6%。控烟效果不甚理想。

如今国家禁烟令已经颁布多时，全国各地的执行情况也存在差异。为了进一步了解广州这项法规的落实与执行情况，我们课题组进行了一番研究和采访。在前期的研究中我们发现，在以北京、上海、广州、深圳为代表的城市中，相对来说广州的控烟改革较为落后。原因有多方面，其中广州的阶级构成、经济水平和民众对控烟的认可度是重要原因，这也是我们此次安排访谈的原因之一。我们期望能够针对一部分特定人群加强了解，勾勒出代表人群背后的大众侧面像。采访中接触到了方方面面的人，有政府相关部门（广州控烟办、广州疾病预防控制中心、广州市卫生厅）人员、NGO（广州市控烟协会、广州市癌症协会）人员、医学公共卫生专家（戒烟门诊医生）、餐饮业（零售店、餐饮店）代表以及控烟员。他们对禁烟有着自己的看法与态度，通过他们的事例，我们也发现了存在的一些问题。我们只有对这些情况进行分析与研究，以便根据自己的实际情况灵活地制定更为合理的策略，才能够将这项功在当代、利在千秋的大事做好。

一、广州市控烟协会人员访谈

访谈员：你认为目前广州控烟情况如何？

答：总的来说，情况是不令人满意的，但还是取得了一些进步。《广州市控制吸烟条例》在全国属于首次立法，自 2010 年颁布实施至今已是第 6 年，《条例》是我国内地第一个将办公室纳入控烟范围的地方性法规，其重要性和意义不言而喻，所以《条例》一推出就受到国内外的关注。但是相比后来居上的深圳、北京等地，广州的控烟还得反思，作出修正。

访谈员：是什么原因导致广州控烟落后了？

答：原因有多方面的，例如“九龙治水”情况依旧存在，广州控烟是 15 个部门共管一支烟，现行的联合执法协调的难度很大。将控烟执法权授予全市 15 个不同的执法主体，不一定是个明智的选择。还有经费不足，广州的经费投入远远不能达到开展控烟宣传、教育、培训、联合执法、调查评估等工作的需要，与香港、澳门等地区存在很大差距。广州市控烟协会早在 1995 年就成立了，刚开始的时候没有钱，到 2008 年，市财政划拨到市爱卫办的控烟经费有 50 万元。2010 年市级投入增加到 110 万元，但是光印宣传标语就得花几十万元，剩余资金根本不足以举办更多的宣传活动。到 2012 年经费有所增加，达到 295 万元，但依然远远不够。还有一个原因就是烟草行业在严重干扰控烟，现在烟草专卖局与烟草公司实行的是两块牌子、一个班子，从而使监管难以到位。除此之外，执法队伍不够大，法律不够健全，执法力度仍有待加强也是问题产生的原因。

访谈员：广州控烟的成就有哪些？

答：在广州，控烟做得最好的地方是地铁、医院、图书馆等公共场所。广州地铁每天的人流量高达 700 万 ~ 800 万，但是没有一个人在里面抽烟，这是广州在控烟工作方面做得最好的地方，医院、学校、图书馆以及行政办事场所的控烟都做得很好。广州市的控烟投诉号码是 12319，希望大家能够协助推动控烟工作。

二、控烟员访谈

（一）控烟员基本情况

人数：队伍拟招聘 100 人，目前到位 36 人。36 名控烟员中，8 人在市控烟办，其余 28 人分布在天河、荔湾、增城、花都区的控烟办。

性质：市级控烟监督员属劳务派遣，与市人社局下属企业签订劳动合同；区级控烟监督员既有劳务派遣，也有政府雇员。

学历：本科。

专业：临床医学、金融、会计、法学、工商管理、食品工程、水产养殖等。

年龄：24～34岁。

男女比例：女性13人，占比逾1/3。

硬指标：不吸烟。

（二）访谈记录

访谈员：你是从什么时候开始关注烟草对人体的健康危害的？

答：自从我有记忆开始，我的父亲就开始抽烟。家里每天烟雾缭绕，小时候的我也根本没有意识到这种烟雾会对我产生不好的影响。到了初中、高中时期，书本普及的知识让我意识到陪伴我从小到大的烟味竟然会有这么严重的危害，当时看到的被烟熏黑的肺部照片我至今记忆深刻，从那时起不吸烟和抵制吸烟的想法就在心中扎下了根。父亲已经有二十多年的烟龄了，虽然也曾经尝试过戒烟，但烟瘾上犯的时候眼泪鼻涕一起流，整个人每天病怏怏的，后来大家心疼也就没有再强烈要求他戒烟，慢慢又复吸了。后来因为高血压病，医生叮嘱不可饮酒，后来他竟然忍着，把每日必喝酒的习惯给戒掉了，连他自己都后悔当时戒烟没有一直坚持，否则今天应该省下很多买烟的钱了。众所周知，烟草危害是当今世界上最严重的公共卫生问题之一，它对人体的危害特别大。现在世界上有11亿烟民，我国就有3.5亿，占全世界烟民比例的1/3，被动吸烟者就有7.4亿。我国是最大的烟草生产国，同时也是最大的烟草消费国和受害国。世界卫生组织调查指出，我国每年由于烟草而涉及的死亡人数高达100万，它超过了由于艾滋病、结核病、交通事故等致死人数的总和，这个数目非常可怕，烟草已成为当今社会“头号杀手”，这也是我坚持干这个的原因。

访谈员：控烟员是如何工作的？

答：控烟员需要巡查，巡查的地点一般选择商业聚集、人流集中的地方，因为这些地方能集中体现当地的控烟现状。先拿相机把巡查点的名称、门牌拍下来，以便存底。巡查重点是，这些无烟场所的禁烟标识是否到位、吸烟区设置是否规范、是否有人违法吸烟。另外，虽然控烟员没有执法权，但是面对不配合控烟的场所可以把它列为控烟“黑点”。我们可以找机构负责人当面提整改意见。下次来如果还发现问题，就要罚款了。遇到老板不清楚控烟条例的时候，我们得拿出《广州市控制吸烟条例》详细说明并告诉他们什么该做什么不该做。对于那些态度消极的餐厅、饭店，我们会把它们列为控烟“黑点”，之后安排控烟执法检查的时候，重点查！

访谈员：控烟员的待遇如何？

答：平均每月到手工资是2 500多元。区级控烟监督员的工资由区财政负责，所以区里的工资比市里高一些。待遇过低导致仅花都、荔湾、天河和增城四区完成了控烟监督员的招聘，其他各区尚未招录。目前广州控烟监督员只有36人，而广州全市人口已达1 400万，相当于一人负责39万人的控烟问题。《广州市控制吸烟条例》将执法权交给了食药监、文化、交通等不同部门。这些部门除了控烟之外，通常还有本部门的职责，很难做到常态化的控烟督查。而我们隔壁的香港，控烟督察不仅有执法权，还能要求当事人出示身份证件，而我们很难做到这一点。

访谈员：工作过程中遇到的困难有哪些？

答：除了来自政策不完善造成的困难外，最主要的困难来自餐厅、饭店等管理者的不理解，监督过程中甚至还遭遇过员工的恶意讽刺，这是对我们这份工作价值的最大怀疑。

三、餐饮业（零售店、餐饮店）代表访谈

访谈员：无烟政策是否会影响到生意？

答：无烟政策刚开始实施的时候，怕影响生意确实是我的担忧。曾经也因为这种事情引起了一些顾客的不良反应，导致这些顾客不再来店消费，但是这项活动普及开来后，来店消费的顾客数量相比之前多了起来，许多带小孩的女性顾客，更愿意到店里就餐，无烟的健康环境和享受美食都是她们需要的。当然，对于烟瘾上犯的客人，我们也准备了特定的吸烟室，所以并不会产生特别大的影响。不只是顾客方面发生变化，我们餐厅的员工也发生了变化，很多餐厅员工由此了解到二手烟的概念，以及烟草烟雾的具体危害。在了解二手烟危害后，女性员工更主动地去劝阻同事在餐厅吸烟的行为。所以，我认为当禁烟的概念在社会上普及后，成为无烟餐厅并不一定会影响到餐厅的生意。

访谈员：针对政府推行的控烟运动，你的看法是什么？是否会支持？主要担心什么？

答：控烟运动肯定是好的，我们也肯定是支持的，我们也希望这项政策能够切切实实地实施下去。只要社会培养出了禁止吸烟的概念，顾客到任何一家餐厅都不被允许吸烟，我们就不会因为积极响应政策而吃亏。像现在，广州的许多饭店、面馆仍然没有遵守这项规章制度，接下来控烟仍旧艰巨。

四、医学公共卫生专家（广东省人民医院戒烟门诊医生）访谈

访谈员：目前门诊接待量怎么样？

答：由于戒烟门诊在全国来说是少数派，所以我们医院只在每周五下午开设戒烟门诊，人数有时多有时少，有的时候一个都没有。我们在2008年开始开设戒烟门诊，烟草依赖属于精神障碍疾病，所以挂靠到我们心理精神科室下面。刚开始做无烟宣传时，我们看到吸烟者会上去劝，并介绍戒烟门诊，渐渐患者就不太多了。现在的患者都是到我们别的科检查身体，然后被介绍到这儿。有个患者40多岁，拎一堆片子，说自己咳嗽、难受、憋得慌……“来看肺炎，顺便过来戒烟”。

在病人来源方面，除了宣传及戒烟人群的互相推荐外，很大程度上依赖于医院内部的推广机制。烟草能引起全身多器官脏器的问题，所以来我们医院就诊，按常规，医生都会针对一些病人询问是否吸烟。如果这个病人吸烟，医生会建议他去戒烟门诊就诊。

访谈员：戒烟的具体过程是什么？为什么有的人戒掉了又复吸？

答：我们会专门询问患者的过往吸烟史，根据一些问题，例如“早晨醒来后多长时间吸第一支烟”“是否在禁烟场所很难控制吸烟的需求”“哪一支烟是最不愿意放弃的”等来判断出他的尼古丁依赖程度。为了让患者“平稳过渡”，我们还会推荐一些药物辅助。为什么有的人戒了又复吸、循环往复，很大程度上就是因为烟草依赖。医学上认为5年不复吸，才算真正戒烟成功。为什么说烟草依赖是个病？不像我们有气管炎，吃点消炎药可能就解除了。吸烟者的行为模式与不吸烟的人是不一样的，戒烟等于把他生命中的一部分剥夺出去，肯定很难接受。前两个星期对戒烟者而言最是难熬，心慌、头疼、乏力、浑身不舒服，这种症状医学上称为“戒断综合征”，一般在戒烟后1到3周开始出现。由于个体差异、烟龄长短等因素，导致每个戒烟者的“戒断综合征”也不相同，很多人都是因为出现该症状，无法彻底戒烟。我们在电话询问某些患者近期情况时，有时候人家一看是医院电话就不接了，或者问他有没有复吸，对方支支吾吾的，这使得我们很无奈。

访谈员：能介绍一下戒烟费用的情况吗？

答：很多患者好不容易鼓足勇气来戒烟，但一听说用药以及药物费用就不大情愿了。例如伐尼克兰（商品名：畅沛）和安非他酮费用为1 700元和960元，三个月一个疗程，算算还是比较贵的，而且这两种药物都不

在医保范围内。所以很多病人怀着想戒烟的心来了，一问这么贵，算了，我还是靠毅力吧。这样使得药物价格成为吸烟者戒烟的阻力。不过从另一个角度来算，戒烟药虽然贵，三个月就需花费一千多，但也许他只用这三个月，以后的健康就因此得到保证。很多疾病与烟草相关，我们说要控制心血管疾病、糖尿病、呼吸系统疾病、脑血管病等四大慢性病，怎么控制呢？通过戒烟，罹患慢性病的机会就会减少。我们国家烟民众多，肺癌发病率近几年增高速度最快，它的治疗费用有多高？政策的制定应该看到这个。

访谈员：对于戒烟您有什么好建议？

答：我认为理想的戒烟模式，是类似于戒酒协会，将戒烟者组织在一起，做沟通和交流。不吸烟的人跟他讲吸烟不好，他听不进去。如果都是吸烟的，戒烟有什么好处，大家能很快看到，有什么好办法，也可以很快得到推广。但这种项目如何组织，医院如何收费，还得继续考虑考虑。市场流行的电子烟是国家明令禁止的，其产生的副作用对人体有害，并且抑制吸烟的效果也令人怀疑，所以大众不要相信电子烟能够成功戒烟。

第三节　总结与反思

本研究组得出的《广州市居民控烟的调查研究报告》数据显示与访谈结论的观点基本相似：广州控烟状况并不理想，并可以得出以下结论：

数据显示，公众对于二手烟暴露危害的认知度近些年不断提高，60%的被调查者知道吸烟有害健康，其中包括吸烟已久的老烟民。大众和医学界普遍同意吸烟是一种不被倡导的行为，其对健康的不利是主流社会的共识。总体来说，近些年不断提高的控烟宣传获得公众的认同接受，对“吸烟有害健康”的观点持逐渐统一态度。但是不可忽视的是，数据显示，21%的被调查者对二手烟的认识缺乏了解，甚至没有听说过二手烟的危害。另外，在对医务人员的访谈中也凸显出当下吸烟人群虽然知道吸烟的害处，并且有一部分人也曾下定决心戒烟，但最后不了了之的窘境，如何在进行健康知识传播的基础上设置一定的激发行动和相应的保障措施应是控烟下一步研究的重点。

在对《条例》进行相关问题的调查中，四成多的被调查者表示没有听说过相关内容，另外一部分人也只是对《条例》有相关了解。认知程度不深，导致的必将是实施效果的不明显，如何将枯燥的宣传文字变成大众喜闻乐见的传播内容，如何在传播的基础上增强受众的沉浸感，提升受众与内容的互动体验，这也是应该探讨的问题。结合新媒体环境下的传播特点和受众的接触渠道，改变传统的重视线下忽视线上的传播路径，利用 H5、网络漫画、微信、微博、广告等已被接触和接受的方法；改变内容，在内容内添加有趣的故事或有用的知识，让传播慢慢渗入公众的日常生活；让信息发布变得更接地气，提供拟人化且与品牌理念风格相一致的传播主角，例如“戒烟小王子”等，通过展示个性特征以及具有人情味的沟通方式来呈现。当前环境中，政府内容的传播也应该有“主动营销”观念。

86.79%的被调查者支持实施《条例》，可以说大众的观点已经形成了统一。大众的意识已经到位，然而政策的执行缺位了，在调查的所有区域中被调查者只对室内控烟稍显满意，不清楚成为市民的主流选项，总体来说，对控烟的执法力度不满意。不可忽视的是，访谈中显示资金的短缺成为控烟实施的“阿喀琉斯之踵”，从政府层面来说，极少的人力和资金投入、相应政策的落后、执法部门的权力受限、“九龙治水”都是原因，没有经济基础的保障，仅仅依靠公众普遍意识的提升来完成控烟几乎是不可能的。

第九章　2015 年广东精神疾病概况及舆情分析

第一节　广东精神疾病现状及特点

按照世界卫生组织公布的《疾病和有关健康问题的国际统计分类》（第 10 版）（ICD－10），精神障碍分为 10 大类、72 小类，有近 400 种。诸如常见的老年痴呆、妄想症、抑郁症、躁狂症、焦虑症、失眠症、智力低下、儿童孤独症、自闭症、强迫症等，都属于精神疾病。

随着人们工作节奏加快、生活压力不断加大，我国精神疾病发病率不断攀升。据悉，截至 2015 年 4 月，全国累计登记报告严重精神障碍患者 447.6 万，目前有 55.85% 的严重精神障碍患者生活在贫困线以下。而全国最新流行病学大调查显示，各类精神障碍终生患病率达 17.5%。2015 年，有关精神病人伤人案的报道层出不穷，甚至有警察在案件中殉职，“精神病”俨然成为年度舆论的一个高频关键词。而广东省的精神疾病卫生现状呈现出以下特点：

一、广东精神疾病卫生现状

（一）仅 1/3 的重性精神疾病患者获登记管理

截至 2015 年 11 月 30 日，广东省登记管理的严重精神障碍患者有 494 540人，其中广州市约有 5 万人，严重精神障碍患者检出率达 4.67%。省精神卫生中心主任贾福军教授表示：“以国际上公认的重性精神障碍患病率约为 1% 计算，广东全省重性精神疾病患者人数在 150 万，也就是说，仅 1/3 的重性精神疾病患者获登记管理。”

登记管理的精神疾病患者数量变化表现出了两个特点，一是绝对数量不断增加，这是由于随着经济的高速发展，人们精神处于疲劳状态，长此以往就容易产生精神方面的疾病，比如最常见的抑郁症等。但这也从侧面证明过去精神疾病患者“讳疾忌医”的状况得到一定的改善。

二是登记管理的重性精神疾病占比仍然较小，还有约2/3的重性精神疾病患者未得到有效登记管理，这种情况不仅不利于患者健康状况的改善，还造成社会安全隐患。

（二）“精神科医师/10万人口”仅为1.58

据广东省精神卫生中心披露，广东“精神科医师/10万人口”为1.58，远少于浙江的3.1和江苏的2.3。全省只有1 651名精神科医师，4 488名精神科护士，68名心理治疗师，112名心理咨询师，32名精神科康复师。

全省精神卫生机构仅有195家，综合医院精神/心理科73家（多在珠三角），精神专科医院57家，慢病院（站、所）65家，综合医院开设精神/心理科的区县数43个，占35%。全省精神科床位29 165张，每万人口床位仅2.8张。

精神卫生领域医患比例悬殊是多年存在的问题。一方面是精神病人的日益增多，另一方面则是专业医生少，精神病医院更少，于是精神病人很难在第一时间被发现、第一时间接受专业治疗，从而有效避免病情加重。

（三）广东精神病人肇事肇祸数量居全国最高

2015年精神病人肇事肇祸最多的省份是广东，已发生113宗肇事，造成85人死亡。究其原因，是专业医生少，病人多。许多病人得不到及时发现、专业的治疗和规范的居家管理。当下无论是单位还是社区，都缺少缓解工作和精神压力的专业人员，无法帮助他们在第一时间消除压力，这是导致精神病患者不断增加的一个重要原因。

省精神卫生中心科主任林勇强教授表示，分布在全省2 527家城市社区卫生服务中心、1 222家乡镇卫生院、486家县区级医院、2.8万家村卫生站的10多万名基层医生与护士，将是精神卫生的首道防线。如何最有效、最快速地培训好精防技能，更是重中之重。

二、广东精神疾病领域存在的问题

（一）法律制度层面

1. 精神疾病强制医疗制度存在缺陷

我国的精神病人强制医疗是国家为避免公共健康利益的损失，对患有特定疾病的患者给予强制治疗的医疗行为。该制度的具体内容包括：强制医疗的启动主体、强制医疗程序的启动标准和强制医疗程序的救济。

而目前我国精神疾病强制治疗制度仍不完善。一是适用强制医疗对象存在缺陷。我国刑事诉讼法规定，适用强制医疗的对象是经法定程序鉴定依法不负刑事责任的精神病人，实施暴力行为，危害公共安全或者严重危害公民人身安全，有继续危害社会可能的。

中山大学附属第三医院精神心理咨询科副主任医师魏钦令指出："医院对许多未犯罪而应该监管的重性精神病患束手无策。因为强制医疗适用对象必定是已经实施了犯罪行为的人，如果一个精神病人没有犯罪，那么他就无法被纳入强制医疗的监管体系当中。在现实中，精神病人犯罪造成的后果往往十分严重。如果犯罪后再进行补救，被侵害的社会秩序也不可能得到良好的恢复。"

二是判断标准不明确。由于强制医疗程序是对被强制医疗人人身自由权的剥夺，因此使用强制医疗程序就必须有严格的审查评估标准和良好的措施加以保障，才能确保治疗疾病与防止危险并行不悖。但目前适用标准规定为"有继续危害社会可能的"，却未对"危险性"标准作具体规定，这也就导致了司法实践中在判断"危险性"时缺乏可操作性。

华侨医院精神科主治医生黄涛指出："我们现在的强制医疗制度启动采用的是由法院庭审主导，公安机关、检察机关配合的模式。但是最有能力判断病人情况的医生却失去了判断的资格，这使界定适用强制医疗的范围变得更加困难。"

黄涛还指出，强制医疗费用负担的问题在实践中也是个难题，由于被强制医疗人家属往往家庭贫困或不愿支付，公安机关有时垫付，有时赊账，或者申请政府拨款，但精神疾病治疗周期长，需要长期支付费用，是个相当让人头疼的问题。

此外，有法律界人士认为，目前强制医疗制度还存在启动程序流于形式、救济方式不当、检察机关监督难度较大、强制医疗程序与普通程序之间的转化缺乏规定等问题。

2．医疗报销制度覆盖面偏小

2015 年 11 月，广东省人力资源和社会保障厅下发《关于做好严重精神障碍患者医疗保障工作的通知》（以下简称《通知》），规定从 12 月 1 日起，分裂情感性障碍、偏执性精神病等重性精神疾病纳入职工、居民门诊特定病种范围，分别由职工、居民医保基金按比例支付。

《通知》将分裂情感性障碍、持久的妄想性障碍（以下简称"偏执性精神病”）和精神发育迟滞伴发精神障碍 3 种重性精神疾病纳入职工门诊特定病种范围，由职工医保基金按在职 75%、退休 80% 比例支付至限额标准（4 500 元/年）。精神分裂症、分裂情感性障碍、偏执性精神病和精神发育迟滞伴发精神障碍 4 种重性精神疾病，被纳入居民门诊特定病种范围，由居民医保基金按 70% 比例支付至限额标准（2 000 元/年）。

虽然广东省医疗报销制度在不断完善，但覆盖面仍然只限于拥有当地户籍的居民，精神疾病的检查与医药费对许多没有购买医疗保险的农民工来说依然负担较重。

戴文益在《中国精神疾病现状及其出路》中引用北京安定医院医生陈斌的话阐述了农民工易患的四种精神障碍：一是遗传精神病；二是城市化过程中的“文化休克”型精神障碍；三是工资拖欠等重大打击造成的急性精神病；四是进城、返乡途中恶劣的旅行条件造成的旅途精神病。这些病症的临床表现通常是折腾、打人、说话凌乱、丧失记忆和裸体奔跑等，严重时有自杀行为。这些流动人口也存在一定程度的性心理问题。

“目前治疗精神疾病的药物有进口有国产，二者药效基本一致，但由于制药工艺不同，三甲医院开出的处方中，仍然以进口药为主。进口药物费用较高，无形之中也加大了对没有纳入医疗保障体系人群的负担，这类人群目前就医比例也相对较低。”华侨医院精神科主治医生黄涛表示。

（二）行业层面

目前广州市有部分医院宣称可采用先进的“神经递质检测”来进行诊疗。直接从搜索记录上可以看到的就有广州华兴康复医院、南方燕岭医院、广州协同癫痫病医院、广州军区机关医院等。但大部分相关专家认为，这种“神经递质检测”毫无意义，也没有参考价值，可能只是医院“创收”的噱头。

中山大学附属第三医院某医生解释说，“神经递质检测”自称通过检测神经递质来判断精神疾病，但实际上，脑神经递质都是相互作用的，非常深奥复杂，“绝对不是神经递质检测脑外传递 10 分钟就能测出来的”。靠脑外接收器，用导线接到头皮上就测量出数据，“目前不可能”。

“即便测量出真实的数据，也无法表达抑郁程度和临床的关系，对于临床也没有任何意义。而就诊时间对于精神病患者非常重要。早期及时的药物治疗对损害的神经细胞有一定的修复作用，但如果错过了最佳治疗期，或病情反复发作，都可能导致脑神经细胞受损的不可逆性。”他说。

此前武汉市精神卫生中心主任医师汪涛（化名）曾经在网上撰文质疑

神经递质检测的疗效。他指出："国内所有的正规精神病医院，都没有使用脑神经递质检测仪。"他在文章中写道："我要诚恳地告诫广大病人和家属，在精神病的病因还未完全清楚之前，任何媒体宣传的治疗精神病可以几天见效、彻底断根、没有任何副作用之类的大话、假话，都是骗人的。"他就神经递质检测的主要疑点作了细致分析：

首先，神经递质的精确检测，必须抽取脑脊髓液才有分析意义，物理方法很难测出真实数据；其次，精神疾病的神经递质改变，还只是科学假说，也就是说，不能确定神经递质和精神疾病治疗的必然关系；最后，即使找到了神经递质和精神疾病有直接对应关系，但由于神经递质在不同脑区的含量可能不同，同时这种含量还会随着脑功能不断变化，就算测定出一个时点、一个脑区的神经递质，也是没有意义的。

（三）公众认知层面

1. 患者及家属病耻感仍然存在，但整体减弱

病耻感是精神疾病患者所表现的一种负性情绪体验，其对患者社会功能康复会产生不利影响。病耻感已经在社会中成为一些负性经历的标志，包括羞耻感、受指责、受歧视，被家庭、社会孤立、抛弃和排斥等内容。

华侨医院黄涛医生指出，"近年来在我这里就医的患者和家属病耻感仍然有，但整体存在一个减弱的趋势，许多人已经愿意同家人、朋友、同事谈及病情"。

来到华侨医院就医的黄女士是某高校教师，经诊断，她患了严重的双向情感障碍，站在她旁边的丈夫是某报社员工。谈及患病经历，她十分不解："许多人都说我不够坚强，但是我过去是一个非常坚强也非常乐观的人，突然之间我感觉做什么事情都特别艰难，每天都觉得了无生趣，看到高楼就想跳下去。"当被问到会不会告知亲人和朋友自己的患病经历时，她表现得很坦然："会啊，我觉得这并不是我的错，我现在的情况不是自己调节就能恢复的，也希望通过沟通能让别人理解我。"她丈夫也对她的处境表示理解，认为应该多包容她的情绪，"因为这是病了"。

中山大学附属第三医院的精神科候诊室，有两名高中生在交流康复的经验。其中一个已经患病 5 年的学生告诉另外一个："我这个病，已经 5 年了，但是相信医生，按时吃药和锻炼，现在已经恢复得差不多了。刚开始我不敢跟别人说自己患病，但经过一段时间的康复期，我觉得也没什么可羞耻的，就像得了肺炎一样，也不是我能控制的。"

不过在调查中仍然有部分病人对患病感到不同程度的耻感。某高校研究生患中度抑郁康复后，她母亲告诉她：千万不要对任何人说起自己曾患“那个病”，该生表示，自己已经能够坦诚面对，但母亲可能觉得告诉他人会影响别人对自己的看法。

2. 公众对精神疾病认知存在误区

经过采访专家、患者与家属及查询资料发现，目前广东省公众对精神疾病的认知仍然存在以下误区：

一是认为神经病就是精神病。人们经常会认为这是同一种疾病，其实这是两种性质完全不同的疾病。精神病指精神活动的紊乱，表现为精神障碍；而神经病是指神经系统发生器质性病变。

二是认为心理治疗可以解决所有的精神障碍。很多精神病患者都希望通过单纯的心理治疗来解决问题，这是片面的观点，它夸大了心理治疗的作用。如精神分裂症、心境障碍等，它们的发生不仅与心理因素有关，还与大脑内某些神经递质失调有关，因此治疗中还应以药物治疗和后期的心理治疗相结合进行。

三是认为精神病人都表现为胡言乱语、喜怒无常。其实，只有一部分精神病人有这种表现。有些患者可表现为感知、记忆力、注意力、智力、情感反应或意志活动等某个方面的异常，而其他方面基本正常，特别是在早期，症状更不明显。

四是认为精神病人都有暴力倾向。很多人都不敢接近精神病人，尤其是精神病患者伤人事件频发，许多人认为只要是精神病人都有暴力倾向，其实只是某种类型的精神病人有暴力倾向，如躁狂症、妄想症等，并不代表所有的精神病患者都有暴力倾向，不能以偏概全。

此外，还有“所有患精神病的人，都是因为受到了刺激”“所有患精神病的人，都是因为小心眼，性格内向，不爱说话造成的”“精神病是遗传病”“抗精神病药物具有成瘾性，吃时间长了会形成依赖或把脑子吃坏了”这些认知偏差存在。

上述认知误区在被访民众中或多或少都有存在，而在患者本人和家属中存在，则会对病人治疗、康复、愈后会起到负面作用。

中山大学附属第三医院精神心理咨询科副主任医师魏钦令指出：“许多轻度精神疾病患者不愿意就医，与过度相信自我调节和心理咨询有关，也与不信任医生、担心药物副作用有关。但目前药物副作用已经很小，轻度精神疾病患者也应该得到治疗，减轻痛苦与困扰，提高生活质量。”

第二节　广医三院精神病患者伤人事件及舆情分析

一、事件概述

《南方都市报》2015年10月23日发表文章《广医三院值班护士被病人刺伤　脸颊右肩左手中三刀》，详细记载了当日凌晨广医三院住院部8楼病区发生的一起恶性刺伤护士事件。28岁的程护士在骨科二病区值班时被一名55岁澳门籍住院患者持刀刺伤。程护士左脸颊、右肩背部及左手部三处被患者叶某刺伤。事发后，医院迅速启动突发事件应急预案，医院总值班人员和医院安保人员立即到场处置，并迅速报警。值班医生对受伤护士进行第一时间救治。犯罪嫌疑人叶某逃走后，藏匿在住院部5楼楼梯间，警方接到报警后到达现场，在医院协助下，于5时50分将其抓获。犯罪嫌疑人叶某已被荔湾警方依法刑事拘留，经初步调查，犯罪嫌疑人叶某在住院期间经常失眠，心情烦躁，出现幻觉，怀疑医务人员对其进行迫害。

10月24日，《羊城晚报》也于要闻版刊登了《广医三院一护士遭患者连刺三刀》的报道。《广州日报》同时刊登了《男患者幻觉疑被害　刺伤广医三院护士》记录此次事件。

时隔一日，另一起疑似精神病患者伤医事件再次发生。

10月24日下午3点40分左右，广东省惠州市中医医院菱湖院区急诊室内，42岁的就医男子杨某明突然抱起吸痰器玻璃瓶，冲到附近的配液室内砸伤了18岁实习护士张玉萍头部。之后，他还持玻璃片继续行凶，致使张玉萍左腕伸肌腱神经断裂、多处软组织割裂伤等。赶来救援的保安员李上财在控制杨某明时，其头部头皮也被刺裂伤。惠州市中医医院负责人介绍，受伤护士并非行凶者的护理人员，此事未涉医患纠纷。行凶者此前因为在鳄湖路自残，上午11时30分被惠州市新村派出所带至医院，他也曾感谢医生救治。警方则证实，杨某明此前曾有精神病史。

根据百度新闻搜索可知，从10月24日到26日三天中，针对惠州中医医院实习女护士被病人砍断手筋一事报道数量共计3篇，南方网于24日晚9点30分发出《突发！惠州18岁女护士被病人割断手筋　血撒一地》的文章，详细描述了伤医事件的过程，并指出此次事件并不涉及医患纠纷，很可能是属于精神疾病患者伤人事件。25日早上《南方都市报》刊登文章《惠州18岁女护士被病人割断手筋　行凶者有精神病史　不涉医患纠纷》，称行凶者确实有精神病史，此次事件不涉及医患纠纷。26 日早上 5 点，《广州日报》发布消息称受伤护士及保安已无大碍。

此两起同样性质的事件巧合地在同一段时间里发生，引起了极大的关注，人民网、凤凰网、新浪新闻、网易新闻等媒体纷纷转载。25 日《健康界》针对两起事件发文，文章指出近 10 年来我国各精神病院累计收治肇事肇祸精神病患者 7.5 万例，有杀人行为者约占 30%。文章分析认为医务人员躯体受到攻击、造成明显损伤事件的次数在逐年增加。对施暴者的精神调查显示，近四成为性格内向、孤僻、偏执，还有近三成有精神病史。28 日，《广州日报》以“三成伤医者有精神病史”为题发布了分析文章。

二、舆情数据分析

事件发生后，广东地区精神病患者的百度指数开始走高，并分别于 25 日、28 日及 31 日达到最高峰值，25 日、27 日及 31 日的全国指数飙高。

23 日及 24 日的精神病患者伤医事件中，广东本地的媒体共发表文章 9 篇，其中事件过程描述性文章 7 篇，另有 2 篇夹叙夹议，分析了精神病患者伤医该如何判定、减少此类事件发生需采取的措施。

广东地区媒体对伤医事件的相关报道

序号	媒体	时间	文章
1	《南方都市报》	10 月 23 日	广医三院值班护士被病人刺伤　脸颊右肩左手中三刀
2	《广州日报》	10 月 24 日	男患者幻觉疑被害　刺伤广医三院护士
3	《羊城晚报》	10 月 24 日	广医三院一护士遭患者连刺三刀
4	南方网	10 月 24 日	突发！惠州 18 岁女护士被病人割断手筋　血撒一地
5	《南方都市报》	10 月 25 日	惠州 18 岁女护士被病人割断手筋　行凶者有精神病史　不涉医患纠纷
6	《广州日报》	10 月 26 日	受伤护士保安已无大碍
7	《南方日报》	10 月 26 日	广东 18 岁女护士被病人割断手筋　行凶者有精神病史
8	《广州日报》	10 月 28 日	三成伤医者有精神病史
9	《南方日报》	11 月 10 日	当“医闹”是精神病人，怎么破？

从事件发生的时间上看，《南方都市报》及《广州日报》对两起事件都进行了实时跟进，而《广州日报》更是发表了对于两起事件的分析文章。从媒体反应上看，南方网于24日下午伤医事件发生后的5小时最快发布了报道，并将事件发生的经过较为详细地公布出来。《南方日报》对事件的反应较为迟缓，但是在后续发布了分析性文章。《羊城晚报》仅是对23日的事件进行了报道。

从文章内容上分析，以上媒体的报道形式多以通讯为主，评论为辅，消息类文章仅有一篇《受伤护士保安已无大碍》。在信源的采集上，对9篇报道的消息来源进行分析，大致可分为四类：事件医院方、患者亲属、公安部门、行业相关人员。其中事件医院方信源为14个，公安部门8个，行业相关人员6个，患者亲属1个。

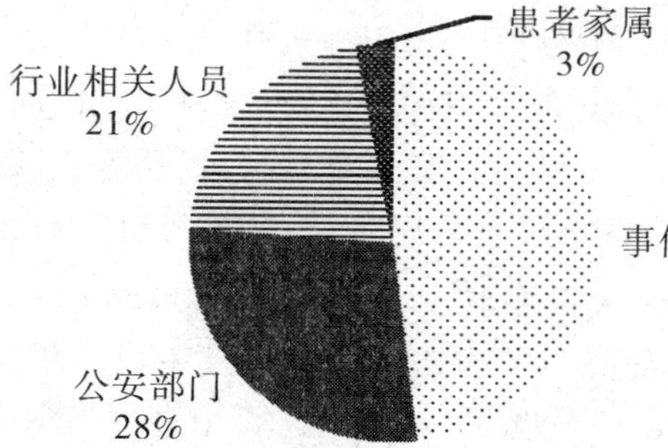

图9-1　伤医事件报道的信源分析

首先，在两起事件中，事件当事医院为主要消息来源，占比将近一半，这也由于事件发生点为医院，而患者没有接受采访的能力，因此增加对医院的采访能获得更为详细的内容。其次，警方与公安为第二消息来源，这个官方的信源比重较小，且多为警方的通报，没有相关医疗卫生机构/政府部门的消息来源。媒体应加强与相关政府部门的联系，对精神疾病的情况作更多的了解，并将之告诉公众。对事件相关人员的采访则增加了公众对两起事件的了解。而患者家属的信源最低，媒体很大程度上忽视了患者一方的话语权。

三、小结

通过数据呈现及文本解读可知，精神病患者伤医事件在不到两天内发生两起，但媒体对于精神疾病的报道比重相对较小，对精神疾病潜在的隐患还不够重视，媒体在报道时习惯性地从事件发生医院着手，以此获得事件的发展走向，对于事件背后的普遍性危害并没有展开阐述、延伸，发声渠道较为单一，政府及医院获得了更多的主导权，在进行信息交流时没有展现出公众的声音。

第三节　广州市民关于精神疾病的认知与态度调查

精神疾病一直以来都亟须政府和社会各方的关注，但又因为各种各样的原因而处在关注度不足这样一个尴尬的位置上。目前，我国与日俱增的精神疾病患者数量和精神疾病治疗层面的资源配置严重不足迫切需要引起政府、医疗机构以及社会各方的关注。广东省精神卫生中心主任贾福军教授在 2015 年 12 月 27 日的省精神卫生中心与省家庭医生协会联合举办的精神卫生高峰论坛上透露，截至 2015 年 11 月 30 日，就广东一省而言，已经登记管理的严重精神障碍患者有 494 540 人，其中广州市约有 5 万人，严重精神障碍患者检出率达 4.67%。贾福军教授补充道："以国际上公认的重性精神障碍患病率约为 1% 计算，广东全省重性精神疾病患者人数在 150 万，也就是说，仅 1/3 的重性精神疾病患者获登记管理。"且在全国范围内，2015 年全年精神疾病患者暴力伤人伤医事件中，广东发生率最高。最新的统计数据为 113 宗，共造成 85 人死亡。省精神卫生中心科主任林勇强教授表示，"当中多由未登记未管理的病人肇事"。

鉴于此，暨南大学新闻与传播学院健康传播团队于 2016 年 1 月开展了关于广州市公众精神疾病认知的调研。本调研以线下派发问卷和网络问卷形式进行，共取得有效问卷 300 份，拟通过调查目前广州市公众对精神疾病的认知以及认知误区现状、对精神疾病患者的歧视程度、获取精神卫生知识的渠道以及政府、医疗机构和病患家庭在此类事件中的存在问题及所应承担的责任，在调查结果的基础上进行分析并为相关议题提出建议。

一、被调查者对精神卫生知识的知晓率高，认知误区较小

调研数据显示，被调查者对基本精神卫生知识选择的平均正确率为 75.75%，从中可以看出大多数广州市公众对精神疾病具备初步认知，而并非全然流于表面。具体来说，有 38.33% 的被调查者认为精神疾病就是思想上出现问题，而 61.67% 则对这一说法表示否定；同时，79.00% 的被调查者认为精神疾病和神经疾病是存在区别的，而 21.00% 则认为二者没有

区别；对于轻度精神疾病是否需要到专门的精神科治疗这一点，69.00%的被调查者表示需要，另外的31%则不以为然；相比较于30.33%的被调查者认为绝大多数精神疾病是无法治愈的，69.67%倾向于可以治愈；经过调查，88.67%的被调查者相信几乎任何年龄段都可能出现精神疾病，余下的11.33%则不持这一看法；此外，针对“精神疾病和心理问题是否可以预防、重型精神疾病及服药时间、家族精神疾病史与遗传可能性”等问题，被调查者都给出了较好的回答。以上数据体现出广州市公众对精神卫生知识的认知度较高。

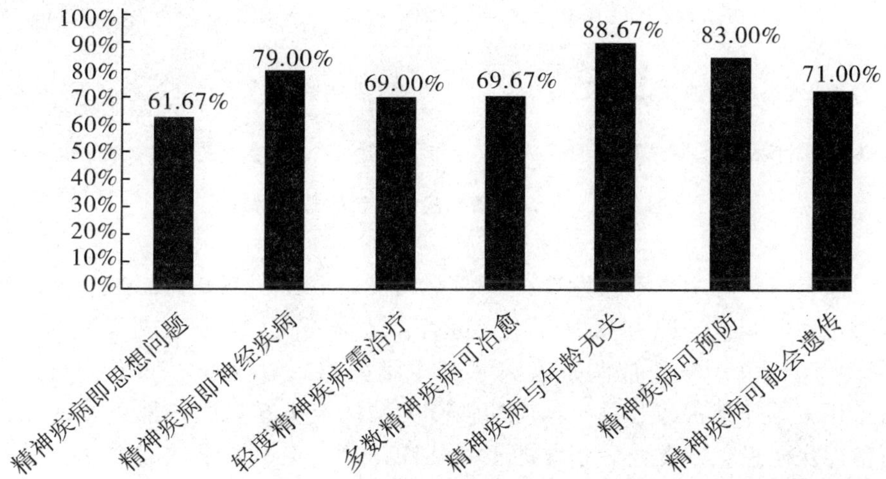

图9－2　公众对基本精神卫生知识的认知程度

二、大部分被调查者对精神疾病患者不存在明显歧视倾向

在我国的文化背景下，公众对精神疾病患者普遍存在着一定程度的歧视。然而，调查数据显示，共有35%的被调查者完全同意或基本同意可以同患过精神疾病的人交朋友；42%的被调查者表示精神疾病患者在住院治疗后其智力与普通人差不多；43%的被调查者认为曾患过精神疾病的人实际上和普通人一样值得信任；另外，对于工作方面，66%的被调查者相信完全康复的精神疾病患者可以参加工作。

从上述四个方面的调查结果可以大概看出，目前广州市公众对精神疾病患者并不存在明显的歧视倾向，公众对精神疾病患者存在着较大的包容、体谅以及接受度。这样一种社会包容度不仅对于广州市目前已登记管理或尚未登记管理的精神疾病患者消除精神疾病病耻感，更加乐观地接受治疗具有积极的社会意义，也有助于促进社会和谐与稳定。

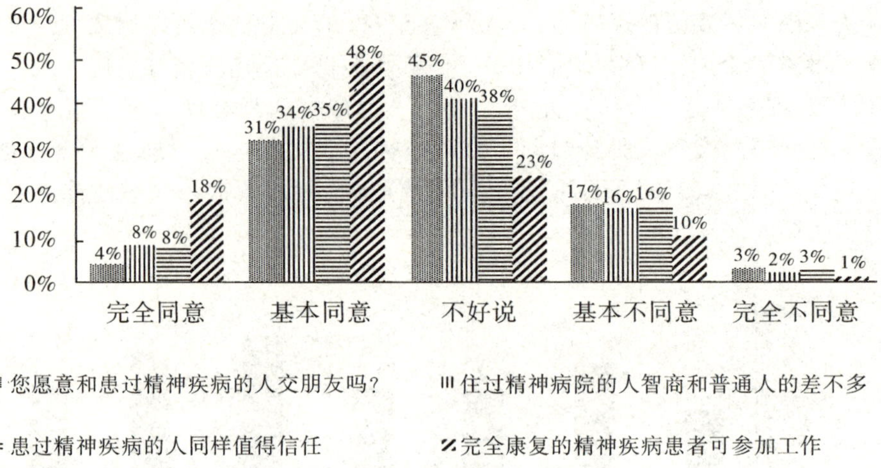

图 9－3　公众对精神疾病患者的歧视程度

但是，从图中也不难发现，分别有 45%、40%、38%、23% 的被调查者对上述所调查的四方面内容不置可否，认为不太好说；此外各有 17%、16%、16% 和 10% 的被调查者表示基本不同意。对于这一部分公众，政府、相关医疗慈善或公益机构应加强有关精神卫生知识的传播以及深化其对精神疾病患者康复前后状况的正确认知，这一点也要求政府或相关医疗慈善、公益机构在互联网时代下对传播内容加以深度化，同时对传播工具加以妥善利用。

三、社区宣传力度稍显不足

无论是加强精神卫生相关知识的宣传，还是呼吁社会公众对精神疾病患者的包容以及深化对他们的正确认知，首要一点便是了解公众获取相关信息和知识的渠道，以便更加有针对性地予以传播。调查结果显示，被调查者获取精神卫生健康知识的主要渠道依次为电视广播（62.67%）、社交媒体（47.67%）、报纸杂志（47.33%）、门户网站（47.00%）、人际圈子（41.67%）以及社区宣传（18.33%）。

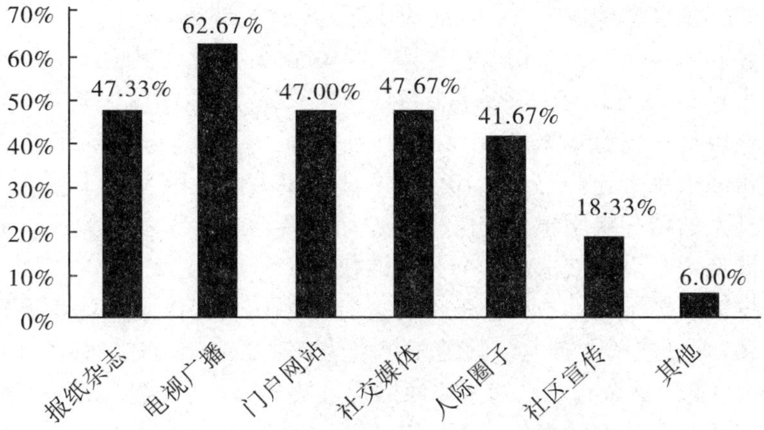

图 9－4　公众获取精神卫生健康知识的信息渠道

从上述数据可以看出，广州市公众获取有关精神卫生健康知识的渠道相对广泛，要充分利用多渠道传播矩阵，有三点值得相关政府部门或社会机构关注：

首先，公众从社区宣传上获取相关信息较少反映出社区宣传力度稍显不足。社区是与人们关系最紧密的生活圈之一，人们对这一圈子内的信息的关注度也更加强烈，通过借助一个个小范围的社区进行宣传，其效果会大大强于全面撒网式的宣传。

其次，公众获取信息的主动性如何，这是尤其值得注意的一点。电视广播、报纸杂志等媒体所承载的信息传达给受众，其传播效果更多的是体现出一种受众被动性，而如何通过改善传播方式、传播形式以及传播内容等方面来提升公众获取精神卫生健康知识的主动性，需要政府部门及相关机构不断深思和改进。

最后，是效果评估。如何更好地多渠道配合以建立起具备最强传播效果的传播矩阵，需要从受众的年龄、职业、性别、收入、地区等方面进行综合考虑。

四、问题与反思

（一）保障公众权益需政府、医院、患者家庭三方努力

相关数据显示，近 10 年来我国各精神病院累计收治肇事肇祸精神病患者 7.5 万例，其中有杀人行为者约占 30%。就广东省而言，2015 年全年共

发生113宗肇事，造成85人死亡。调查发现，被调查者对过去一年广东省发生的多起精神病人暴力伤人伤医事件有较高关注度，其中十分关注的被调查者占比7.33%；有关注的占比44.33%；另有42.00%的被调查者略微关注这些事件；仅有6.33%完全不关注。因此，诸如10月23日广医三院护士值班时被患者连刺三刀，10月24日惠州中医医院女护士被病人砍断手筋等连发的精神疾病患者伤医事件迫切需要政府、医院以及患者家庭三方的共同努力，以有效保障社会公众的权益。

根据调查结果统计，就精神疾病患者暴力伤人伤医事件的主要根源来说，44.67%的被调查者主要归结于患者家庭，22.33%指向患者自身，即共有67.00%的被调查者认为主要原因出在患者及其家属身上；19.33%的被调查者认为是政府的责任；而将矛头指向医院的被调查者占比13.67%。

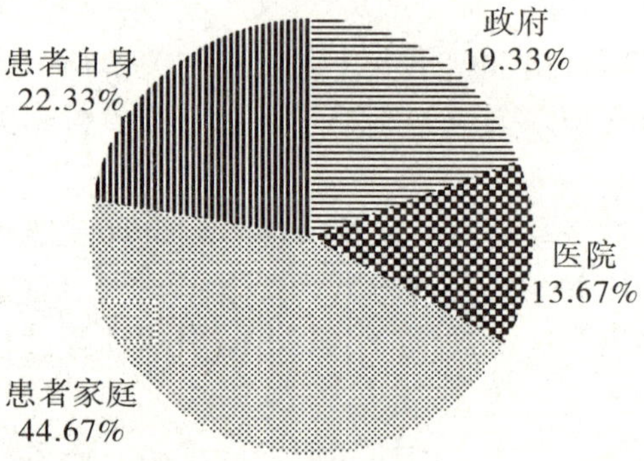

图9-5　公众对精神疾病患者暴力伤人伤医事件的责任归因

就患者及其家庭与伤人伤医事件之间的关系而言，进一步的调查显示，85.00%的被调查者认为是他们对精神疾病的认知存在误区而导致的；65.67%认为是目前家属及患者身上普遍存在的对精神疾病的病耻感所导致的就诊率低下，从而引发伤医事件的不可控性；另外还有被调查者认为与病患家庭经济能力有限（63.67%）以及监管不到位（44.33%）有关。以上数据明确显示，对精神疾病患者的看管和治疗需要大量的人力、物力、财力以及较强的专业知识，这导致其监护人或家属往往无力承担，使得精神疾病患者得不到有效的救治、应有的关心和照顾，最终使得社会公众的权益得不到有效的保障。

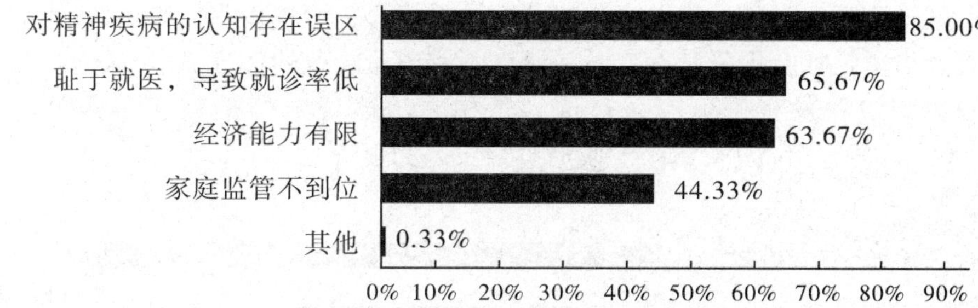

图 9-6　公众对患者及其家庭与伤人伤医事件之间关系的责任归因

就医院方面与伤人伤医事件之间的关系而言，调查发现，就诊费用高昂（75.33%）、医护力量薄弱（61.00%）、专业人才缺乏（58.00%）是被调查者认为的三个主要不足之处；另有 43.33% 的被调查者认为是医院医疗水平低下，37.00% 的被调查者认为是院方管理存在漏洞。首先，在我国，医院被定义为一个内部场所，而非公共场所，所以只有极少数医院有警察驻守，多数只有保安，因而在秩序和安全上无法得到有效保证，这是原因之一；其次，在精神卫生领域，医患比例悬殊一直是问题所在。相关权威统计数据显示，广东全省精神卫生机构仅有 195 家，综合医院精神/心理科 73 家（且多在珠三角地区），精神专科医院 57 家，慢病院（站、所）65 家，综合医院开设精神/心理科的区县数 43 个，占 35%；全省只有 1 651名精神科医师，4 488 名精神科护士，68 名心理治疗师，112 名心理咨询师，32 名精神科康复师；全省精神科床位 29 165 张，相当于每万人口仅有 2.8 张床位。医护力量薄弱、专业人才缺乏使得就诊费用高昂，继而又导致就诊率低下，暴露出目前广东省精神疾病治疗的这道防线没有很好地搭建起来。

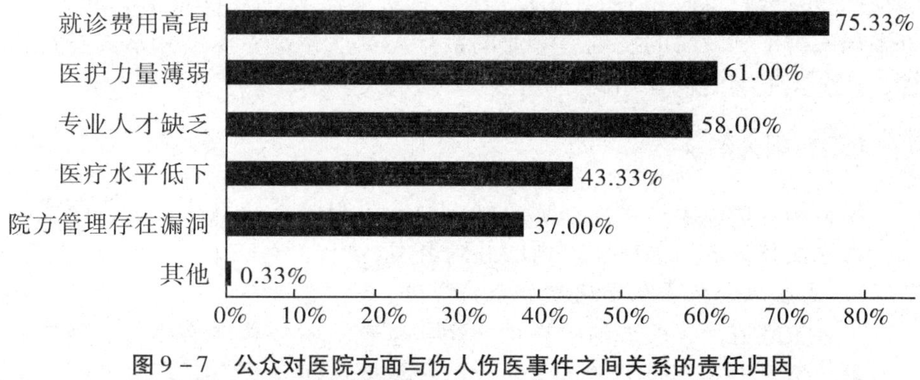

图 9-7　公众对医院方面与伤人伤医事件之间关系的责任归因

就政府部门与伤人伤医事件之间的关系而言，调查表明，82.67%的被调查者指出是社会保障和医疗救治制度不完善所导致的；77.33%认为与精神卫生知识普及程度低有关；认为是相关法律规定的模糊性导致的有50.00%；另有46.67%归结于政府资金投入力度不足。

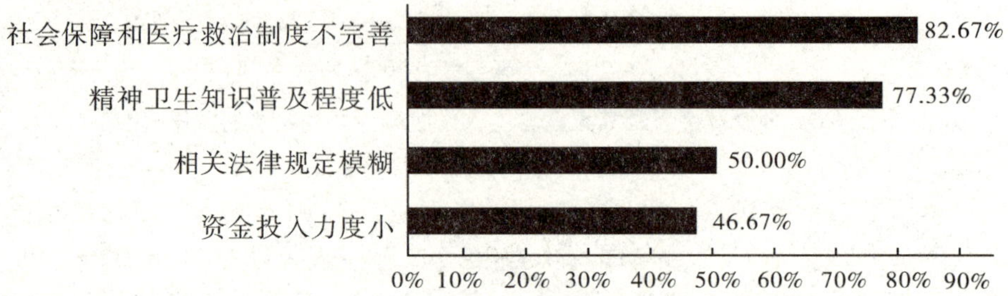

图9－8　公众对政府部门与伤人伤医事件之间关系的责任归因

我国的精神卫生立法始于1985年，至2012年最终出台，历时27年，花费如此长时间的最大争议在于精神病患“自愿住院”原则，而目前多数医院的行为却又都是违背《精神卫生法》的；并且，由于我国各地社会发展水平不同，区域差别较大，《精神卫生法》多数条例相对而言比较笼统，这样的法律规定的模糊性间接造成了一些医生及医疗机构的责任被缩小，权力被放大，最终使得患者未能得到良好的医疗救治制度保障。因此，广东省政府在贯彻《精神卫生法》诸条例的过程中应结合本区域的具体条件。此外，在普及精神卫生知识方面，以广东省精神卫生中心网站为例，其上面的资料下载栏目进行了访问权限设置，这直接导致了公众因为无权限下载而无法获得想了解的信息。所以，政府在规划宣传矩阵的过程中应增强信息的透明度和可接近性，避免出现上述情况。另外，从广东省目前的精神专科医院以及精神科人才、床位的数量上看，存在着明显的不足，许多病人得不到及时的发现、专业的治疗。当然，这一现象并不具有特殊性，在全国范围内都是如此——医生少，病人多，资源严重匮乏。

（二）相关建议

患者伤人伤医事件谁也不想看到，但这个问题不是单纯一个部门或者一个人就能解决的，需要多方面的共同努力。

1. *患者应积极寻求家庭和社会的帮助*

患者家庭方面，应该消除精神疾病病耻感，积极寻求治疗；在经济能力有限的情况下，及时寻求社会及政府的帮助；同时要加强对患者的监护和管理，最大限度降低患者伤人伤医事件的发生。虽然从法律上说，精神疾病患者伤人不会受到制裁，但是公众对精神疾病患者的社会包容是与社会权益相挂钩的，因此患者家属应努力保障社会公众权益。

2. 医院应加强防范措施

医院方面，首先可以采取一些防范措施如增加保安人员人数，设置必要的报警装置等，减少甚至避免医患冲突带来的意外伤害；其次，医生要注意与患者之间沟通交流的技巧，适当安抚患者情绪，避免与患者有过激的行为等，从人际沟通方面减缓患者对他人的戒备和不信任，提高就医效率。

3. 政府应两手抓医疗资源和医疗保障

政府方面，目前，广东省投入 200 万元建设的非营利性精神卫生云服务平台——守护 APP 已经上线。该 APP 有五大功能——提供在线教育和交流、提供在线指导和远程医疗、提供在线转诊、提高精神医疗服务的可及性、严重精神障碍患者管理。可以说这一投入不仅有利于有限资源的合理分配，方便了患者也避免占用医生过多时间，同时还可以让有病耻感的患者及其家属首先通过在线诊治，防止病情恶化等。

不过以此为基点，政府还必须做好几方面的保障：首先是继续投入资金用以发展精神科医疗机构、培育精神科人才、添加专门医疗机构床位等，从而为 APP 的留存施加后力；其次是扩大该 APP 的知晓度。既然该 APP 便民又有利于相关资源分配，那么政府在构建精神卫生知识传播矩阵，普及精神卫生健康知识的同时，亦要扩大该 APP 的知晓度，让更多的患者及其家属好好利用起来；最后是相关法律及医疗保障制度方面，对于《精神卫生法》中过于笼统广泛的表述，政府应出台并严格执行相应的培训手册和配套文件，防止医院因为对精神病人的歧视而推诿不予收治等情况出现。

总之，需要通过患者家庭、医院以及政府三方的共同努力，才能最大限度地减少患者伤人伤医事件的发生，医患关系才能进一步改善，从而为全社会公民的医疗权益提供制度和措施保障。

第四节　总结与反思

随着人们工作节奏加快、生活压力不断加大，我国精神疾病发病率不断攀升。2015 年，有关精神疾病患者伤人伤医案的报道层出不穷，“精神病”俨然成为年度舆论的一个高频关键词。精神疾病一直以来都亟须政府和社会各方的关注，但又因为各种各样的问题而处在关注度不足这样一种尴尬的位置上。本章就广东省精神疾病现状、精神疾病领域存在的问题、公众对精神疾病的认知三方面展开调查。

目前，广东省登记管理的重性精神疾病患者占比仍然较小，这种情况不仅不利于患者健康状况的改善，还造成社会安全隐患。精神卫生领域医患比例悬殊是多年存在的问题。精神疾病患者很难在第一时间被发现、第一时间接受专业治疗，从而有效避免病情加重。另外，我国与日俱增的精神疾病患者数量和精神疾病治疗层面的资源配置严重不足迫切需要引起政府、医疗机构以及社会各方的关注。

而媒体在报道时习惯性地从事件发生医院着手，以此获得事件的发展走向，对于事件背后精神疾病的普遍性危害并没有展开阐述、延伸，发声渠道较为单一，政府及医院获得了更多的主导权，在进行信息交流时没有展现出公众的声音。

近年来，精神疾病患者伤人伤医事件频发，但这个问题不是单纯一个部门或者一个人就能解决的，需要医院、政府、媒体多方面的共同努力，才能最大限度减少此类事件的发生。

附录　2015年广东省公共卫生与健康传播大事记

惠州供港活鸡检出H7N9呈阳性，香港暂停内地活鸡进口，并扑杀1.9万家禽…… 2015-01-01

东莞确诊1例H7N9病例，60名密切接触者接受医学观察…… 2015-01-07

深圳将设立疾病应急救助基金管理办法…… 2015-01-08

广州1 500万重金打造干细胞临床转化基地…… 2015-01-10

央视揭露广州非法代孕产业链：卵子可卖子宫可租黑中介服务一条龙…… 2015-01-11

广东龙川23名学生感染诺如病毒…… 2015-01-12

深圳市、东莞市分别报告1例H7N9确诊病例…… 2015-01-13

东莞再增2例H7N9病例（广东2014年下半年以来已报告12例H7N9病例，其中深圳5例、东莞5例、肇庆1例、梅州1例）…… 2015-01-15

歌手姚贝娜乳腺癌复发病重于深圳救治…… 2015-01-16

广州今春灭蚊工作启动，并计划今年每月开展一次全市病媒生物防治大行动…… 2015-01-17

歌手姚贝娜乳腺癌复发，于深圳辞世并捐出眼角膜…… 2015-01-17

广州、深圳、佛山计划扩大活禽经营限制区范围，限制活禽交易…… 2015-01-19

珠三角等地区将探索建立跨区域医疗卫生机构…… 2015-01-20

广东省梅州市、潮州市分别报告1例H7N9病例…… 2015-01-24

广州中院发布案件审理指引，明确患者及医院的责任和义务…… 2015-01-26

深圳市新增3例H7N9病例，其中1例病情危重，截至1月28日，广东共报告H7N9感染者35例，已治愈出院12例，死亡4例…… 2015-01-28

广东省眼库去年接受800余例角膜捐献，患者等角膜要排队两年 …… 2015-02-05
为防控H7N9，广州启动Ⅲ级应急响应，活禽市场休市五天 …… 2015-02-12
深圳新增1人感染H7N9，6名确诊患者痊愈出院 …… 2015-02-15
2015年广州医保报销新规：4月1日起职工医保门诊仅选大医院将无法报销 …… 2015-02-18
深圳新建社康中心，将纳入政府年度管理考核 …… 2015-02-20
广州启动免费筛查大肠癌项目，65~74岁居民优先 …… 2015-02-21
广东省卫生计生委22日通报，梅州、汕头、江门、惠州、河源5市分别报告1例H7N9病例，均已到定点医院收治住院 …… 2015-02-22
深圳医疗人才缺口达3.5万人，拟修订对医学人才规范化培训制度，调整为先入编再培训 …… 2015-02-25
深圳控烟一年近九千人挨罚，处罚烟民44万多元 …… 2015-03-01
广东省内的医师多点执业不再需医院审核同意，只需和医院办好备案，便可多点执业 …… 2015-03-12
广东2015年登革热研讨会召开，专家称今年若发登革热重症风险将更高 …… 2015-03-16
鼻咽癌发病风险预测芯片已进入临床试用阶段，能像预测天气一样预测“广东癌”风险 …… 2015-03-19
广州萝岗贤江小学异味环绕，涉事工厂停产 …… 2015-03-24
东莞一工厂现麻疹聚集病例，近百名员工被隔离 …… 2015-03-28
全球营养不良状况报告显示，肥胖调查广东垫底 …… 2015-04-02
广东推出新政半个多月，选择跨院多点执业的医生仍是少数 …… 2015-04-03
新版《广州市志愿捐献遗体管理办法》出台，捐献遗体不再需直系亲属同意 …… 2015-04-04
全国仅有的两家网络医院全部花落广东，药品直接配送上门 …… 2015-04-07
广东流感样病例今年首超警戒线，占普通门诊总数的5.4%，开始进入传统流感高发期 …… 2015-04-13
广州报告全省首例本地感染登革热病例 …… 2015-04-14
上周广州登革热海珠、黄埔和从化3区低风险，其他9区无风险 …… 2015-04-17

广州拟取消 H7N9 防控Ⅲ级响应，今年已出现 4 例 ………… 2015 - 04 - 18
广州的哥女儿病重，全城 500 辆的士将挂“黄丝带”参与义载，筹集 50 万元手术费……………………………………………… 2015 - 04 - 25
广州去年麻疹发病数比 2011 年增长 27 倍，达 1 154 例，广州市卫生计生委将对 8 月龄至 4 岁儿童进行查漏补种，呼吁家长配合 ……………………………………………………………… 2015 - 04 - 25
深圳罗湖医生薪水拟与患者满意度挂钩，该区 6 家公立医院组建医院集团，各医院将剥离药品采购等附属功能……………………… 2015 - 05 - 11
广东省食品药品监督管理局和南方报业传媒集团签订战略合作协议 ……………………………………………………………… 2015 - 05 - 13
广州职工医保门诊新政首月，社区门诊量骤增 47.37% …… 2015 - 05 - 15
广东首批私人医生工作室开张，医生可多点执业，看病一次诊金约 500 ~ 2 000 元………………………………………………… 2015 - 05 - 16
广东拟试点按签约数给家庭医生付费，东莞、中山、广州萝岗三地先探索，2017 年起建立全省家庭医生制度 ……………………… 2015 - 05 - 19
广州拟调整城乡居民医保筹资标准，缴费比例提高但个人待遇没变，医保个人缴费明年或涨至 167 元…………………………… 2015 - 05 - 23
深圳医师多点执业 7 月起全面放开，将建医师诚信服务数据库，放开所有医师执业注册地点限制…………………………………… 2015 - 05 - 26
广州职工生育保险办法征求社会意见，穗生育保险基金拟减 60 天产假津贴，或将奖励性津贴改为夫妻双方用人单位负责……… 2015 - 05 - 27
韩国男子疑患 MERS 出差惠州被隔离治疗，为广东首例输入性中东呼吸综合征疑似病例，惠州 35 名密切接触者未现异常 ……… 2015 - 05 - 29
首例输入性中东呼吸综合征病例确诊，香港锁定 158 名同机乘客，正全力追踪密切接触者…………………………………………… 2015 - 05 - 30
密切接触 MERS 患者、曾拒绝隔离的两位韩国女性被寻获，至此在港全部 18 名与患者密切接触者均已被隔离 ……………………… 2015 - 05 - 31
中国大陆与 MERS 患者密切接触者 13 人尚未找到，韩国 MERS 患者病情加重，目前全省隔离的密切接触者暂无人不适…………… 2015 - 06 - 01
首例 MERS 确诊患者病情加重，10 名密切接触者仍未找到，均为同一巴士乘客，目前 67 人接受隔离暂无人出现不适 ……………… 2015 - 06 - 02
在粤的 MERS 患者精神好转仍有发热，尚有 6 名乘坐同一趟大巴的密切接触者未能取得联系………………………………………… 2015 - 06 - 03
韩国 MERS 患者再急增，死亡病例达 5 例，新增 14 例确诊病例都是在医院

感染，韩国政府公布防控对策…………………………………… 2015－06－08
深圳3万医生3年内将“去”编制，《深圳市深化公立医院综合改革实施方案》出台，将初步建立分级诊疗制度 ………………… 2015－06－09
广东所有MERS密切接触者解除隔离，75名密切接触者无人出现异常，韩国患者金某病情稳定………………………………………… 2015－06－12
广东省食品药品监督管理局公布第一季度药品抽验结果，其中172批次药品不合格………………………………………………………… 2015－06－14
韩国MERS患者痊愈出院，惠州市中心人民医院医务人员零感染
……………………………………………………………………… 2015－06－27
中山大学肿瘤防治中心曾益新院士团队发现EB病毒高危和低危亚型，为研发疫苗提供基础………………………………………………… 2015－07－13
惠州一女医生被患者连砍数刀手部功能或受影响，未给砍人者看过病
……………………………………………………………………… 2015－07－17
广州试水医保网上购药，经发卡银行绑定手机号即可，药价比实体店便宜
……………………………………………………………………… 2015－08－27
广东省法制办要求各级政府将无偿献血纳入政府绩效考评，财政部门要将相关经费纳入财政预算……………………………………… 2015－09－08
为提高广东心肺复苏急救成功率（仅2%），广东省人民医院启动“让心跳延续”国民心肺复苏培训公益项目，进入广州市内高校，向大学生们开展心肺复苏术的培训…………………………………… 2015－09－09
惠州一名32岁男子接受治疗时行凶，砸伤18岁实习女护士头部，并致使女护士手筋被割断……………………………………………… 2015－10－25
深圳一家诊所进入CBD营业，打破以药养医传统诊所经营模式，开启私人医生服务…………………………………………………………… 2015－10－27
广东药学院公共卫生学院研究团队经3年调研确认，流传的“地铁超级细菌”是老菌种，检出率与日本一列火车上的检出率持平。耐甲氧西林的金黄色葡萄球菌引发的感染可能导致死亡，专家称不必恐慌
……………………………………………………………………… 2015－10－31
深圳美莲小学塑胶跑道甲苯严重超标，多名小学生无故流鼻血，校方宣布继续停课一周………………………………………………………… 2015－11－03
《柳叶刀》发布报告称：2/3的中国男性抽烟，中国戒烟率不到10%。此外警告称20岁前吸烟，早死率比非吸烟者高一倍 …… 2015－11－03
深圳市人社部门实施深圳重特大疾病补充医保，近4万人参保，团购期内不需体检，一年费用仅20元 ……………………………… 2015－11－03

广州市财政局公布 2015 年度广州市政府采购代理机构监督检查的情况通报，其中埃博拉应急监测设备采购违规…………………… 2015－11－04
深圳美莲小学正式复课，福田区彻查近 2 年内新建操场…… 2015－11－05
广东省高新技术技工学校连续 3 天 170 多名学生呕吐腹泻，校方放假 3 天，具体患病原因有待调查……………………………………… 2015－11－05
广州市卫计委发布“超级细菌”预防建议，称过去两年地铁站台室内空气监测情况合格率 98.1% ………………………………………… 2015－11－06
深圳北师大附小查出“毒跑道”，检查的学生均无中毒症状，教室空气合格无须停课，深圳南山教育局呼吁勿信谣传谣………… 2015－11－07
深圳市食品药品监督管理局通报 2015 年食品安全抽样检验情况 …………………………………………………………………… 2015－11－10
广州天河区广东技术师范学院幼儿园连续多名小孩身体不适，幼儿园方面表示采购实木床有质检报告，将请有资质机构检测…… 2015－11－10
深圳市教育局下发《关于加强学校塑胶运动场地涉及学生健康问题排查及使用监测的通知》，要求各区、校组织专人对近两年内投入使用特别是新建成的塑胶运动场地进行排查，进一步加强对学生使用塑胶运动场地的健康监测…………………………………………… 2015－11－12
深圳举办食品药品安全风险交流会，深圳市食品药品监督管理局首次将消费者纳入风险交流范围……………………………………… 2015－11－15
香港大学深圳医院通过 ACHS 全机构认证，成为内地首家通过认证的医院 …………………………………………………………………… 2015－11－17
广州市职工医保门慢药品目录新增 639 种…………………… 2015－11－18
广州医疗救助范围已覆盖部分非户籍人员，困难大学生重病最高可获救助 22 万元 ……………………………………………………… 2015－11－18
乙肝药物有望降价，“乙肝斗士”雷闯建议国家卫计委将乙肝药物纳入目录………………………………………………………………… 2015－11－19
深圳市非公立医疗机构行业协会成立………………………… 2015－11－21
广东城市公立医院综合改革启动，深圳年底前出方案……… 2015－11－21
广州逸景第一小学家长投诉新塑胶跑道及周边工厂，多名学生流鼻血，有学生确诊白血病……………………………………………… 2015－11－23
深圳重疾补充保险下月起开始理赔，市人社局对待遇界定问题作出进一步解释，并公布详细指引理赔方式………………………… 2015－11－26
医疗设备、中药饮片有望明年上线交易，广东省药品交易中心组织开展药品竞价，总成交金额 943.51 亿元 ……………………… 2015－11－27

深圳首个“民族优诊中心”挂牌 …………………………… 2015－11－28
广东科贸职业学院数十学生突发呕吐腹泻，疑为诺如病毒感染 …………………………… 2015－11－29
广东现有艾滋病患者4万余人，仍然呈现上升趋势，学生病例达630例，新增艾滋病患者广深莞占了近半，男男性传播快速上升，青少年病例增加…………………………… 2015－12－01
增城散户农民为抗虫使用违禁农药遭央视曝光，官方称将严查菜农超标使用农药问题…………………………… 2015－12－08
广州警方11个月共破获食品罪案194宗，捣毁黑作坊等199个 …………………………… 2015－12－09
深圳海关摧毁玻尿酸等高档美容针剂走私网络，抓获犯罪嫌疑人24名，涉案值1.5亿元…………………………… 2015－12－10
广州市农业局通报，增城区白江村一菜农因涉嫌违禁使用高毒农药水胺硫磷生产蔬菜被增城区公安机关刑事拘留…………………………… 2015－12－12
南方医科大学深圳医院开业，成为宝安首家市属公立医院，将按照三级甲等医院标准投资新建，全员实行聘用制…………………………… 2015－12－29
中国三年控烟规划今日到期，专家指承诺兑现不力，成人吸烟率未达下降目标…………………………… 2015－12－31